DOCUMENTO DE RED HOSPITALARIA DEL DEPARTAMENTO DEL ATLÁNTICO 2013

Julio Mario Orozco A., MD, MSc
David Scott Jervis J., MD, MSc
Nelson R. Alvis G., MD, MSc, PhD
Luis O. Ortiz I., Ec, MSc

JOSÉ ANTONIO SEGEBRE BERARDINELLI
Gobernador del Departamento

DAVID PELÁEZ PÉREZ
Secretario de Salud

Lucia Sánchez Majana
Subsecretaria de Asesorías y Asistencia en Seguridad Social.

Bertha Regina Martínez
Subsecretaria Desarrollo Administrativo

Celia Cruz Torres
Subsecretaria de Salud Pública

Nafet de la Cruz Caro
Líder de Programa

Carmen Rocío Avendaño
Líder de programa

Bernardo Caparroso Espinosa
Cristian Nájera Cabarcas
Elkin Vega Castro
Lucila Orozco Salazar
Margarita Paternina Gómez
Piedad Lora Gómez
Profesionales especializados

Angélica Barraza Lora
Carmen Illias Muñoz
Dairo Santana Beltrán
Lía Vendríes Llinás
Omar Sierra García
Angélica Díaz Marchena
Profesionales Universitarios

Con la colaboración de:
Humberto Cadavid Aldana
Néstor Viana Guerrero
Liliana Orellano Sierra

2ª edición
ISBN: 151719718X
ISBN-13: 978-1517197186
Impreso en Colombia / *Printed in Colombia*
Editado por Orozco Jervis Consultoría

Grupo de Investigación

Director del Proyecto

Julio Mario Orozco Africano MD, MSc.[1]

Investigadores sénior

David Scott Jervis Jálabe MD, MSc.[2]
Nelson Alvis Guzmán MD, MPH, PhD[3]
Luis Ortiz Ibáñez Ec. MSc.[4]

[1] Director del Grupo de Investigación de Gestión Hospitalaria del Hospital Infantil Napoleón Franco Pareja (juliomario.orozco@gmail.com) Investigador sénior del GIES – Evaluación Económica de Tecnologías Sanitarias en Salud (Minsalud – CRES – OPS)

[2] Investigador sénior del GIES.

[3] Director del Grupo de Investigación de Economía de la Salud (GIES) de la Universidad de Cartagena (A1 Colciencias)

[4] Director del Hospital Infantil Napoleón Franco Pareja, Director de UCI Pediátrica Doña Pilar, del Grupo de Investigación de Gestión Hospitalaria del Hospital Infantil Napoleón Franco Pareja

Contenido

1 **MARCO JURÍDICO** ... **28**

2 **MARCO METODOLÓGICO** ... **33**

2.1 Objetivo general ... 33

2.2 Objetivos específicos ... 33

2.3 Etapas del estudio ... 33

2.3.1 Análisis demográfico ... 34

2.3.2 Análisis epidemiológico ... 34

2.3.3 Análisis de hábitos de consumo de servicios de salud ... 34

2.3.4 Proyección de la demanda potencial de servicios ... 36

2.3.5 Análisis de la capacidad instalada en la red existente ... 36

2.3.6 Análisis de suficiencia de la red ... 36

2.3.7 Determinación de las necesidades de la red hospitalaria ... 36

2.3.8 Planeación de la red hospitalaria ... 37

2.3.9 Planeación del sistema de referencia y contrarreferencia ... 37

2.4 Fuentes de información ... 38

3 **MARCO CONCEPTUAL** ... **39**

3.1 Definiciones de redes de servicios de salud ... 39

3.1.1 Gillies (1993) ... 39

3.1.2 Provan y Milward (2001) ... 39

3.1.3 Luke y Begun (2001) ... 39

3.1.4 Friedman et al. (2001) ... 40

3.1.5 Wan et al. (2003) ... 40

3.1.6 Van Raak et al. (2003) ... 40

3.1.7 Organización Panamericana de la Salud (2010) 40
3.1.8 Lin et al. (2010) 40
3.2 Objetivos de las redes de servicios de salud 41
3.3 Integración de las redes de servicios de salud 42
3.4 Gobernanza en las redes de servicios de salud 43
3.5 Necesidad y utilización de servicios de salud 44
3.5.1 Necesidad normativa 45
3.5.2 Necesidad sentida o experimentada 45
3.5.3 Necesidad expresada o atendida 45
3.5.4 Necesidad comparativa 45
4 DIAGNÓSTICO GENERAL DEL DEPARTAMENTO 48
4.1 Creación del departamento 48
4.2 Historia 48
4.2.1 Escrutinio Político Administrativo del Departamento del Atlántico (1905) 50
4.2.2 Departamento de Barranquilla (1908) 50
4.2.3 Supresión del Departamento de Barranquilla (1910) 50
4.2.4 Gobernadores a lo largo de la historia 51
4.3 Posición geográfica 52
4.4 Límites generales 53
4.5 Extensión 53
4.6 Clima 54
4.7 División político administrativa 54
4.8 Patrón de asentamientos urbanos y dimensionamiento espacial 56
4.9 Subregiones funcionales del departamento 58
4.9.1 Subregión metropolitana 59

4.9.2 Subregión centro ... 59

4.9.3 Subregión oriente ... 60

4.9.4 Subregión occidente ... 61

4.10 Malla vial y conectividad del departamento ... 63

5 CARACTERIZACIÓN DE LA RED HOSPITALARIA ACTUAL ... 66

5.1 Prestadores de servicios de salud ... 66

5.1.1 Prestadores Públicos ... 66

5.1.2 Prestadores Privados ... 68

5.2 Capacidad instalada de la red actual ... 68

5.2.1 N° de Sedes ... 68

5.2.2 Camas hospitalarias ... 71

5.2.3 Salas de parto ... 72

5.2.4 Salas de cirugía ... 72

5.2.5 Ambulancias ... 73

5.3 Capacidad productiva de la red pública ... 75

5.3.1 Consolidado producción de servicios 2012 ... 75

6 SITUACIÓN FINANCIERA DE LA RED PÚBLICA ... 79

6.1 Análisis de la red de primer nivel ... 80

6.1.1 Análisis de la facturación, gestión de cuentas y recaudo ... 80

6.1.2 Gastos 2102 Primer nivel de atención ... 82

6.1.3 Estado de resultados 2012 ... 83

6.1.4 Ejecución presupuestal 2012 ... 84

6.2 Análisis de la red de nivel 2 y 3 ... 87

6.2.1 Ingresos 2012 ... 87

6.2.2 Gastos y Gestión del Pago 2012 ... 87

6.3 Análisis de viabilidad financiera de la red hospitalaria pública ... 88
6.3.1 Cuentas del Balance a marzo de 2013 ... 88
6.3.2 Ingresos reconocidos de 2012 ... 91
6.3.3 Ingresos recaudados 2012 ... 92
6.3.4 Gastos de comprometidos 2012 ... 93
6.3.5 Indicadores de viabilidad financiera de la red pública departamental ... 94
7 DEMANDA POTENCIAL DE SERVICIOS Y ANÁLISIS DE SUFICIENCIA DE LA RED ACTUAL ... 96
7.1 Caracterización del aseguramiento en salud ... 96
7.2 Caracterización demográfica y epidemiológica ... 98
7.2.1 Población del departamento 2013 a 2015 ... 98
7.2.2 Natalidad ... 100
7.2.3 Mortalidad ... 102
7.2.4 Morbilidad ... 108
7.2.5 Perfil socioeconómico del Departamento del Atlántico ... 109
7.3 Proyección de demanda potencial y análisis de suficiencia de la red existente ... 112
7.3.1 Análisis de suficiencia de la red de salud oral ... 112
7.3.2 Análisis de suficiencia de consultorios de medicina general ... 113
7.3.3 Análisis de suficiencia de consultorios de urgencia ... 114
7.3.4 Análisis de suficiencia de camas de adulto ... 116
7.3.5 Análisis de suficiencia de camas de UCI Adultos ... 117
7.3.6 Análisis de suficiencia de camas de cuidados intermedios de adulto ... 118
7.3.7 Análisis de camas de UCI quemados de Adulto ... 120
7.3.8 Análisis total de camas para población adulta ... 121
7.3.9 Análisis de suficiencia de camas pediátricas ... 122
7.3.10 Análisis de suficiencia de camas de UCIP ... 123

7.3.11 Análisis de suficiencia de camas de Cuidados intermedios pediátricos ... 125
7.3.12 Análisis de suficiencia de camas de UCI quemados pediátricos ... 126
7.3.13 Análisis de suficiencia de camas de UCIN ... 127
7.3.14 Análisis de suficiencia de camas de cuidados intermedios neonatales ... 128
7.3.1 Resumen del total de camas para la población pediátrica ... 129
7.3.2 Análisis de suficiencia de camas obstétricas ... 130
7.3.3 Análisis de suficiencia de camas de psiquiatría ... 131
7.3.4 Análisis de suficiencia de camas de cuidado mental agudo ... 132
7.3.5 Análisis de suficiencia de camas de cuidados intermedios mentales ... 133
7.3.6 Análisis de suficiencia de la red de farmacodependencia ... 134
8 CONCLUSIONES ... 136
9 PROPUESTA DE AJUSTE A LA RED HOSPITALARIA ... 141
9.1 Primer nivel de atención ... 141
9.1.1 Estrategia de Redes integradas de servicios ... 141
9.1.2 Desarrollo hospitalario ... 143
9.1.3 Saneamiento fiscal y financiero ... 145
9.2 Segundo y Tercer niveles de atención ... 146
10 ANEXOS DEL ESTUDIO ... 149
10.1 ANEXO 1. MARCO NORMATIVO ... 150
10.1.1 Constitución Política ... 150
10.1.2 Ley 10 de 1990 ... 152
10.1.3 Ley 100 de 1993 ... 154
10.1.4 Ley 715 de 2001 ... 157
10.1.5 Ley 1122 de 2007 ... 164
10.1.6 Ley 1438 de 2011 ... 166

10.1.7 Ley 1454 de 2011 170

10.1.8 Decreto Ley 019 de 2012 172

10.2 ANEXO 2. LISTADO DE IPS PRIVADAS DEL DEPARTAMENTO 173

10.3 ANEXO 3. CAMAS HOSPITALARIA POR MUNICIPIO 178

10.4 ANEXO 4. PRODUCCIÓN DE SERVICIOS POR NIVEL DE ATENCIÓN 183

10.4.1 Producción de servicios 2012 - Primer nivel 183

10.4.2 Producción de servicios 2012 - Nivel 2 197

10.4.3 Producción de servicios 2012 -Nivel 3 201

10.5 ANEXO 5. PERFILES DEMOGRÁFICOS POR MUNICIPIO 204

10.5.1 Baranoa 204

10.5.2 Campo de la Cruz 205

10.5.3 Candelaria 205

10.5.4 Galapa 206

10.5.5 Juan de Acosta 206

10.5.6 Luruaco 207

10.5.7 Luruaco 207

10.5.8 Manatí 208

10.5.9 Manatí 208

10.5.10 Piojó 209

10.5.11 Polonuevo 209

10.5.12 Ponedera 210

10.5.13 Puerto Colombia 210

10.5.14 Repelón 211

10.5.15 Sabangrande 211

10.5.16 Sabanalarga 212

10.5.17 Santa Lucía ... 212
10.5.18 Santo Tomás ... 213
10.5.19 Soledad ... 213
10.5.20 Suan ... 214
10.5.21 Tubará ... 214
10.5.22 Usiacurí ... 215
10.6 ANEXO 6. MAPAS DE LOS MUNICIPIOS CON SU MALLA VIAL ... 216
10.6.1 División político administrativa ... 216
10.6.2 Mapa de Baranoa ... 217
10.6.3 Mapa de Campo de la Cruz ... 218
10.6.4 Mapa de Candelaria ... 219
10.6.5 Mapa de Galapa ... 220
10.6.6 Mapa de Juan de Acosta ... 221
10.6.7 Mapa de Luruaco ... 222
10.6.8 Mapa de Malambo ... 223
10.6.9 Mapa de Manatí ... 224
10.6.10 Mapa de Palmar de Varela ... 225
10.6.11 Mapa de Piojó ... 226
10.6.12 Mapa de Polonuevo ... 227
10.6.13 Mapa de Ponedera ... 228
10.6.14 Mapa de Puerto Colombia ... 229
10.6.15 Mapa de Repelón ... 230
10.6.16 Mapa de Sabanalarga ... 231
10.6.17 Mapa de Santa Lucía ... 232
10.6.18 Mapa de Santo Tomás ... 233

10.6.19 Mapa de Sabanagrande....... 234

10.6.20 Mapa de Soledad....... 235

10.6.21 Mapa de Suan....... 236

10.6.22 Mapa de Tubará....... 237

10.6.23 Mapa de Usiacurí....... 238

10.7 MORBILIDAD 2012 SISPRO....... 239

10.8 MORTALIDAD DANE 2012 POR MUNICIPIO....... 246

Índice de Tablas

Tabla 1. Instrumento de evaluación de la intensidad de relaciones entre actores de una red 44
Tabla 2. Gobernadores del departamento del atlántico a lo largo de la historia....................51
Tabla 3. División político administrativa del departamento de Atlántico 54
Tabla 4. Malla vial principal....................65
Tabla 5. Prestadores públicos por nivel de atención....................66
Tabla 6.. Prestadores según el carácter territorial....................66
Tabla 7. Prestadores públicos según nivel y carácter territorial....................66
Tabla 8. Prestadores públicos de primer nivel de atención....................67
Tabla 9. Prestadores públicos departamentales de segundo nivel de atención....................67
Tabla 10. Prestadores públicos departamentales de tercer nivel de atención 67
Tabla 11. Prestadores privados en el departamento del Atlántico....................68
Tabla 12.Sedes por municipio....................68
Tabla 13. Áreas lote y áreas construidas x Sede....................69
Tabla 14. Camas hospitalarias según tipo de camas....................71
Tabla 15. Salas de parto....................72
Tabla 16. Salas de cirugía....................72
Tabla 17. Ambulancias según tipo de transporte 73
Tabla 18.. Ambulancias según modalidad de transporte....................73
Tabla 19 Capacidad instalada de la red pública por niveles de atención 2012 74
Tabla 20. Consolidado de producción de la red hospitalaria pública durante 2012 75
Tabla 21. Producción de servicios 2012 primer nivel de atención....................76
Tabla 22. Producción de Servicios 2012 en segundo nivel de atención 77
Tabla 23. Producción de servicios 2012 en tercer nivel de atención....................78
Tabla 24. Ranking de desempeño fiscal de los departamentos en 2010 79
Tabla 25. Recursos que ya han recibido los hospitales del Atlántico....................80
Tabla 26. Comportamiento de la facturación y recaudo de la red pública 2012....................81
Tabla 27. Gastos 2012 Red pública de nivel 1 Departamento del Atlántico....................82

Tabla 28. Estado de resultados 2012 Nivel 1 83
Tabla 29. Ejecución presupuestal 2012 Nivel 1 85
Tabla 30. Ingresos 2012 de las ESE de nivel 2 y 3 87
Tabla 31. Gastos comprometidos 2012 en las ESE de nivel 2 y 3 87
Tabla 32. Tendencia del aseguramiento en el departamento del Atlántico 96
Tabla 33.. Coberturas de aseguramiento en salud en el Departamento del Atlántico 97
Tabla 34. Proyecciones de población 2013 a 2015 98
Tabla 35.Población 2013 por grupos quinquenales 99
Tabla 36 Nacimientos 2012 en el Departamento del Atlántico 100
Tabla 37. Partos atendidos en la red pública de nivel 1 (2010 a 2012) 101
Tabla 38 Mortalidad intrahospitalaria a las 48 horas, 2012 103
Tabla 39 Razón de mortalidad materna a 42 días 104
Tabla 40. Mortalidad en menores de 5 años 105
Tabla 41 Mortalidad en menores de 1 año 106
Tabla 42. Causas de mortalidad en el Departamento (2012) 108
Tabla 43 Primeras 10 causas de morbilidad por consulta externa 2012 en el Departamento del Atlántico 108
Tabla 44. Pobreza según SISBEN en el Departamento del Atlántico, 2013 109
Tabla 45. Distribución de la población por subredes de atención en el departamento del Atlántico 110
Tabla 46 Lista de prestadores privados del departamento del Atlántico 2013 173
Tabla 47. Camas hospitalarias Baranoa 178
Tabla 48. Camas hospitalarias Campo de la Cruz 178
Tabla 49. Camas hospitalarias Candelaria 178
Tabla 50. Camas hospitalarias Galapa 178
Tabla 51. Camas hospitalarias Juan de Acosta 178
Tabla 52. Camas hospitalarias Luruaco 178
Tabla 53. Camas hospitalarias Malambo 179
Tabla 54. Camas hospitalarias Manatí 179
Tabla 55. Camas hospitalarias Palmar de Varela 179
Tabla 56. Camas hospitalarias Piojó 179

Tabla 57. Camas hospitalarias Polo Nuevo 179
Tabla 58. Camas hospitalarias Ponedera 179
Tabla 59. Camas hospitalarias de Puerto Colombia 180
Tabla 60. Camas hospitalarias Repelón 180
Tabla 61. Camas hospitalarias Sabanagrande 180
Tabla 62. Camas hospitalarias Sabanalarga 180
Tabla 63. Camas hospitalarias Santa Lucía 181
Tabla 64. Camas hospitalarias Santo Tomás 181
Tabla 65. Camas hospitalarias Soledad 181
Tabla 66. Camas hospitalarias Suan 181
Tabla 67. Camas hospitalarias Tubará 182
Tabla 68. Camas hospitalarias Usiacurí 182
Tabla 69. Producción de cirugías en primer nivel 183
Tabla 70. Acciones extramurales de primer nivel 183
Tabla 71. Consulta especializada en primer nivel de atención 184
Tabla 72. Consulta electiva de medicina general nivel 1 185
Tabla 73. Consultas electivas de paramédicos nivel 1 185
Tabla 74. Indicadores de hospitalización de nivel 1 186
Tabla 75. Imágenes diagnósticas 188
Tabla 76. Laboratorio clínico Nivel 1 189
Tabla 77. Partos vaginales 189
Tabla 78. Actividades de P y P Enfermería 190
Tabla 79. Actividades de rehabilitación nivel 1 (Terapias física y respiratoria) 192
Tabla 80. Actividades de Salud Oral de nivel 1 192
Tabla 81. Servicios de urgencia de nivel 1 195
Tabla 82. Producción de cirugías en nivel 2 197
Tabla 83. Consulta especializada en nivel 2 198
Tabla 84. Consulta electiva de medicina general nivel 2 198
Tabla 85. Consultas electivas de paramédicos nivel 2 (Incluye Psicología, Nutricionista, Optometría y otras) 198
Tabla 86. Indicadores de hospitalización de nivel 2 198

Tabla 87. Imágenes diagnósticas de nivel 2 199
Tabla 88. Obstetricia en nivel 2 200
Tabla 89 Exámenes de laboratorio - Nivel 2 200
Tabla 90. Actividades de P y P Enfermería en nivel 2 200
Tabla 91. Actividades de rehabilitación nivel (Terapias física y respiratoria) en nivel 2 .. 200
Tabla 92. Actividades de Salud Oral de nivel 2 201
Tabla 93. Servicios de urgencia de nivel 2 201
Tabla 94. Producción de cirugías en nivel 3 201
Tabla 95. Consulta especializada en nivel 3 201
Tabla 96. Consulta electiva de medicina general nivel 3 202
Tabla 97. Consultas electivas de paramédicos nivel 3 202
Tabla 98. Indicadores de hospitalización de nivel 3
202
Tabla 99. Imágenes diagnósticas de nivel 3 202
Tabla 100. Obstetricia en nivel 3 202
Tabla 101. Laboratorio clínico en nivel 3 203
Tabla 102. Actividades de P y P Enfermería en nivel 3
203
Tabla 103. Actividades de rehabilitación nivel (Terapias física y respiratoria) en nivel 3203
Tabla 104. Actividades de Salud Oral de nivel 3 203
Tabla 105. Servicios de urgencia de nivel 3 203
Tabla 106 Primeras 10 causas de enfermar por consulta externa (año 2012) Baranoa 239
Tabla 107 Primeras 10 causas de enfermar por consulta externa (año 2012) Candelaria 239
Tabla 108 Primeras 10 causas de enfermar por consulta externa (año 2012) Juan de Acosta 239
Tabla 109 Primeras 10 causas de enfermar por consulta externa (año 2012) Malambo .. 239
Tabla 110 Primeras 10 causas de enfermar por consulta externa (año 2012) Palmar de Varela 240
Tabla 111 Primeras 10 causas de enfermar por consulta externa (año 2012) Polonuevo240

Tabla 112 Primeras 10 causas de enfermar por consulta externa (año 2012) Puerto Colombia 241
Tabla 113 Primeras 10 causas de enfermar por consulta externa (año 2012) Sabanagrande 241
Tabla 114 Primeras 10 causas de enfermar por consulta externa (año 2012) Santa Lucía 241
Tabla 115 Primeras 10 causas de enfermar por consulta externa (año 2012) 242
Tabla 116 Primeras 10 causas de enfermar por consulta externa (año 2012) Tubará 242
Tabla 117 Primeras 10 causas de enfermar por consulta externa (año 2012) Campo de la Cruz 242
Tabla 118 Primeras 10 causas de enfermar por consulta externa (año 2012) Galapa 243
Tabla 119 Primeras 10 causas de enfermar por consulta externa (año 2012) Luruaco 243
Tabla 120 Primeras 10 causas de enfermar por consulta externa (año 2012) Manatí 243
Tabla 121 Primeras 10 causas de enfermar por consulta externa (año 2012) Piojó 244
Tabla 122 Primeras 10 causas de enfermar por consulta externa (año 2012) Ponedera . 244
Tabla 123 Primeras 10 causas de enfermar por consulta externa (año 2012) Repelón 244
Tabla 124 Primeras 10 causas de enfermar por consulta externa (año 2012) Sabanalarga 245
Tabla 125 Primeras 10 causas de enfermar por consulta externa (año 2012) Santo Tomás 245
Tabla 126 Primeras 10 causas de enfermar por consulta externa (año 2012) Suan 245
Tabla 127 Primeras 10 causas de enfermar por consulta externa (año 2012) Usiacurí 246
Tabla 128. Primeras causas de defunción 2012 Baranoa 246
Tabla 129. Primeras causas de defunción 2012 Campo de la Cruz 246
Tabla 130. Primeras causas de defunción 2012 Candelaria 246
Tabla 131. Primeras causas de defunción 2012 Galapa 247
Tabla 132. Primeras causas de defunción 2012 Juan de Acosta 247
Tabla 133. Primeras causas de defunción 2012 Luruaco 247
Tabla 134. Primeras causas de defunción 2012 Malambo 248
Tabla 135. Primeras causas de defunción 2012 Manatí 248
Tabla 136. Primeras causas de defunción 2012 Palmar de Varela 248

Tabla 137. Primeras causas de defunción 2012 Piojó 249
Tabla 138. Primeras causas de defunción 2012 Polonuevo 249
Tabla 139. Primeras causas de defunción 2012 Ponedera 249
Tabla 140. Primeras causas de defunción 2012 Puerto Colombia 249
Tabla 141. Primeras causas de defunción 2012 Repelón 250
Tabla 142. Primeras causas de defunción 2012 Sabanagrande 250
Tabla 143. Primeras causas de defunción 2012 Sabanalarga 250
Tabla 144. Primeras causas de defunción 2012 Santa Lucía 251
Tabla 145. Primeras causas de defunción 2012 Santo Tomás 251
Tabla 146. Primeras causas de defunción 2012 Soledad 251
Tabla 147. Primeras causas de defunción 2012 Suan 251
Tabla 148. Primeras causas de defunción 2012 Tubará 252
Tabla 149. Primeras causas de defunción 2012 Usiacurí 252

Índice de Mapas

Mapa 1. División político administrativa del departamento del Atlántico 56
Mapa 2. Patrón de los asentamientos urbanos y funcionalidad espacial en el departamento del Atlántico 58
Mapa 3. Subregiones funcionales del departamento del Atlántico 62
Mapa 4. Subregiones de planeación 62
Mapa 5. Malla vial y conectividad del departamento del Atlántico 63
Mapa 6. Flujo vehicular del departamento del Atlántico 65
Mapa 7 División político administrativa del Departamento del Atlántico 216
Mapa 8 Baranoa 217
Mapa 9 Campo de la Cruz 218
Mapa 10 Candelaria 219
Mapa 11 Galapa 220
Mapa 12 Juan de Acosta 221
Mapa 13 Luruaco 222
Mapa 14 Malambo 223
Mapa 15 Manatí 224
Mapa 16 Palmar de Varela 225
Mapa 17 Piojó 226
Mapa 18 Polonuevo 227
Mapa 19 Mapa de Ponedera 228
Mapa 20 Puerto Colombia 229
Mapa 21 Repelón 230
Mapa 22 Sabanalarga 231
Mapa 23 Santa Lucía 232
Mapa 24 Santo Tomás 233
Mapa 25 Sabanagrande 234
Mapa 26 Soledad 235
Mapa 27 Suan 236
Mapa 28 Tubará 237
Mapa 29 Usiacurí 238

Índice de Ilustraciones

Ilustración 1. Relación entre la oferta, necesidad y utilización de servicios de salud 46
Ilustración 2. Relación entre la necesidad y utilización de servicios de salud 47
Ilustración 3. Curvas de tendencia de la afiliación en salud del departamento del Atlántico 97
Ilustración 4 Pirámide poblacional departamento del Atlántico 2013 99
Ilustración 5. Tipos de pirámide poblacional 204
Ilustración 6. Pirámide poblacional 2013 - Baranoa 204
Ilustración 7. Pirámide poblacional 2013 – Campo de la Cruz 205
Ilustración 8. Pirámide poblacional 2013 - Candelaria 205
Ilustración 9. Pirámide poblacional 2013 - Galapa 206
Ilustración 10. Pirámide poblacional 2013 – Juan de Acosta 206
Ilustración 11. Pirámide poblacional 2013 - Luruaco 207
Ilustración 12. Pirámide poblacional 2013 - Malambo 207
Ilustración 13. Pirámide poblacional 2013 - Manatí 208
Ilustración 14. Pirámide poblacional 2013 – Palmar de Varela 208
Ilustración 15. Pirámide poblacional 2013 - Piojó 209
Ilustración 16. Pirámide poblacional 2013 - Polonuevo 209
Ilustración 17. Pirámide poblacional 2013 - Ponedera 210
Ilustración 18. Pirámide poblacional 2013 – Puerto Colombia 210
Ilustración 19. Pirámide poblacional 2013 - Repelón 211
Ilustración 20. Pirámide poblacional 2013 - Sabanagrande 211
Ilustración 21. Pirámide poblacional 2013 - Sabanalarga 212
Ilustración 22. Pirámide poblacional 2013 – Santa Lucía 212
Ilustración 23. Pirámide poblacional 2013 – Santo Tomás 213
Ilustración 24. Pirámide poblacional 2013 - Soledad 213
Ilustración 25. Pirámide poblacional 2013 - Suan 214
Ilustración 26. Pirámide poblacional 2013 - Tubará 214

Ilustración 27. Pirámide poblacional 2013 - Usiacurí..215

Presentación

El presente libro es el resultado de varios meses de trabajo de investigación del equipo de trabajo de la Secretaría Departamental de Salud, bajo la coordinación del doctor Julio Mario Orozco Africano[5] y la colaboración su equipo de consultores: David Scott Jervis Jálabe, Nelson Rafael Alvis Guzmán y Luis Orlando Ortiz Ibañez, y concluye felizmente con unos resultados que esperamos poder llevar a la práctica durante estos dos años.

El estudio consta de un caracterización completa del departamento del Atlántico, la cual incluye un análisis demográfico, epidemiológico y de su red prestadora de servicios de salud. Luego de estimar la demanda potencial de servicios, se analizó la suficiencia de camas en la red hospitalaria y se dimensionó la red ideal para garantizar la integración de los diferentes prestadores y la garantía de acceso a los servicios en mejores condiciones.

El presente estudio deberá orientar para los próximos dos años tanto los planes de saneamiento fiscal y financiero como el plan bienal de inversiones de las empresas sociales del estado del departamento, para lograr consolidar una red hospitalaria más eficiente y eficaz.

El equipo de profesionales y asesores de la Secretaría Departamental, durante los próximos meses, tiene el gran reto de divulgar, socializar y brindar asistencia técnica a las empresas sociales del estado para la formulación de planes bienales de inversión acordes a los lineamientos trazados en este estudio y en la formulación de planes de saneamiento fiscal y financiero que les permita ser más competentes, competitivos y sostenibles en el tiempo.

DAVID ALFONSO PELÁEZ PÉREZ
Secretario Departamental de Salud.

---

[5] El Dr. Julio Mario Orozco Africano es médico y cirujano de la Universidad de Cartagena, Magíster en Dirección y Gestión de Servicios de Salud de la Universidad Alcalá de Henares de España, Especializado en Gerencia de Servicios de Salud y en Seguridad Social de la Universidad de Cartagena, con cursos de perfeccionamiento en Evaluación de políticas de salud de Colciencias y de Evaluación de Sistemas de Salud de la Universidad Isalud de Buenos Aires, Argentina. Es actualmente investigador de la Organización Panamericana de la Salud del Programa Provac, en evaluación económica de vacunas para América Latina. Ha sido consultor de la CRES, del Ministerio de Salud y Protección Social en el Programa de Apoyo a la Reforma. Es Docente de varios programas de Maestría y Especialización en varias universidades, investigador en Economía de la Salud y autor múltiples obras y artículos científicos en gestión sanitaria y seguridad social en salud.

Introducción

Uno de los principales problemas de nuestro sistema de salud es la fragmentación de los servicios y la falta de integralidad en los portafolios de los prestadores, lo cual genera, sin lugar a dudas, poco acceso a la atención en salud, un uso ineficiente de los recursos y deficiencia técnica en la prestación del servicio, con obvias consecuencias en la calidad de la atención y la satisfacción de los usuarios.

En el marco de la renovación de la estrategia de Atención Primaria en Salud, de la Organización Panamericana de la Salud, se analiza el problema de la fragmentación de la atención como uno de los principales obstáculos para el acceso a la atención y se propone la estrategia de Redes Integradas de Servicios de Salud, como una medida importante para mejorar el acceso a la atención en salud.

La búsqueda de modelos de atención a través de redes integradas de servicios de salud fue sugerida por la Declaración de Alma-Ata de 1978, la cual en su artículo VII sostiene que la Atención Primaria de Salud (APS) "debe mantenerse mediante un sistema integrado, funcional y de sistemas de referencia..., conduciendo al mejoramiento progresivo y comprensivo de la atención sanitaria integral para todos y asignando prioridad a los más necesitados". Este objetivo fue ratificado por los Estados Miembros de OPS en el año 2005, en la renovación de la APS en las Américas. El artículo III de la Declaración de Montevideo, dice: "los modelos de atención de salud deben....fomentar el establecimiento de redes de atención de salud y la coordinación social que vela por la continuidad adecuada de la atención".

En 2007, La Agenda de Salud para las Américas 2008-2017, en su párrafo 49, señala la necesidad de "fortalecer los sistemas de referencia y contrarreferencia y mejorar los sistemas de información a nivel nacional y local de modo de facilitar la prestación de servicios comprensivos y oportunos".

Acogiéndonos a los lineamientos internacionales y a las mega-tendencias en salud, el departamento del Atlántico elabora el presente estudio técnico para la integración de los servicios de salud de su red hospitalaria a través de la estrategia de Atención Primaria en Salud, como instrumento esencial para mejorar el acceso a los servicios de salud, los indicadores epidemiológicos y la satisfacción de los usuarios.

1 MARCO JURÍDICO

El Programa de Reorganización Rediseño y Modernización de Redes de Prestadores de Servicios de Salud. Busca lograr la eficiencia, sostenibilidad y competitividad de las Redes prestadoras de servicios e instituciones prestadoras de servicios de salud públicas. Hasta el momento, el programa ha apoyado la reorganización de 27 redes departamentales con cerca de 251 IPS reorganizadas. Para llevar a cabo este proceso, las Instituciones Prestadoras de Servicios de Salud públicas, deben reportar su información al Ministerio de la Protección Social y al Departamento Nacional de Planeación, conforme lo establecen el Decreto 2193 de 2004 y la Circular0064 de 2004. Asimismo, el desarrollo del programa se ha llevado a cabo conforme al reglamento operativo (capítulo 1, 2, 3, 4, 5 - Anexos 1, 2, 3, 4, 4A, 5, 5A, 6, 7, 8, 8A, 8B, 8C, 8D, 8E, 8F, ha sido financiado con apoyo de recursos de crédito conforme a los documentos Conpes 3175 y 3204 de 2002, 3240 de 2003, y Conpes 3415 de 2006.)

En nuestra constitución política se concibe la salud como un servicio público a cargo del estado, lo cual implica que dicho servicio debe garantizarse dentro del esquema de régimen jurídico especial, regulado mediante una norma estatutaria, bajo los principios de continuidad, permanencia y universalidad

Al mismo tiempo, la constitución expresa que estos servicios se garantizarán dentro de un modelo de seguridad social bajo los principios de universalidad, solidaridad y eficiencia; siempre bajo la supervisión y coordinación del estado.

La Ley 715 de 2001 define las competencias en materia de salud y para la nación establece un rol de coordinación, definición de planes y políticas, mientras los departamentos asumen el rol de articulación, ajustando las políticas del nivel nacional al nivel territorial, mediante la asistencia técnica a los municipios y por medio de coadyuvar las acciones de inspección, vigilancia y control de la Superintendencia Nacional de Salud.

Pero otro de los papeles más importantes que asigna la ley 715 de 2001 a los departamentos es el de articular las redes de prestación de servicios de salud, garantizando una atención más integral y mejorando el acceso a los servicios de salud.

Por último, la Ley 1438 de 2011 retoma el concepto de redes integradas de servicios de salud en los artículos 60 a 64.

Las redes integradas de servicios de salud se definen como el conjunto de organizaciones o redes que prestan servicios o hacen acuerdos para prestar servicios de salud individuales y/o colectivos, más eficientes, equitativos, integrales, continuos a una población definida, dispuesta conforme a la demanda.

El artículo 61 establece que la prestación de los servicios de salud dentro del Sistema General de Seguridad Social en Salud se hará exclusivamente a través de las redes integradas de servicios de salud ubicadas en un espacio poblacional determinado.

Estas se organizarán con suficiencia técnica, administrativa y financiera para garantizar los servicios de promoción de la salud, prevención de la enfermedad, diagnóstico, tratamiento, rehabilitación que demande el cumplimiento eficaz de los planes de beneficios.

Las Entidades Promotoras de Salud deberán garantizar, y ofrecer los servicios a sus afiliados de manera integral, continua, coordinada y eficiente, con portabilidad, calidad y oportunidad, a través de las redes.

El artículo 62 establece que las entidades territoriales, municipios, distritos, departamentos y la Nación, según corresponda, en coordinación con las Entidades Promotoras de Salud a través de los Consejos Territoriales de Seguridad Social en Salud, organizarán y conformarán las redes integradas incluyendo prestadores públicos, privados y mixtos que presten los servicios de acuerdo con el Plan de Beneficios a su cargo. Las redes se habilitarán de acuerdo con la reglamentación que expida el Ministerio de la Protección Social, quien podrá delegar en los departamentos y distritos. La implementación de la estrategia de Atención Primaria en Salud consagrada en la presente ley será la guía para la organización y funcionamiento de la red.

Las instituciones prestadoras de servicios de salud podrán asociarse mediante Uniones Temporales, consorcios u otra figura jurídica con Instituciones Prestadoras de Salud, públicas, privadas o mixtas. En ejercicio de su autonomía determinarán la forma de integración y podrán hacer uso de mecanismos administrativos y financieros que las hagan eficientes, observando los principios de libre competencia.

¿mediante qué criterios se conformarán las redes integradas de servicios de salud? El artículo 63 establece los siguientes:

1 Población y territorio a cargo, con conocimiento de sus necesidades y preferencias en salud, que defina la oferta de servicios a la demanda real y potencial de la población a atender, tomando en consideración la accesibilidad geográfica, cultural y económica.

2 Oferta de servicios de salud existente para la prestación de servicios de promoción, prevención, diagnóstico, tratamiento, rehabilitación, integrando tanto los servicios de salud individual como los servicios de salud colectiva.

3 Modelo de atención primaria en salud centrado en la persona, la familia y la comunidad, teniendo en cuenta las particularidades culturales, raciales y de género.

4 Recurso humano suficiente, valorado, competente y comprometido.

5 Adecuada estructuración de los servicios de baja complejidad de atención fortalecida y multidisciplinaria que garantice el acceso al sistema, con la capacidad resolutiva para atender las demandas más frecuentes en la atención de la salud de la población a cargo.

6 Mecanismos efectivos de referencia y contrarreferencia para garantizar la integralidad y continuidad de la atención del usuario en los diferentes niveles de atención y escenarios intramurales y extramurales.

7 Red de transporte y comunicaciones.

8 Acción intersectorial efectiva.

9 Esquemas de participación social amplia.

10 Gestión integrada de los sistemas de apoyo administrativo, financiero y logístico.

11 Sistema de información único e integral de todos los actores de la red, con desglose de los datos por sexo, edad, lugar de residencia, origen étnico y otras variables pertinentes.

12 Financiamiento adecuado y mecanismos de seguimiento y evaluación de resultados.

13 Cumplimiento de estándares de habilitación por parte de cada uno de los integrantes de la red conforme al sistema obligatorio de garantía de la calidad.

La articulación de la red estará a cargo de las entidades territoriales en coordinación con las Entidades Promotoras de Salud, a través de los Consejos Territoriales de la Seguridad Social en Salud; en el caso de los municipios no certificados la entidad territorial será el departamento, sin vulneración del ejercicio de la autonomía de los actores de las redes existentes en el espacio poblacional determinado, buscará que el servicio de salud se brinde de forma precisa, oportuna y pertinente, para garantizar su calidad, reducir complicaciones, optimizar recursos y lograr resultados clínicos eficaces y costo-efectivos.

La función de coordinación será esencialmente un proceso del ámbito clínico y administrativo, teniendo como objetivos y componentes:

1. La identificación de la población a atender y la determinación del riesgo en salud.

2. La identificación de factores de riesgo y factores protectores.

3. Consenso en torno a la implementación de la estrategia de Atención Primaria en Salud.

4. Consenso en torno al modelo de atención centrado en la intervención de los factores de riesgo y el perfil de la población.

5. El desarrollo de un proceso de vigilancia epidemiológica, que incluya la notificación y la aplicación de medidas que sean de su competencia en la prestación de servicios y en la evaluación de resultados.

6. La articulación de la oferta de servicios de los prestadores que la conforman y la información permanente y actualizada a los usuarios sobre los servicios disponibles, en el espacio poblacional determinado.

7. La garantía de un punto de primer contacto, que serán los equipos básicos de salud, con capacidad de acceder a la información clínica obtenida en los diferentes escenarios de atención y de proporcionarla a estos mismos.

8. La coordinación y desarrollo conjunto de sistemas de gestión e información.

9. Las condiciones de acceso y los principales indicadores de calidad que se establezcan en el reglamento técnico de la red.

10. La coordinación de esquemas de comunicación electrónica, servicios de telemedicina, asistencia y atención domiciliaria y las demás modalidades que convengan a las condiciones del país y a las buenas prácticas en la materia.

Se pueden ver los detalles del marco normativo en el Anexo 1 del presente documento.

2 MARCO METODOLÓGICO

2.1 Objetivo general

Elaborar el estudio técnico para la reorganizar la red hospitalaria departamental y el sistema de referencia y contrarreferencia de pacientes en el departamento de Atlántico.

2.2 Objetivos específicos

- Evaluar la demanda potencial de servicios de salud o necesidad de servicios a partir del análisis demográfico, epidemiológico y el levantamiento de indicadores de frecuencia de uso de servicios
- Caracterizar la red hospitalaria actual del departamento, evaluando su capacidad instalada para determinar la suficiencia de: camas hospitalarias, de cuidados intensivos de adultos, pediátricos y neonatales, quirófanos y salas de parto.
- Dimensionar la red prestadora ideal y determinar el faltante o exceso de servicios existente en el departamento y recomendar los ajustes a la red prestadora de servicios que deben incluirse en el Plan Bienal de Inversiones.

2.3 Etapas del estudio

Las etapas para el desarrollo del estudio son las siguientes:

1. Análisis demográfico
2. Análisis epidemiológico
3. Análisis del comportamiento de consumo de servicios por parte de la población
4. Proyección de la demanda potencial de servicios
5. Análisis de la capacidad instalada en la red hospitalaria existente
6. Análisis de suficiencia de la red hospitalaria
7. Determinación de las necesidades de la red hospitalaria
8. Planeación de la red hospitalaria
9. Planeación del sistema de referencia y contrarreferencia

2.3.1 Análisis demográfico

Consiste en analizar la estructura de la población del departamento a partir de las proyecciones del DANE, de las EPS y de las bases de datos de SISBEN del departamento. Se determina la estructura demográfica por género, grupo quinquenal y grupos de riesgo epidemiológico.

2.3.2 Análisis epidemiológico

Consiste en determinar la morbilidad y mortalidad de la población del departamento a partir de los indicadores de las EPS. Se caracteriza la mortalidad y la morbilidad por género, por grupo de riesgo y por tipos de servicios de salud (urgencia, hospitalización, consulta externa y procedimientos quirúrgicos)

2.3.3 Análisis de hábitos de consumo de servicios de salud

En vista de que los RIPS presentan inconsistencias, incluso los reportados en SISPRO están desactualizados y no reflejan la demanda atendida ni la necesidad real de servicios, como tampoco detectan la demanda no atendida, se realizó una reunión de consenso con el Método Delphi para identificar los índices de frecuentación hospitalaria y las estancias medias según el tipo de cama.

En el consenso se reunieron expertos con una experiencia de más de 20 años en el sector salud, docentes de especializaciones y maestrías de gerencia en salud y seguridad social, investigadores de economía de salud, un jefe de planeación de una EPS, un director de hospital público, un director de hospital privado y un jefe de salud de entidad territorial del orden distrital y departamental.

Los indicadores que usaremos para proyectar la demanda son los siguientes:

TIPOS DE CAMA	TFH	EM
CAMAS ADULTO	43	5,4
CAMAS UCI ADULTO	17	4,3
CAMAS CUIDADO INTERMEDIO ADULTO	13	2,9
CAMAS UCI QUEMADOS ADULTO	0,15	14
CAMAS PEDIÁTRICAS	35	4,8
CAMAS UCIP	20	5,4
CAMAS C. INTERMEDIOS PEDIÁTRICOS	14	3,5
UCI QUEMADOS PEDIÁTRICOS	0,2037	14

TIPOS DE CAMA	TFH	EM
CAMAS UCIN	115	9
CAMAS C. INTERMEDIOS NEONATALES	135	6,5
CAMAS OBSTÉTRICAS	80	2

Para proyectar la atención obstétrica se usarán los siguientes indicadores tomados de la Encuesta Nacional de Demografía y Salud (ENDS 2010)

TASA GLOBAL DE FECUNDIDAD	2,1 NV/MEF
TASA GENERAL DE FECUNDIDAD	74 NV/1000 MEF
TASA BRUTA DE NATALIDAD	18 NV/1000 habitantes
NACIDOS VIVOS ESPERADOS 2013	47.718

Para proyectar la demanda potencial de camas de salud mental se tomaron en cuenta las siguientes tasas de prevalencia de trastornos mentales de la Encuesta Nacional de Salud Mental del Ministerio de Salud y Protección Social 2003:

40,10% prevalencia de algúno de los trastornos de los 23 diagnósticos del DSM IV

16% prevalencia de algúno de los trastornos de los 23 diagnósticos del DSM IV en los últimos 12 meses

7,40% prevalencia de algúno de los trastornos de los 23 diagnósticos del DSM IV en los últimos 30 días

Diagnósticos

19,30% Trastorno de ansiedad

15% Trastorno de estado de ánimo

10,60% Uso de sustancias psicoactivas

4,90% Intento de suicidio alguna vez

1,30% Intento de suicidio en los últimos 30 días

En vista de que esta encuesta no manifiesta cuántos de estos pacientes reciben atención intrahospitalaria, se ajusto la información a partir del Documento "Estrategia Salud Mental 2007" de la Organización Mundial de la Salud. La información es la siguiente:

ESTRATEGIA SALUD MENTAL OMS (2007)

TRASTORNO	PREVALENCIA %	BRECHA DE ACCESO	% ATENCIÓN HOSPITALARIA
Psicosis no afectivas	1	37,4	62,6
Depresión mayor	4,9	58,9	41,1
Distimia	1,7	58,8	41,2

TRASTORNO	PREVALENCIA %	BRECHA DE ACCESO	% ATENCIÓN HOSPITALARIA
Trastorno bipolar	0,8	64	36
Trastorno de ansiedad	3,4	63,1	36,9
Trastorno de pánico	1	52,9	47,1
Trastorno obsesivo compulsivo	1,4	59,9	40,1
Uso nocivo o dependencia del alcohol	5,7	71,4	28,6

El grupo de investigación posteriormente aplicó estas tasas a los diversos tipos de cama de salud mental, con lo siguientes resultados:

INGRESOS SALUD MENTAL GENERAL	IFH	EM
Hospitalización Cuidado Mental Agudo	5,59	3,50
Hospitalización Cuidado Intermedio Mental	17,98	2,50
Hospitalización Farmacodependencia	3,22	21,00
Hospitalización Psiquiatría	10,02	8,20

Cálculos del autor

2.3.4 Proyección de la demanda potencial de servicios

A partir de los insumos anteriores se estimará la demanda potencial de servicios por municipio, grupo poblacional y subred de referencia y contrarreferencia.

2.3.5 Análisis de la capacidad instalada en la red existente

Consiste en analizar la capacidad instalada de la red hospitalaria del departamento, tanto pública como privada y según las sub-redes de referencia y contrarreferencia.

2.3.6 Análisis de suficiencia de la red

Consiste en comparar la demanda potencial con la oferta existente para determinar por municipios y por sub-redes de referencia y contrarreferencia la suficiencia o deficiencia de camas hospitalarias, consultorios, quirófanos, etc.

2.3.7 Determinación de las necesidades de la red hospitalaria

A partir de la etapa anterior se determinan el déficit que deben suplirse para satisfacer la demanda potencial por municipios y por sub-redes de referencia y contrarreferencia

2.3.8 Planeación de la red hospitalaria

Una vez determinados los recursos faltantes se planificarán las Redes Integradas de Servicios de Salud según los siguientes criterios:

- Sub-redes de APS por municipio
- Redes por subregiones del departamento.
- Redes por niveles de atención
    - Nivel 1
    - Nivel 2
    - Nivel 3
- Redes por tipos de servicios
    - Servicios de Urgencia
    - Servicios de Hospitalización
    - Servicios quirúrgicos
    - Servicios ambulatorios generales y especializados
    - Servicios de apoyo diagnostico
    - Servicios de apoyo terapéutico
- Redes por especialidades
    - Cirugía
    - Medicina interna
    - Pediatría
    - Ginecobstetricia
    - Oncología pediátrica
    - Oncología adultos
    - Salud Mental
    - Cuidados críticos adultos
    - Cuidados críticos niños

2.3.9 Planeación del sistema de referencia y contrarreferencia

Consiste en determinar los flujos y contraflujos de pacientes, muestras y estudios de los servicios de APS hacia niveles especializados y viceversa e identificar los recursos necesarios de traslado de pacientes, recurso humano para atención pre hospitalaria, recursos para la atención de situaciones en casos de desastres y sistemas de comunicaciones entre los niveles de atención.

2.4 Fuentes de información

Para el desarrollo del estudio se tomará información de las siguientes fuentes:

1. Proyecciones de población 2013 realizadas por el DANE a partir del Censo 2005 y del Anuarios Estadístico 2011 del Departamento de Atlántico
2. Registro individuales de prestación de servicios de 2011 tomados del SISPRO
3. Registro de prestadores de servicios del Ministerio de la Protección Social para el departamento de Atlántico, ajustado con el Registro de prestadores departamental y Distrital vigentes
4. Indicadores epidemiológicos del departamento tomados de:
   - 4.2. SISPRO
   - 4.3. Encuesta Nacional de Demografía y Salud 2010
   - 4.4. Encuesta Nacional de la Situación Nutricional 2010
   - 4.5. Encuesta Nacional de Salud 2007.
5. Indicadores epidemiológicos 2012 del departamento de Atlántico suministrados por la Subdirección de Salud Pública de la Secretaría Departamental
6. Estructura de población afiliada al régimen contributivo, régimen subsidiado y regímenes exceptuados según información de la BDUA del Fosyga y del SISPRO
7. Información departamental tomada de:
   - 7.1. Plan de Desarrollo 2012-2015
   - 7.2. Guía Conceptual y Metodológica para el desarrollo del proceso de Subregionalización del Departamento del Atlántico (Universidad de Córdoba, 2007)
   - 7.3. Plan departamental de gestión de riesgos 2012-2015

3 MARCO CONCEPTUAL

3.1 Definiciones de redes de servicios de salud

A lo largo de la historia se han enunciado diversas definiciones del concepto de red de servicios de salud, sin que a la fecha exista un consenso. A continuación transcribimos algunas de las más importantes, de modo que al analizarlas en su totalidad podamos reunir todos los elementos esenciales del concepto de red de servicios.

3.1.1 Gillies (1993)

Conjunto de "organizaciones que ordenan o proveen un continuum de servicios coordinados a una población definida y toman la responsabilidad de los resultados clínicos y fiscales, así como del estado de salud de la población beneficiada", es decir, la red entendida como una organización cuyo accionar apunta hacia la provisión de servicios de salud que de manera ordenada y coordinada asume las responsabilidades fiscales y asistenciales propias de la atención de sus usuarios en pro de su bienestar.

3.1.2 Provan y Milward (2001)

Conjunto de programas y servicios que cooperan entre sí, a través de acciones y actores que buscan favorecer la alineación de intereses para el logro de un objetivo en común, que beneficie no solamente a las instituciones, sino también a sus usuarios.

3.1.3 Luke y Begun (2001)

Las redes de servicios de salud igualmente son caracterizadas por otros elementos como la infraestructura, su personal, los recursos e instalaciones que tienen a su alcance y que, de una u otra manera, inciden en su funcionamiento y desarrollo. No obstante, un factor diferencial en la configuración de redes lo constituyen las características provenientes de los usuarios, en la medida en que debe ser el compromiso de las redes entender sus necesidades en salud, para identificar los facilitadores y las barreras que inciden en el acceso a los servicios de salud.

3.1.4 Friedman et al. (2001)

Las redes de servicios de salud, en general, involucran personas, procesos e infraestructura, los cuales deben estar interrelacionados y coordinados para poder garantizar la atención adecuada y de calidad al usuario, teniendo en cuenta también la eficiencia de la organización y las necesidades de la población.

3.1.5 Wan et al. (2003)

Una organización en la que, sin importar su tipo de naturaleza contractual, los actores institucionales procuran la alineación de sus servicios, beneficiando con ello la integración la mejora de la calidad y la reducción de costes en un área geográfica definida.

3.1.6 Van Raak et al. (2003)

Entre los elementos de las redes de servicios de salud, se debe enfatizar la coordinación entre los niveles asistenciales, la correspondencia y reciprocidad en las instituciones en sus etapas de planeación, gestión y entrega de los servicios de salud, y la cooperación que debe existir entre profesionales y cuidadores para una mejor atención. Todos estos elementos reflejan el interés por promover una mayor organización en las redes de servicios de salud, tanto a nivel de los servicios como del recurso humano involucrado.

3.1.7 Organización Panamericana de la Salud (2010)

Es una estrategia de gestión y entrega de servicios de salud de forma tal que las personas reciban un continuo de servicios preventivos y curativos, de acuerdo con sus necesidades a lo largo del tiempo y a través de los diferentes niveles del sistema de salud.

3.1.8 Lin et al. (2010)

Las relaciones de redes de servicios dejaron de ser simplemente funcionales para convertirse también en contractuales, como una forma de mayor compromiso entre los actores.

3.2 Objetivos de las redes de servicios de salud

- Proporcionar una organización de servicios de salud con un rendimiento superior en términos de calidad y seguridad, fortaleciendo la comunicación efectiva y el uso de protocolos estandarizados (Gillies, Chenok, Shortell, Pawlson & Wimbush, 2006).
- Integración los servicios de salud como estrategia para lograr la colaboración entre instituciones y servicios que se pueden complementar entre sí, optimizando recursos y brindando mejores condiciones a los usuarios, teniendo en cuenta el desarrollo de estrategias compartidas.
- Aumentar la satisfacción del paciente a través del acceso a la atención, en un continuo de servicios dispuesto para su cuidado (Alberta Salud y Bienestar, 2000)
- Lograr la eficiencia y optimización de los recursos, sean humanos o físicos, para la sostenibilidad y perdurabilidad del sistema (D'Amour, Goulet, Labadie, Bernier & Pineault, 2003)
- Promover alianzas entre prestadores con el fin de tener en primera instancia un mayor conocimiento de la disponibilidad de los servicios, de sus procesos y estructuras administrativas, para coordinar la utilización de dichos servicios, compartir sus prácticas, su gestión y desarrollo, con el ánimo de generar un mejoramiento continuo y una retroalimentación mutua entre las entidades que pertenecen a la red (Abbott et al., 2006).

Nuestra definición

De las anteriores definiciones y objetivos de las redes que se recogen en la literatura internacional, se colige que *las redes de servicios de salud son una estrategia mediante la cual se integran, de manera más eficiente y eficaz, los recursos humanos, tecnológicos y físicos del sector salud, para garantizar el derecho a la salud con una atención oportuna y un mejor acceso a servicios de salud de calidad y sostenibles, que satisfagan las necesidades reales de la población, según sus perfiles demográficos, epidemiológicos, respetando sus patrones sociales y culturales.*

3.3 Integración de las redes de servicios de salud

Para lograr la integración de las redes de servicios de salud, es necesario tomar en cuenta que existen dos tipos de articulación:

1. La de la gestión administrativa y
2. La de la gestión clínica

La articulación de la gestión administrativa se logra a través de tres elementos:

1. Un bueno modelo de contratación entre las instituciones participantes en la red, sean aseguradores o prestadores de servicios
2. La gestión de convenios docencia servicio, mediante los cuales se les da participación a las universidades y se integra el personal docente y el recurso humano en formación en los diferentes escenarios de práctica clínica.
3. Un buen sistema de información que permita consolidar la información para la auditoría, la evaluación del impacto, el control de la gestión y la toma de decisiones tendientes a ajustar el modelo constantemente.

Para la articulación de la gestión clínica, se necesita:

1. Un sistema de traslado de pacientes eficaz y seguro
2. Un buen sistema de comunicaciones entre los prestadores y su recurso humano asistencial, no meramente administrativo
3. Un programa de telemedicina con buenos canales de voz y datos

Entre los aspectos esenciales para la constitución de una red, es necesario, por lo tanto, establecer la interacción de relaciones entre los distintos actores que participan, dejando claro, de manera taxativa, sea en un convenio marco, o en un documento técnico quiénes deben entrar en sinergias, qué papel juega cada actor, cuándo, cómo y dónde.

Otra manera de ver la integración es según la dirección en que se mueven las relaciones entre los actores de la red. Se habla de una integración horizontal cuando la relación se da entre las instituciones dedicadas a la prestación de servicios de un mismo nivel de atención, o en sentido vertical cuando se trata de diferentes niveles de atención (Vázquez et al., 2005)

¿Cuál es el alcance de la competencia departamental en la articulación de la red hospitalaria, en la medida en que se alcanzan coberturas universales de aseguramiento? ¿Cuáles son las responsabilidades de los aseguradores en vista de que la organización y articulación de redes de servicio son una función esencial e indelegable del aseguramiento en salud según lo expresa el artículo 14 de la Ley 1122 de 2007? Estos interrogantes son esenciales para identificar la perspectiva del documento de red hospitalaria, pues en un modelo hipotético de cobertura universal del aseguramiento, el papel del departamento sería simplemente el de un regulador, articulador y coordinador de trabajo de los aseguradores y prestadores.

3.4 Gobernanza en las redes de servicios de salud

Por gobernanza entendemos la capacidad de un sistema socio político para llevar adelante una política o programa hasta lograr sus objetivos.

Para alcanzar la gobernanza de una red de servicios de salud es necesario un marco normativo explícito y reglas claras que orienten las relaciones de los actores y sus decisiones. Se necesita definir tres tipos de normas:

1. Meta-normas o principios orientadores
2. Normas organizacionales jerarquizantes, que dejen claro quién decide lo que hay que hacer y quiénes tienen que hacerlo
3. Normas regulativas que definan conductas y competencias de los actores y dejen claro qué es lo que se tiene que hacer

Además de definir un marco normativo para la red, es necesario caracterizar sus actores según los siguientes criterios:

1. Tipo de actor (usuario, prestador, asegurador, gobierno nacional, gobierno territorial, gremio de trabajadores, gremio profesional, sindicato, partido político, líderes comunitarios, expresiones de participación social o comunitaria)

2. Su naturaleza (pública, privada, mixta, ONG)

3. Su estatus (formal, informal)

4. Su visibilidad (visible, no visible)
5. Sus intereses declarados o no (recibir atención médica, ofertar atención médica, ofertar insumos, medicamentos o dispositivos médicos, defender los derechos laborales, defender derechos de usuarios, defender derechos gremiales, garantizar derecho a la salud, defender intereses particulares o gremiales)
6. El Tipo de intereses (económicos, sociales, políticos, culturales)
7. Su ámbito de intervención (hogar, área pública, red social, sitio de trabajo, sitio de estudio, espacios políticos)
8. Su tipo de intervención (reactiva, proactiva, pasiva, dinámica o coyuntural)
9. Su ideología o perspectiva (individual, grupal, gremial, colectiva, inclusiva, sectaria, de izquierda, de centro, de derecha)
10. Importancia percibida (insignificante, baja, media, alta)

Además es necesario graduar la intensidad de las relaciones entre los actores. Un ejemplo de cómo pudiera hacerse es el siguiente:

Tabla 1. Instrumento de evaluación de la intensidad de relaciones entre actores de una red

	Proveedor 1	Dirección Territorial	Asegurador 1	Asegurador 2	Usuarios	Asociación de usuarios	Sindicato	Asociación gremial
Prestador 1	+	++	+++++	+++	++	+	+++++	+
Prestador 2	+	++	++	++++	+	++++	++	++
Prestador 3	+++	++++	++	+	+++	++	+++	++++
Prestador 4	+++++	++++	++	++	+	+	+	+
Prestador 5	++	+	+	++	++++	+++	+	++

3.5 Necesidad y utilización de servicios de salud

Es necesario precisar unos conceptos antes de abordar esta investigación. Debemos distinguir entre necesidad de servicios y utilización de los mismos. El concepto de "necesidad de servicios de salud" contempla cuatro tipos, según J. Bradshaw

3.5.1 Necesidad normativa

Es aquella que se identifica de acuerdo con una norma o un conjunto de estándares generalmente aplicados por algún experto, profesional, administrativo o científico. Los expertos verifican que una determinada situación cumple con los criterios establecidos para considerar la situación una necesidad de salud. Esta necesidad se expresa en una guía integral de atención o en un protocolo.

3.5.2 Necesidad sentida o experimentada

Es la percepción subjetiva de la carencia de algo beneficioso para el individuo. Los individuos perciben que su situación de salud mejoraría con una intervención sanitaria. Esto no significa automáticamente que la reclamen o la busquen.

3.5.3 Necesidad expresada o atendida

Es aquella que el individuo manifiesta su intención o deseo de que se le preste un servicio para resolver una necesidad. Hemos visto que puede "sentirse" sin "expresarse". También cabe la situación inversa, "expresar" una necesidad en un momento en que no se siente. En cualquier caso, es la articulación de la necesidad por parte del individuo la que la define. La noción de "necesidad expresada" está muy próxima a la de "demanda" empleada por los economistas. Ciertamente existe una demanda "latente", que puede corresponder a necesidades sentidas y no expresadas por diferentes motivos, frecuentemente por barreras de accesibilidad a los servicios (físicas, económicas, culturales, etc.). Pero en general se produce la igualdad entre "necesidad expresada" y "demanda".

3.5.4 Necesidad comparativa

Es aquella que corresponde a una población que reúne las mismas características que otra que está recibiendo determinada cobertura o servicio. Cuando no se recurre a criterios normativos para definir la necesidad se suele comparar la situación de salud de diferentes áreas o entornos para establecer cuales presentan mayores carencias (necesidades) en términos comparativos.

De la combinación de estas variables, se generan 7 escenarios:

Ilustración 1. Relación entre la oferta, necesidad y utilización de servicios de salud

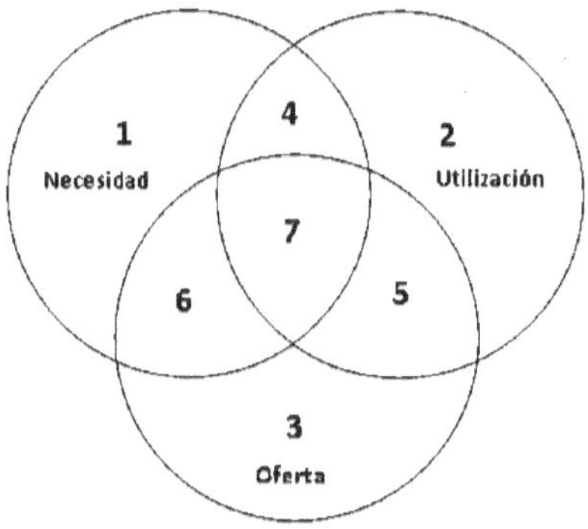

1. Los servicios se necesitan pero no se demandan ni se proveen
2. Los servicios se demandan pero no se necesitan ni se proveen
3. Los servicios se proveen pero no se demandan ni se necesitan
4. Los servicios se necesitan y se demandan pero no se proveen
5. Los servicios se demandan y se proveen pero no se necesitan
6. Los servicios se necesitan y se proveen pero no se demandan
7. Los servicios se necesitan, se demandan y se proveen

La situación ideal es aquella en la que los tres círculos convergen en el centro, es decir que la provisión de servicios obedece a una demanda ajustada a las necesidades reales, de modo que el área 7 se hace cada vez más grande.

Cuando las direcciones territoriales no planifican las redes hospitalarias, y dejan que las fuerzas del mercado definan los portafolios de servicios de los prestadores, los recursos se utilizan de manera ineficiente y el crecimiento obedece principalmente a intereses financieros de modo que las redes no cumplen sus fines sociales.

Al relacionar la utilización de los servicios con la necesidad de los mismos, aparecen cuatro escenarios diferentes:

Ilustración 2. Relación entre la necesidad y utilización de servicios de salud

		¿NECESITA LA ASISTENCIA?	
		SÍ	NO
¿RECIBE LA ASISTENCIA?	SÍ	UTILIZACIÓN ADECUADA (a)	SOBREUTILIZACIÓN INADECUADA (b)
	NO	SUBUTILIZACIÓN INADECUADA (c)	NO UTILIZACIÓN ADECUADA (d)

Modificado a partir de Payne S. 1987

4 DIAGNÓSTICO GENERAL DEL DEPARTAMENTO

4.1 Creación del departamento

La Asamblea Nacional Constituyente y Legislativa, por medio de la Ley No. 17 de 1905 de abril 11, creó el Departamento del Atlántico formado por las Provincias de Sabanalarga y Barranquilla, ratificando su creación el entonces Presidente de Colombia General Rafael Reyes.

Por Decreto Ejecutivo se fijó la inauguración del nuevo Departamento para el día 15 de junio de 1905. El general Reyes nombró para Gobernador del Atlántico al General Diego A Castro. El Art. 8º de la Ley 17 de 1905, de Abril 11, dijo: "Art. 8º. Créase el Departamento del Atlántico formado por las Provincias de Sabanalarga y Barranquilla del Departamento de Bolívar, con los límites que actualmente tienen.

Parágrafo: "La capital de este Departamento será la ciudad de Barranquilla" Actualmente, el Departamento del Atlántico se encuentra conformado por 22 Municipios y el Distrito Especial Industrial y Portuario de Barranquilla, su capital.

4.2 Historia

La evolución histórica del departamento del Atlántico como unidad político-administrativa está enmarcada dentro del proceso de integración del territorio colombiano.

El departamento está localizado sobre la costa del mar Caribe por el norte y en la margen izquierda del río Magdalena en su trayecto final; y por el sur sobre el cordón de ciénagas, pantanos y caños, que en 1650 los españoles encauzaron con la construcción del Canal del Dique. Tal era el territorio que empezaba a perfilarse como el actual Departamento, el cual para su creación definitiva sólo hubo de definir el límite occidental terrestre.

La zona estaba habitada por numerosos pueblos indígenas y a la llegada de los españoles en 1533, éstos establecieron su gobierno colonialista has-ta finalizar el virreinato en 1810. El territorio estuvo directamente bajo la jurisdicción de Cartagena, que era puerto y centro administrativo im-portante; primero fue en la gobernación de Cartagena y después en la pro-vincia de Cartagena. En este período colonial los actuales municipios del Atlántico empezaron la transformación de pueblos de indios a sitios de libres y «Barranquilla», en sus etapas de poblamiento sin ningún papel protagonista en el desarrollo económico de Colombia, como una colonia española.

En la época republicana, en 1845 el Congreso expidió una ley por la cual podía hacer toda clase de variaciones en los límites de las veinte provincias existentes; una de ellas, la provincia de Cartagena comprendía nueve cantones, entre los cuales figuraba Barranquilla. Posteriormente, en 1852 se segregó de la provincia de Cartagena la provincia de Sabanilla. Esta población era el puerto más importante a corta distancia del pequeño puerto de Barranquilla, muy cercano a la desembocadura del Magdalena. Posteriormente, en las décadas de 1860 y 1870 la comunicación férrea con Sabanilla permitió consolidar la importancia comercial de Barranquilla.

La Convención de Rionegro de 1863 aprobó la confederación de los Estados Unidos de Colombia. Bajo el nuevo gobierno los estados se forta-lecieron, ampliaron sus límites, retomaron territorios que se habían separado, entre los que se incorporó la provincia de Sabanilla y así Bolívar contó con diez provincias. Esta forma de gobierno federal no fue beneficiosa porque cada población quería ser un estado independiente, lo que fomentó las luchas políticas internas que siempre han sido el freno para el desarrollo e integración nacional. Es importante anotar que el Presidente General Tomás Cipriano de Mosquera por primera vez fijó espacialmente el mar territorial de la nación.

Al promulgarse la Constitución de 1886 el país entró en una nueva era administrativa. A principios de siglo, en 1905, tenía 34 departamentos, uno de los cuales era Barranquilla, con la capital del mismo nombre. Comprendía las provincias de Ba-rranquilla y Sabanalarga. Una nueva división nacional estableció los departamentos, intendencias y comisarías; y en lo relativo al Atlántico, esta división condujo a su creación mediante la ley 25 de 1910. Parece que el objetivo principal fue consolidar la importancia de Barranquilla, que por su ubicación estratégica sobre el río creció sólo en función del puerto flu-vial y marítimo y ocupó el primer lugar en el país a finales del siglo XIX y pri-meras décadas del XX. Desplazó a Cartagena y a Santa Marta, que no tenían una comunicación eficaz con el interior del país a través del río Magdalena. Además, el establecimiento de la aviación comercial la convirtió en el centro de mayor volumen de transacciones económicas y la segunda ciudad por su desarrollo y participación económica a nivel nacional. Estos factores generaron un desequilibrio en el departamento, entre su capital y la provincia; de tal forma que sus objetivos estaban enfocados al puerto y el resto de municipios no alcanzaron a ser más que poblaciones dormitorios de Barranquilla.

4.2.1 Escrutinio Político Administrativo del Departamento del Atlántico (1905)

La Asamblea Nacional Constituyente y Legislativa, por medio de la Ley No. 17 de 1905 de abril 11, creó el Departamento del Atlántico formado por las Provincias de Sabanalarga y Barranquilla, ratificando su creación el entonces Presidente de Colombia General Rafael Reyes. Por Decreto Ejecutivo se fijó la inauguración del nuevo Departamento para el día 15 de Junio de 1905. El General Reyes nombró para Gobernador del Atlántico al General Diego A. Castro. El Art. 8º. De la ley 17 de 1905, de abril 11 dijo: "....Art. 8º. Crease el Departamento del Atlántico formado por las Provincias de Sabanalarga y Barranquilla del Departamento de Bolívar, con los límites que actualmente tienen. Parágrafo: "La Capital de este Departamento será la Ciudad de Barranquilla".

4.2.2 Departamento de Barranquilla (1908)

Supresión del Departamento del Atlántico Creación del Departamento de Barranquilla. "La Ley 1ª. De 1908, numeral 27, Art. 1º. Y el Art. 22 del Decreto Ejecutivo No. 047 de Agosto 31 de 1908, creó el Departamento de Barranquilla.

4.2.3 Supresión del Departamento de Barranquilla (1910)

La ley 65 de 1909, suprimió el Departamento de Barranquilla.. Quedaron, pues, Barranquilla y demás municipios que integraban el departamento respectivo a partir de 1909 como provincias del Dpto. de Bolívar del cual eran cuando fuera creado el Atlántico por vez primera y señalado en sus correspondientes límites, en 1905. La Asamblea Nacional Constituyente de 1910 dictó la Ley 21 del 14 de Julio por medio de la cual crea el Departamento del Atlántico a partir de cuya fecha de posesión del nuevo Gobernador Dr.

Daniel Carbonell el Departamento tiene vida jurídica continua establecido luego así por la Ley 27 de 1949 al celebrarse las Bodas de Oro del Departamento del Atlántico.

4.2.4 Gobernadores a lo largo de la historia

Desde 1905 hasta la fecha ha habido un total de 61 gobernadores en el departamento del Atlántico.

Tabla 2. Gobernadores del departamento del atlántico a lo largo de la historia

	Nombre	Período
1	General Diego A De Castro	1905 - 1906
2	Doctor Alberto Osorio	1906 - 1907
3	Doctor José Francisco Insignares S.	1907 - 1908
4	Doctor Daniel Carbonell	1909 - 1910
5	Doctor Anastacio Del Río	1910 - 1911
6	General Rafael María Palacio	1913 - 1913
7	Doctor Pablo J. Bustillo	1913 - 1914
8	Doctor Teodosio Goenaga	1914 - 1915
9	Doctor Federico Castro Rodríguez	1918 - 1918
10	General Gabriel Martínez Aparicio	1919 - 1922
11	General Eparquio González	1922 - 1928
12	Doctor José Ulises Osorio	1928 - 1930
13	Doctor Alberto Pumarejo	1930 - 1931
14	Doctor Juan B. Fernández	1931 - 1932
15	Doctor Juan Pablo Manotas	1932 - 1934
16	Señor Nicolás Llinás Vega	1934 - 1935
17	Doctor José Martín Blanco Núñez	1935 - 1936
18	Don Rafael Blanco De La Rosa	1936 - 1938
19	Doctor Juan Antonio Donado	1938 - 1940
20	Don Joaquín Ramón Lafaurie	1940 - 1942
21	Doctor José Martín Blanco Núñez	1946 - 1948
22	Doctor Alejo Solano Manotas	1948 - 1949
23	Don Rafael Gerlein Y Villate	1949 - 1949
24	Don Alfredo Carbonell	1949 - 1950
25	Doctor T. Quintero De Fex	1950 - 1951
26	Don Eduardo Carbonell	1951 - 1952
27	Doctor Próspero Carbonell	1952 - 1953
28	General Marco A. Villamizar	1953 - 1954
29	Coronel Jacinto E. Márquez	1954 - 1956
30	Capitan Julio E. Cesar Canal	1956 - 1957
31	Doctor Fernando J. Restrepo	1957 - 1957
32	Doctor Néstor Madrid Malo	1957 - 1958

	Nombre	Período
33	Don Alcides De La Espriella	1958 - 1959
34	Doctor Eduardo Martínez Gómez	1961 - 1962
35	Don José Victor Dugand R.	1962 - 1963
36	Doctor Francisco Posada De La Peña	1963 - 1965
37	Don Ernesto Mccausland	1965 - 1966
38	Doctor Eduardo Marino	1969 - 1970
39	Doctor Eduardo González Martínez	1970 - 1970
40	Doctor Álvaro Dugand Donado	1970 - 1971
41	Doctor Antonio Abello Roca	1971 - 1973
42	Doctor José Tcherassi Guzmán	1973 - 1974
43	Doctor Roberto Gerlein Echeverría	1974 - 1975
44	Don Rafael Maldonado De Castro	1975 - 1976
45	Doctora Blanca Franco de Castro	1976 - 1978
46	Doctor Pedro Martín Leyes Hernandez	1978 - 1981
47	Doctor Roberto Pacini Solano	1981 - 1982
48	Doctor Abel Francisco Carbonell	1982 - 1984
49	Don Fuad Ricardo Char Abdala	1984 - 1987
50	Don Gerardo Certain	1987 - 1987
51	Doctor Edgardo Sales Sales	1987 - 1990
52	Doctor Arturo Sarabia Better	1990 - 1991
53	Doctor Arnold Gómez Mendoza	1991 - 1991
54	Doctor Gustavo Bell Lemus	1992 - 1994
55	Doctor Nelson Polo Hernández	1995 - 1997
56	Doctor Rodolfo Espinosa Meola	1998 - 2000
57	Doctor Ventura Díaz Mejía	2000 - 2003
58	Doctor Alejandro Char	2003 - 2003
59	Doctor Carlos Rodado Noriega	2004 - 2007
60	Doctor Eduardo Verano Delarosa	2008 – 2011
61	Doctor José Antonio Segebre Berardinelli	2012- 2015

4.3 Posición geográfica

El departamento del Atlántico está situado al norte del territorio nacional. Se encuentra enmarcado dentro de las siguientes coordenadas: Latitud norte 10º 15' 36 " Sur de San Pedrito: 11º 06' 37" Bocas de Ceniza Longitud oeste de Greenwich 74º 42' 47" (margen izquierda del río Magdalena) 75º 16' 34" (intersección Santa Catalina y Arroyo grande.)

4.4 Límites generales

Por el norte y noreste con el mar Caribe, en una extensión aproximada de 90 Km; desde el rompeolas occidental en Bocas de Ceniza, hasta las salinas de Galerazamba. Al este, con el río Magdalena, en una longitud de 105 Km, contados desde su desembocadura en Bocas de Ceniza hasta el desprendimiento del Canal del Dique en Calamar; al sur, suroeste y oeste con el departamento de Bolívar desde Calamar hasta las Salinas de Galerazamba.

Por su ubicación geográfica, el departamento forma parte del último trayecto del río Magdalena por su margen izquierda, comprendido en el área deltaica del mismo, desde la separación del Canal del Dique al sur, hasta su desembocadura en el mar Caribe. Además posee una considerable extensión del litoral Caribe por el norte.

El hecho de tener el departamento dos terceras partes de su perímetro rodeadas por río y mar ha afectado fundamentalmente varias de sus condiciones rurales, entre ellas el relieve respecto a su origen, estructura, modelado y recursos acuíferos y minerales.

La región geográfica de la llanura del caribe de la cual hace parte el departamento del Atlántico, está delimitada al sur y este por las estribaciones de los tres ramales andinos Occidental, Central y Oriental, cuyas alturas disminuyen en terrenos que van de ondulados a planos cenagosos y secos, hacia el oeste y norte de la región, hasta llegar al mar Caribe que bordea la costa.

Se destacan dos accidentes físicos importantes en el modelado de esta región: el río Magdalena, en su valle inferior su desembocadura, y la Sierra Nevada de Santa Marta, que posee todos los pisos bioclimáticos y la máxima altura del país, y que en el departamento aparecen en el piso bioclimático cálido cubierto de vegetación de sabana y matorrales.

4.5 Extensión

El departamento del Atlántico tiene una extensión de 3.386 $Kms.^2$, la cual sólo sobrepasa al departamento del Quindío. El área del Atlántico representa el 0.29 % de la extensión total del país después de San Andrés y Providencia y el Quindío.

4.6 Clima

El departamento del Atlántico presenta un clima tropical de tipo estepa y sabana de carácter árido en la desembocadura del río Magdalena y alrededores de Barranquilla; semi-árido en las fajas aledañas al litoral y al río Magdalena y semihúmedo desde Sabanalarga hacia el sur.

4.7 División político administrativa

El departamento está conformado de 22 municipios y un distrito organizados en 4 subregiones.

Tabla 3. División político administrativa del departamento de Atlántico

código municipio	cód.centro poblado	Nombre municipio	Nombre centro poblado	tipo
08001	08001000	Barranquilla	Barranquilla	cm
08001	08001001	Barranquilla	Juan mina	c
08001	08001005	Barranquilla	Pinar del rio	cp
08078	08078000	Baranoa	Baranoa	cm
08078	08078001	Baranoa	Campeche	c
08078	08078002	Baranoa	Pital	c
08078	08078003	Baranoa	Sibarco	c
08137	08137000	Campo de la cruz	Campo de la cruz	cm
08137	08137001	Campo de la cruz	Bohórquez	c
08141	8141000	Candelaria	Candelaria	cm
08141	08141001	Candelaria	San josé del carretal	c
08141	08141002	Candelaria	Buenaventura de leña	c
08296	08296000	Galapa	Galapa	cm
08296	08296001	Galapa	Paluato	c
08372	08372000	Juan de acosta	Juan de acosta	cm
08372	08372001	Juan de acosta	Bocatocino	c
08372	08372002	Juan de acosta	Chorrera	c
08372	08372003	Juan de acosta	San josé de saco	c
08372	08372004	Juan de acosta	Santa verónica	c
08372	08372007	Juan de acosta	Urbanización punta cangrejo	cas
08421	08421000	Luruaco	Luruaco	cm
08421	08421001	Luruaco	Arroyo de piedra	c
08421	08421002	Luruaco	Palmar de candelaria	c
08421	08421003	Luruaco	Los pendales	c
08421	08421004	Luruaco	San juan de tocagua	c
08421	08421005	Luruaco	Santa cruz	c
08421	08421006	Luruaco	Los límites	cas
08421	08421007	Luruaco	La puntica	cas
08421	08421012	Luruaco	Barrigón	cp
08421	08421013	Luruaco	Socavón	cp
08433	08433000	Malambo	Malambo	cm
08433	08433001	Malambo	Caracolí	c
08433	08433004	Malambo	La aguada	c
08433	08433005	Malambo	Pitalito	cas
08436	08436000	Manatí	Manatí	cm
08436	08436001	Manatí	El porvenir (las compuertas)	cas
08520	08520000	Palmar de varela	Palmar de varela	cm
08520	08520001	Palmar de varela	Burruscos	c
08549	08549000	Piojó	Piojó	cm
08549	08549001	Piojó	Aguas vivas	c
08549	08549003	Piojó	Hibácharo	c
08558	08558000	Polonuevo	Polonuevo	cm

código municipio	cód.centro poblado	Nombre municipio	Nombre centro poblado	tipo
08558	08558001	Polonuevo	Pital del carlín (pitalito)	c
08560	08560000	Ponedera	Ponedera	cm
08560	08560001	Ponedera	La retirada	c
08560	08560002	Ponedera	Martillo	c
08560	08560003	Ponedera	Puerto giraldo	c
08560	08560004	Ponedera	Santa Rita	c
08560	08560007	Ponedera	Cascajal	cas
08573	08573000	Puerto colombia	Puerto Colombia	cm
08573	08573002	Puerto colombia	Salgar	c
08573	08573003	Puerto colombia	Sabanilla (monte carmelo)	c
08573	08573004	Puerto colombia	Urbanización barranquilla sport club	cas
08573	08573005	Puerto colombia	Country club villas	cp
08573	08573006	Puerto colombia	Country mar	cp
08573	08573007	Puerto colombia	Lagos de caujaral	cp
08573	08573008	Puerto colombia	Villa campestre	cp
08606	08606000	Repelón	Repelón	cm
08606	08606001	Repelón	Arroyo negro	c
08606	08606002	Repelón	Cien pesos	c
08606	08606003	Repelón	Las tablas	c
08606	08606004	Repelón	Rotinet	c
08606	08606005	Repelón	Villa rosa	c
08606	08606006	Repelón	El porvenir (las compuertas)	c
08634	08634000	Sabanagrande	Sabanagrande	cm
08638	08638000	Sabanalarga	Sabanalarga	cm
08638	08638001	Sabanalarga	Aguada de pablo	c
08638	08638002	Sabanalarga	Cascajal	c
08638	08638003	Sabanalarga	Colombia	c
08638	08638004	Sabanalarga	Isabel lópez	c
08638	08638005	Sabanalarga	La peña	c
08638	08638006	Sabanalarga	Molinero	c
08638	08638007	Sabanalarga	Mirador	cas
08638	08638008	Sabanalarga	Gallego	c
08638	08638010	Sabanalarga	Patilla	c
08675	08675000	Santa lucía	Santa lucía	cm
08675	08675001	Santa lucía	Algodonal	c
08685	08685000	Santo tomás	Santo tomás	cm
08685	08685001	Santo tomás	El uvito	c
08758	08758000	Soledad	Soledad	cm
08770	08770000	Suan	Suan	cm
08832	08832000	Tubará	Tubará	cm
08832	08832001	Tubará	Cuatro bocas	c
08832	08832002	Tubará	El morro	c
08832	08832003	Tubará	Guaimaral	c
08832	08832004	Tubará	Juaruco	c
08832	08832010	Tubará	Playa mendoza	cas
08832	08832011	Tubará	Playas de edrimán	cas
08832	08832012	Tubará	Villas de palmarito	cas
08849	08849000	Usiacurí	Usiacurí	cm

Fuente: DANE

Convenciones:

CM: Cabecera municipal; C: Corregimiento; CAS: Caserío; CP: Centro Poblado

El departamento cuenta con 23 cabeceras municipales, 49 corregimientos, 11 caseríos y 7 centros poblados, para un total de 90 asentamientos poblacionales.

Mapa 1. División político administrativa del departamento del Atlántico

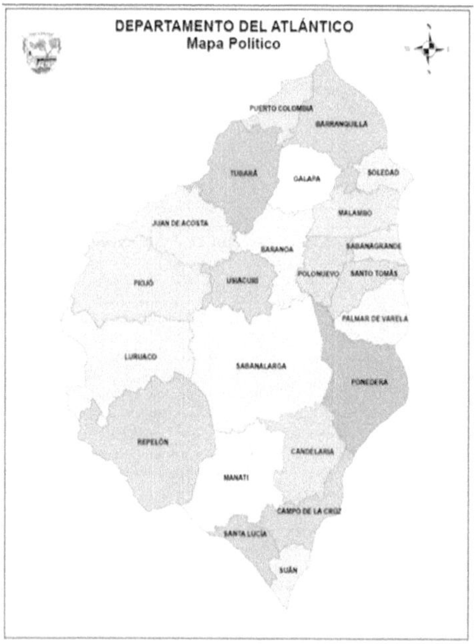

4.8 Patrón de asentamientos urbanos y dimensionamiento espacial

El estudio espacio-funcional del territorio del departamento del Atlántico ha sido objeto de análisis a través de diversos documentos, dentro de los que sobresale el titulado "Subregionalización del departamento del Atlántico" contratado por la Secretaría de Planeación Departamental en el año 2007, contando con el apoyo del Departamento de Geografía y Medio Ambiente de la Universidad de Córdoba. En este se señala, además de una propuesta de subregionalización, la distribución de las cabeceras urbanas, existiendo en términos generales, una adecuada articulación de los mismos con la capital a través de la red vial departamental. Sin embargo, el 95% de la población del Departamento es urbana y los municipios de Soledad y Barranquilla concentran el 82% de esta, situación que marca una tendencia a la macrocefalia. Es así como Barranquilla concentra una población muy superior a la suma total de la población de las tres mayores del sistema de asentamientos: Soledad, Malambo y Sabanalarga.

Por otro lado, el mayor porcentaje de la población urbana se concentra a lo largo de los ejes de comunicación del Departamento: la Vía al Mar, la Cordialidad y la Oriental, ejes que deben potenciar un desarrollo equitativo del territorio.

En cuanto a la jerarquía funcional de los asentamientos del Departamento se tiene una metrópolis regional (Barranquilla); un centro de relevo principal (Soledad) y dos centros de relevo secundario (Malambo y Sabanalarga). En ellos se asienta el 81,14% de la población urbana del Departamento y se presenta la concentración de funciones y servicios con mayor complejidad. También existen seis centros locales secundarios (Galapa, Baranoa, Puerto Colombia, Campo de la Cruz, Sabanagrande y Santo Tomás) y el resto de municipios (13) son centros urbanos básicos (Manatí, Palmar de Varela, Suan, Usiacurí, Santa Lucía, Juan de Acosta, Luruaco, Ponedera, Polonuevo, Repelón, Tubará, Candelaria y Piojó).[6]

[6] Según el estudio de "Subregionalización del Departamento del Atlántico", realizado por la Universidad de Córdoba, se considera metrópolis regional el nivel de jerarquía que ejerce funciones diversificadas en servicios financieros, comerciales, industriales y especializados; el centro de relevo principal los que prestan una función predominantemente económica de impacto subregional con apoyo financiero, servicios administrativos, comerciales, turísticos y sociales; el centro de relevo secundario, el que ejerce una función de apoyo al desarrollo socioeconómico a los centros de mayor jerarquía, con énfasis en lo agropecuario, servicios administrativos, comerciales y sociales de influencia próxima; los centros locales secundarios, que desarrollan funciones económicas y comerciales básicas, abastecen poblaciones próximas de mayor importancia y poseen servicios básicos locales y los centros urbanos básicos, que desarrollan funciones de autoabastecimiento, comercio y servicios elementales e insuficientes.

Mapa 2. Patrón de los asentamientos urbanos y funcionalidad espacial en el departamento del Atlántico

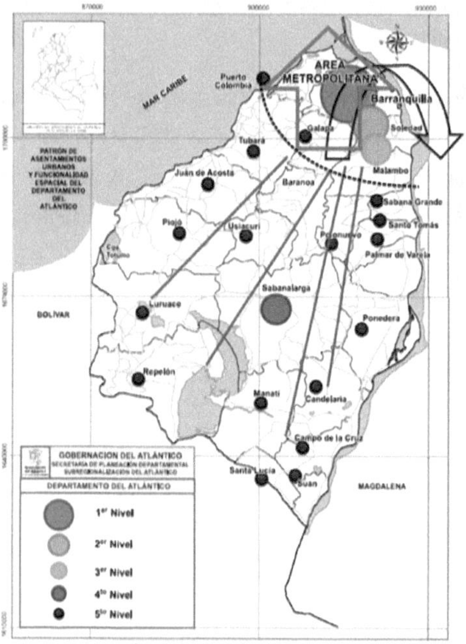

Fuente: Secretaría de Planeación Departamental, 2010.

4.9 Subregiones funcionales del departamento

Las subregiones funcionales constituyen territorios en los cuales se desarrollan dinámicas que los municipios han venido perfilando para su desarrollo, teniendo en cuenta sus aspectos económicos, lazos culturales, conexión vial y accidentes geográficos, entre otros, que permiten reconocer subregiones con unidades de planificación como objetos de gestión pública y regional consecuentes con la visión y metas propuestas para el desarrollo regional del departamento y estas a su vez con las formuladas a nivel subregional. El estudio de Subregionalización del departamento, realizado por la universidad de Córdoba, identificó cuatro subregiones funcionales: metropolitana, centro, oriente y occidente.

4.9.1 Subregión metropolitana

Localizada en la zona norte del departamento con una extensión de 512 Km2 siendo la más pequeña de las 4 subregiones; comprendida por los municipios que conforman el área metropolitana Barranquilla, Soledad, Puerto Colombia, Malambo y Galapa. Su población corresponde al 82% del total departamental, donde el 99% de su población es urbana y la cobertura de servicios públicos es buena (85.6%). Esta tiene como centro a Barranquilla, la cual ejerce influencia departamental, regional y nacional (donde sobresalen puerto, aeropuerto, industria). Los municipios que constituyen esta subregión presentan diferentes niveles de indicador de desarrollo, en su orden alto (Barranquilla), medio alto (Soledad), bajo (Malambo, Puerto Colombia y Galapa); se especializa en servicios (universidades, IGAC, DAMA, hospitales con alto nivel de complejidad nivel 4 de atención) y desarrollo industrial.

Esta subregión absorbe con respecto al departamento el 93% de las actividades comerciales urbanas. Las siguientes cifras dan muestra de ello: El 83% de los predios urbanos (Barranquilla 60%); el 98% de los establecimientos de comercio al por mayor (Barranquilla 94%); el 97% de los establecimientos de comercio al por menor (Barranquilla 86%) y el 96% de las instituciones financieras (Barranquilla 94%). La connotación de primacía en cuanto a lo económico y poblacional hace que el Área se constituya en centro y articulador de la interacción espacial departamental.

4.9.2 Subregión centro

Localizada en la parte central del departamento, con una extensión de 1.661 Km2, siendo la más extensa; conformada por los municipios de Baranoa, Polonuevo, Usiacurí, Luruaco, Repelón, Manatí, Candelaria, y Sabanalarga. Su población corresponde al 11% del total departamental, siendo la segunda de mayor población después del área metropolitana. Asimismo, el 76% de la población se concentra en las cabeceras municipales, presenta una cobertura de servicios públicos del 82% sin incluir alcantarillado, porque el porcentaje es muy bajo (10.6%). Esta región estructura su territorio alrededor de la vía de la Cordialidad como eje que conecta los corredores industriales de Barranquilla y Cartagena.

Los municipios que conforman esta subregión presentan diferentes niveles de desarrollo categorizados entre medio y muy bajo, distribuidos de la siguiente manera: medio, bajo y muy bajo desarrollo. El primero, sólo se presenta en Sabanalarga; el segundo, en Baranoa; y, el tercero, se tiene con mayor proporción en los 6 municipios restantes Polonuevo, Usiacurí, Repelón, Luruaco, Manatí y Candelaria. Estos deben aprovechar los distritos de riego para apostarle al desarrollo agrícola, el Embalse del Guájaro para la producción pesquera y recreativa; la oferta ambiental para generar investigación y conocimiento con el fin de mejorar la productividad, los rendimientos y generar valor agregado; igualmente, las instituciones educativas para formar ciudadanos, profesionales deben incorporar en sus PEI programas curriculares encaminados en el conocimiento, la explotación y el manejo sostenible de los recursos de la región.

En esta subregión Sabanalarga se constituye como epicentro con la asignación de un papel significante, debido a que presenta buena conectividad no sólo en la subregión, sino con el resto del departamento debido a las características de la red vial terrestre (radiocéntrica), presenta una amplia área de influencia trascendiendo los límites departamentales hasta establecer relaciones con los departamentos de Bolívar y Magdalena (Salamina, Calamar).

Estas condiciones, favorecen al municipio en su consolidación como centro urbano intermedio para la desconcentración y enlaces entre la metrópoli regional y el resto de asentamientos, de tal manera, que permita alcanzar un mayor equilibrio territorial entre las zonas rurales y las urbanas, entre las ciudades grandes y las ciudades pequeñas, entre las áreas más desarrolladas y las menos desarrolladas, con una estructura intermedia en el sistema de los asentamientos.

4.9.3 Subregión oriente

Localizada en la zona oriental del departamento, con una extensión de 605 Km2 es la tercera con relación a esta, conformada por los municipios de la zona ribereña al río

Magdalena, Sabanagrande, Ponedera, Palmar de Varela, Santa Lucía, Suan, Campo de la Cruz y Santo Tomás. Su población corresponde al 6% del total departamental, de los cuales el 87% se concentra en el área urbana, es la tercera en tamaño de población después de la subregión centro. Presenta cobertura en servicios públicos del 87.2% sin incluir alcantarillado porque disminuye este porcentaje (57.5%), el cual es comparado con las subregiones centro y occidente es mayor. Los ejes estructurantes del territorio son el río Magdalena y la vía Oriental.

4.9.4 Subregión occidente

Localizada al noroccidente del departamento, con una extensión de 610 Km2, conformada por los municipios de la zona litoral Tubará, Piojó y Juan de Acosta; con una población total que corresponde el 1% del total departamental, del cual el 58% corresponde a la población en las cabeceras municipales. Presenta cobertura en servicios públicos del 84.6% sin incluir alcantarillado porque disminuye este porcentaje (0%), valor que refleja la ausencia de este servicio. Los ejes estructurantes del territorio son el mar y la Vía al mar.

Los municipios que conforman la subregión presentan niveles de desarrollo muy bajo, siendo la única en su totalidad de asentamientos con este nivel, lo que implica ofrecer y mejorar la prestación en servicios educativos, de salud, culturales, notariales, financieros, entre otros; también, la accesibilidad y conectividad por ser muy baja a nivel intra e intermunicipal debido a que no se encuentra articulada la parte continental con la marítima, considerando a Tubará y Piojó como los municipios más desconectados del departamento. Dada las condiciones de desarticulación entre los municipios de la subregión occidente, se convierte en una necesidad lograr la articulación funcional del territorio marítimo con el territorio continental y el manejo integral de los espacios marítimos.

Mapa 3. Subregiones funcionales del departamento del Atlántico

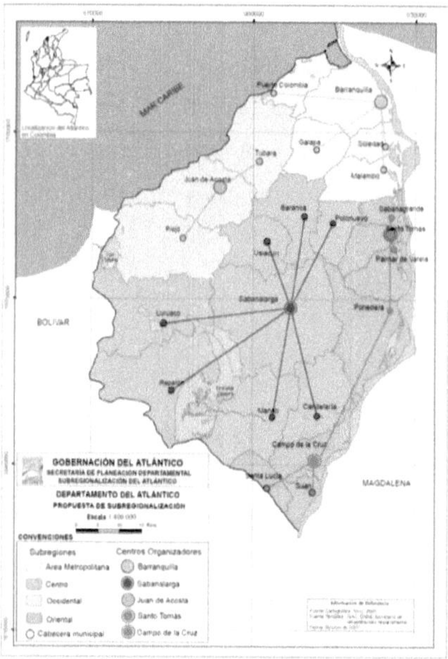

Las subregiones funcionales difieren de las subregiones de planeación.

Mapa 4. Subregiones de planeación

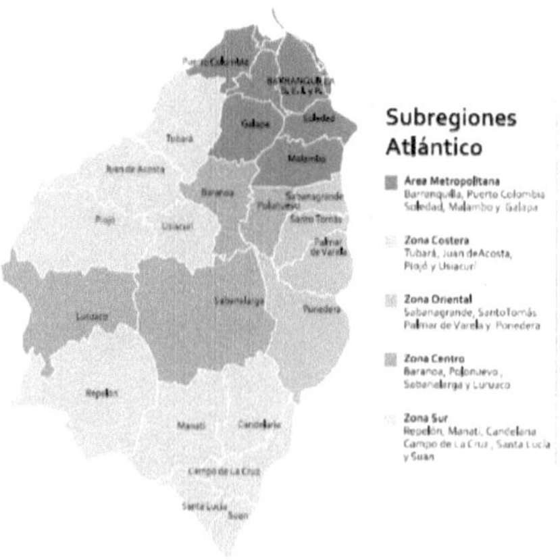
Subregiones Atlántico
Área Metropolitana
Barranquilla, Puerto Colombia Soledad, Malambo y Galapa
Zona Costera
Tubará, Juan deAcosta, Piojó y Usiacurí
Zona Oriental
Sabanagrande, SantoTomás Palmar de Varela y Ponedera
Zona Centro
Baranoa, Polonuevo, Sabanalarga y Luruaco
Zona Sur
Repelón, Manatí, Candelaria Campo de La Cruz, Santa Lucía y Suan

Para efectos de la planeación de las subredes del sistema de referencia y contrarreferencia las subregiones funcionales reflejan más la interacción de los centros urbanos con relación al flujo de actividades sociales y económicas de los municipios mejor que la subregiones de planeación.

4.10 Malla vial y conectividad del departamento

Mapa 5. Malla vial y conectividad del departamento del Atlántico

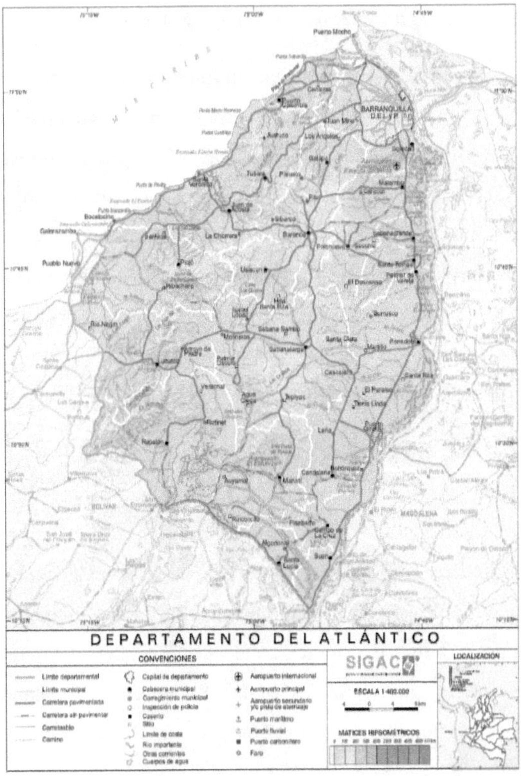

El Departamento cuenta con una geografía plana en un 95%, con excelentes vías y su tamaño es ideal para que los desplazamientos de pacientes en ambulancias se realicen de manera rápida. Además se puede aprovechar el río para traslado de pacientes.

Las vías nacionales que atraviesan el Departamento se encuentran, en términos generales, en buen estado. Son de vital importancia para el territorio pues actúan como arterias principales para el flujo de mercancías y personas que dinamizan la economía regional. La red vial nacional comunica a los principales centros urbanos del Departamento, se une con numerosas vías secundarias articulando la movilidad, y permite que los bienes producidos en los focos industriales alcancen los mercados nacionales e internacionales.

La red nacional en el Departamento del Atlántico está conformada fundamentalmente por tres grandes ejes viales, como son: La Autopista al Mar entre Barranquilla y Cartagena, la Carretera de La Cordialidad y la Carretera Oriental. De estas vías se encuentra concesionada la Autopista al Mar, el tramo de vía de la Carretera Oriental desde Barranquilla hasta Palmar de Varela, en una longitud de 44 Kilómetros y el tramo de vía de la Carretera de La Cordialidad, entre los límites con el Departamento de Bolívar hasta Sabanalarga en una longitud de 42 Kilómetros. Estos dos últimos tramos viales forman parte del Proyecto Ruta Caribe, que se encuentra en ejecución por parte del Instituto Nacional de Concesiones del Ministerio de Transporte - INCO.

Así mismo el tramo vial entre Palmar de Varela y Sabanalarga, en una longitud de 26 kilómetros, hace parte del Proyecto Ruta Caribe, fue entregado al INCO mediante convenio, es decir, esta vía entra a formar parte de la Red Vial Nacional. Esta red vial nacional, que recorre el Departamento del Atlántico de sur a Norte está interconectada transversalmente por las vías Riomar (Santo Tomás – Polonuevo –Baranoa – Juan de Acosta – Santa Verónica); la cual como su nombre lo indica conecta el Río Magdalena en Santo Tomás con el Mar Caribe en Santa Verónica (Juan de Acosta); Ponedera – Cascajal – Sabanalarga – Usiacurí – Aguas Vivas –Piojó – El Vaivén – Autopista al Mar; Carretera Oriental – Santa Lucía – Puerto Limón – Villa Rosa – Repelón – Las Tablas - Cien Pesos - Santa Cruz - Carretera de La Cordialidad - Luruaco – Palmar de Candelaria – Hibácharo – El Cerrito – Autopista al Mar. El flujo vehicular se da principalmente en sentido sur norte, buscando los asentamientos urbanos de más desarrollo que se encuentran en el norte.

Mapa 6. Flujo vehicular del departamento del Atlántico

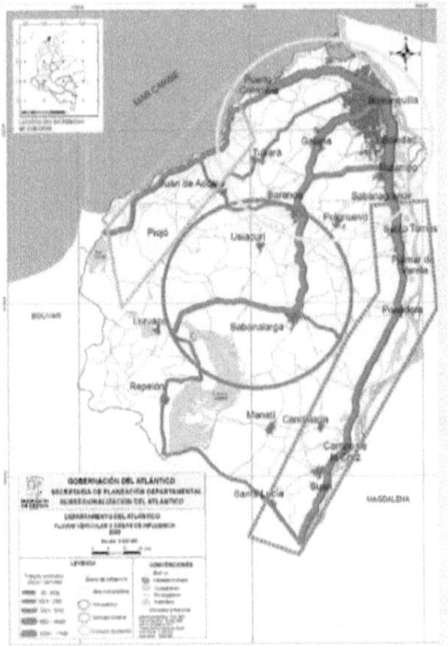

Fuente: Subregionalización del Departamento del Atlántico. Secretaria de Planeación, 2007.

Tabla 4. Malla vial principal

Código de la vía	Municipios	Tramo		Longitud (Km)	Red pavimentada(Km)			Red en Afirmado	Observaciones
		Desde	Hasta		B	R	M	M	
2516	Barranquilla	Orejas del Puente Simón Bolivar		1,6	1,6				
2516	Suan, Campo de la Cruz, Ponedera, Palmar de Varela, Santo Tomás, Sabanagrande, Malambo, Soledad y Barranquilla	Calamar - Barranquilla		81,01	50,33	30,68			Concesionados 44 Km.
9006	Barranquilla	Orejas del Puente la Cordialidad		2,49	2,49				
9006	Luruaco, Sabanalarga, Baranoa, Galapa y Barranquilla	Limites del Departamento de Bolivar - Sabanalarga - Barranquilla		78,42	29,6	46	2,82		Concesionados 42 Km.
9007	Barranquilla	Acceso al Puente Laureano Gómez		2,81	2,81				
90A01	Barranquilla	Orejas y Acceso al Puente Olaya Herrera		2,74	2,74				
90A01	Piojó, Juan de Acosta, Tubará, Puerto Colombia y Barranquilla	Lomita Arena - Barranquilla		63,44	63,44				Red Concesionada
25AT07	Palmar de Varela y Sabanalarga	Palmar de Varela-Burrusco-Sabanalarga		26				26	Red Concesionada(Ruta Caribe)
TOTAL RED PRIMARIA				258,51	153,01	76,68	2,82	26	

5 CARACTERIZACIÓN DE LA RED HOSPITALARIA ACTUAL

5.1 Prestadores de servicios de salud

5.1.1 Prestadores Públicos

El departamento cuenta con 32 empresas sociales del estado, 24 de primer nivel, 5 de segundo nivel y 3 de tercer nivel de atención. 5 son departamentales, 5 distritales y 22 son municipales.

Tabla 5. Prestadores públicos por nivel de atención

Nivel	Cantidad	%
1	24	75,0%
2	5	15,6%
3	3	9,4%
Total	32	100,0%

Tabla 6.. Prestadores según el carácter territorial

Carácter	Cantidad	%
Departamental	5	15,6%
Distrital	5	15,6%
Municipal	22	68,8%
Total	32	100,0%

Tabla 7. Prestadores públicos según nivel y carácter territorial

Nivel	Carácter	Cantidad
1	Distrital	2
1	Municipal	22
2	Departamental	3
2	Distrital	2
3	Departamental	2
3	Distrital	1
Total		32

De las 5 departamentales, 3 son de segundo nivel y 2 son de tercer nivel. De las 5 distritales, 2 son de primer nivel, 2 de segundo nivel y 1 de tercer nivel. Las 22 ESE municipales son todas de primer nivel de atención.

Tabla 8. Prestadores públicos de primer nivel de atención

N°	Municipio	Código	Nombre
1	Baranoa	807800158	E.S.E. REPELÓN. HOSPITAL DE BARANOA
2	Campo de la Cruz	813700146	E.S.E. HOSPITAL DE CAMPO DE LA CRUZ
3	Candelaria	814100159	E.S.E. HOSPITAL DE CANDELARIA
4	Galapa	829600021	E.S.E. CENTRO DE SALUD DE GALAPA
5	Juan de Acosta	837200152	E.S.E. HOSPITAL DE JUAN DE ACOSTA
6	Luruaco	842100144	E.S.E. HOSPITAL LOCAL DE LURUACO
7	Malambo	843300151	E.S.E. HOSPITAL DE MALAMBO
8	Manatí	843600078	E.S.E. HOSPITAL DE MANATÍ
9	Palmar de Varela	852000074	CENTRO DE SALUD CON CAMAS PALMAR DE VARELA
10	Piojó	854900461	E.S.E HOSPITAL VERA JUDITH IMITOLA VILLANUEVA
11	Polonuevo	855800157	E.S.E. CENTRO DE SALUD DE POLONUEVO
12	Ponedera	856000153	E.S.E. HOSPITAL DE PONEDERA
13	Puerto Colombia	857300145	ESE HOSPITAL DE PUERTO COLOMBIA
14	Repelón	860600156	E.S.E. HOSPITAL DE REPELÓN
15	Sabanagrande	863400105	E.S.E. HOSPITAL MUNICIPAL DE SABANAGRANDE
16	Sabanalarga	863800155	ESE CENTRO MATERNO INFANTIL DE SABANALARGA." ESE CEMINSA"
17	Santa Lucía	867500464	E.S.E. CENTRO DE SALUD DE SANTA LUCIA
18	Santo Tomás	868500110	ESE HOSPITAL DE SANTO TOMAS
19	Soledad	875800161	E.S.E. HOSPITAL MATERNO INFANTIL CIUDADELA METROPOLITANA DE SOLEDAD
20	Suan	877000360	E.S.E. UNIDAD LOCAL DE SUAN
21	Tubará	883200149	ESE CENTRO DE SALUD DE TUBARÁ
22	Usiacurí	884900119	E.S.E. CENTRO DE SALUD USIACURÍ "JOSE MARIA FEREZ FARAH"

Tabla 9. Prestadores públicos departamentales de segundo nivel de atención

N°	Municipio	Código	Nombre
1	Barranquilla	800101330	E.S.E. HOSPITAL NIÑO JESUS DE BARRANQUILLA
2	Sabanalarga	863800154	E.S.E. HOSPITAL DEPARTAMENTAL DE SABANALARGA
3	Soledad	875800147	E.S.E. HOSPITAL DEPARTAMENTAL JUAN DOMINGUEZ ROMERO

Tabla 10. Prestadores públicos departamentales de tercer nivel de atención

N°	Municipio	Código	Nombre
1	Barranquilla	800101330	E.S.E. HOSPITAL UNIVERSITARIO C.A.R.I.

5.1.2 Prestadores Privados

El departamento cuenta con 309 prestadores privados, de los cuales el 78,6% están en Barranquilla, 8,4% en Soledad y 4,8% en Sabanalarga.

Tabla 11. Prestadores privados en el departamento del Atlántico

MUNICIPIO	Cantidad	%
BARRANQUILLA	243	78,64%
SOLEDAD	26	8,41%
SABANALARGA	15	4,85%
PUERTO COLOMBIA	7	2,27%
MALAMBO	6	1,94%
SANTO TOMÁS	4	1,29%
BARANOA	2	0,65%
JUAN DE ACOSTA	2	0,65%
GALAPA	1	0,32%
LURUACO	1	0,32%
REPELÓN	1	0,32%
SABANAGRANDE	1	0,32%
Total	**309**	**100,00%**

Fuente: REPS Departamental

Para ver lista detallada de los prestadores privados ver Anexo 2.

5.2 Capacidad instalada de la red actual

Para el análisis de la capacidad instalada de la red actual se tomó la información del registro departamental de prestadores con fecha 18 de julio de 2013.

5.2.1 N° de Sedes

Tabla 12.Sedes por municipio

MUNICIPIO	Privada	Pública	Total general
Baranoa	11	5	16
Campo de la Cruz	3	2	5
Candelaria	1	3	4
Galapa	4	1	5
Juan de Acosta	3	4	7
Luruaco	1	5	6
Malambo	21	6	27

MUNICIPIO	Privada	Pública	Total general
Manatí	1	1	2
Palmar de Valera		1	1
Piojo		2	2
Polonuevo		2	2
Ponedera		5	5
Puerto Colombia	21	2	23
Repelón	2	5	7
Sabanagrande	5	1	6
Sabanalarga	36	12	48
Santa Lucia		3	3
Santo Tomas	7	1	8
Soledad	84	11	95
Suan		1	1
Tubará		5	5
Usiacurí	1	1	2
Total general	201	79	280

Fuente: REPS Departamental (julio 2013)

En el registro departamental de prestadores de servicios de salud se encuentran inscritas 280 sedes, 201 privadas y 79 públicas.

Tabla 13. Áreas lote y áreas construidas x Sede

E.S.E. / SEDES	ÁREA LOTE	ÁREA CONSTRUIDA	ÁREA DISPONIBLE
E.S.E CEMINSA	**4.325**	**3.120**	**1.205**
CENTRO DE DESARROLLO VECINAL CDV	565	349	216
CENTRO DE SALUD AGUADA DE PABLO	364	350	14
CENTRO DE SALUD CAMPO BOLIVAR	485	279	206
CENTRO DE SALUD CASCAJAL	611	300	311
CENTRO DE SALUD COLOMBIA	240	177	63
CENTRO DE SALUD DE ISABEL LOPEZ	364	350	14
CENTRO DE SALUD GALLEGO	276	198	78
CENTRO DE SALUD LA PEÑA	313	206	107
CENTRO DE SALUD MOLINEROS	256	217	39
CENTRO DE SALUD PARAISO	251	219	32
ESE CENTRO MATERNO INFANTIL DE SABANALARGA.CEMINSA	600	475	125
E.S.E HOSPITAL NIÑO JESUS DE BARRANQUILLA	**18.031**	**3.652**	**14.379**
E.S.E. HPTAL NIÑO JESUS DE BARRANQUILLA	18.031	3.652	14.379
E.S.E. CENTRO DE SALUD DE PALMAR DE VARELA	**1.142**	**1.056**	**86**
E.S.E. CENTRO DE SALUD DE PALMAR DE VARELA	1.142	1.056	86
E.S.E. CENTRO DE SALUD DE POLONUEVO	**1.231**	**862**	**369**
PUESTO DE SALUD DE PITAL DE CARLIN	244	89	155
E.S.E. CENTRO DE SALUD DE POLONUEVO	987	773	214
ESE CENTRO DE SALUD DE GALAPA.	**2.563**	**1.500**	**1.063**
E.S.E. CENTRO DE SALUD DE GALAPA	2.563	1.500	1.063
ESE CENTRO DE SALUD DE TUBARÁ	**2.031**	**578**	**1.453**
CENTRO DE SALUD DE JUARUCO	60	32	28
CENTRO DE SALUD DEL MORRO	423	400	23
ESE CENTRO DE SALUD DE TUBARÁ	1.052	-	1.052
PUESTO DE SALUD CUATRO BOCAS	90	60	30
PUESTO DE SALUD GUAIMARAL	406	86	320
ESE CENTRO DE SALUD DE USIACURI	**1.714**	**1**	**1.713**
E.S.E. CENTRO DE SALUD USIACURÍ "JOSE MARIA FEREZ FARAH"	1.714	1	1.713

E.S.E. / SEDES	ÁREA LOTE	ÁREA CONSTRUIDA	ÁREA DISPONIBLE
ESE CENTRO DE SALUD SANTA LUCIA	**3.366**	**1.049**	**2.317**
E.S.E. CENTRO DE SALUD DE SANTA LUCIA	1.663	624	1.039
E.S.E. CENTRO DE SALUD DE SANTA LUCIA SEDE BARRIO ABAJO	179	172	7
PUESTO DE SALUD ALGODONAL	1.524	253	1.271
ESE UNIDAD LOCAL DE SALUD DE SUAN	**1.384**	**904**	**480**
E.S.E. UNIDAD LOCAL DE SUAN	1.384	904	480
HOSPITAL DEPARTAMENTAL DE SABANALARGA	**14.300**	**14.300**	**-**
E.S.E. HPTAL DEPARTAMENTAL DE SABANALARGA	14.300	14.300	-
HOSPITAL DPTAL. JUAN DOMINGUEZ ROMERO SOLEDAD	**3.852**	**349**	**3.503**
HOSPITAL DEPARTAMENTAL JUAN DOMINGUEZ ROMERO E.S.E SOLEDAD	3.852	349	3.503
HOSPITAL LOCAL DE MANATÍ. ESE	**350**	**110**	**240**
PUESTO DE SALUD LAS COMPUERTAS	350	110	240
HOSPITAL UNIVERSITARIO CARI E.S.E	**36.950**	**22.345**	**14.605**
HOSPITAL UNIVERSITARIO C.A.R.I. E.S.E SEDE SALUD MENTAL	16.950	2.345	14.605
HOSPITAL UNIVERSITARIO C.A.R.I. E.S.E. SEDE ALTA COMPLEJIDAD	20.000	20.000	-
HOSPITAL VERA JUDITH IMITOLA VILLANUEVA	**1.461**	**515**	**946**
HOSPITAL VERA JUDITH IMITOLA VLLANUEVA E.S.E	1.191	380	811
PUESTO DE SALUD DE HIBACHARO	270	135	135
E.S.E. HPTAL DE BARANOA	**2.911**	**2.287**	**624**
CENTRO DE SALUD DE CAMPECHE	413	279	134
CENTRO DE SALUD DE LOMA FRESCA	200	200	-
CENTRO DE SALUD DE SIBARCO	257	112	145
CENTRO DE SALUD PITAL	473	128	345
E.S.E. DE BARANOA	1.568	1.568	-
E.S.E. HPTAL LOCAL DE CAMPO DE LA CRUZ	**6.788**	**4.400**	**2.388**
PUESTO DE SALUD DE BOHORQUEZ	500	200	300
E.S.E. HPTAL DE CAMPO DE LA CRUZ	6.288	4.200	2.088
E.S.E. HPTAL DE CANDELARIA	**3.204**	**1.159**	**2.045**
PUESTO DE SALUD DE CARRETO	940	118	822
PUESTO DE SALUD DE LEÑA	1.093	273	820
E.S.E. HPTAL DE CANDELARIA	1.171	768	403
E.S.E. HPTAL LOCAL DE LURUACO	**3.417**	**1.646**	**1.771**
CENTRO DE SALUD DE ARROYO DE PIEDRA	750	242	508
CENTRO DE SALUD DE PALMAR DE CANDELARIA	400	82	318
CENTRO DE SALUD DE SANTA CRUZ	400	306	94
CENTRO DE SALUD LOS PENDALES	550	175	375
E.S.E. HPTAL DE LURUACO	1.317	841	476
E.S.E. HPTAL LOCAL DE MALAMBO	**7.711**	**2.785**	**4.926**
PUESTO DE SALUD DE BELLAVISTA	245	241	4
PUESTO DE SALUD DE CARACOLI	396	219	177
PUESTO DE SALUD LA BONGA	288	231	57
PUESTO DE SALUD MESOLANDIA	288	231	57
SAN MARTIN	-	-	-
E.S.E. HPTAL DE MALAMBO	6.494	1.863	4.631
E.S.E. HPTAL DE PONEDERA	**2.910**	**1.735**	**1.175**
PUESTO DE SALUD DE MARTILLO	275	135	140
PUESTO DE SALUD DE PUERTO GIRALDO	910	233	677
PUESTO DE SALUD DE SANTA RITA	285	160	125
PUESTO DE SALUD LA RETIRADA	256	192	64
E.S.E. HPTAL DE PONEDERA	1.184	1.015	169
E.S.E. HPTAL DE PUERTO COLOMBIA	**1.548**	**1.210**	**338**
PUESTO DE SALUD DE SALGAR	295	157	138
E.S.E. HPTAL DE PUERTO COLOMBIA	1.253	1.053	200
E.S.E. HPTAL DE REPELÓN	**3.024**	**1.912**	**1.112**
CENTRO DE SALUD DE ARROYO NEGRO	1	1	-
CENTRO DE SALUD DE CIEN PESOS	1	1	-
CENTRO DE SALUD DE ROTINET	158	121	37
CENTRO DE SALUD VILLA ROSA	780	126	654

E.S.E. / SEDES	ÁREA LOTE	ÁREA CONSTRUIDA	ÁREA DISPONIBLE
E.S.E. HPTAL DE REPELÓN	2.084	1.663	421
E.S.E. HPTAL MUNICIPAL DE SABANAGRANDE	**1.600**	**1.413**	**187**
E.S.E. HPTAL municipal de Sabanagrande	1.600	1.413	187
E.S.E. HPTAL DE SANTO TOMAS	**5.881**	**3.890**	**1.991**
E.S.E. HPTAL DE SANTO TOMAS	5.881	3.890	1.991
E.S.E. HPTAL MATERNO INFANTIL DE SOLEDAD	**5.031**	**3.590**	**1.441**
CENTRO DE SALUD 13 DE JUNIO	960	711	249
CENTRO DE SALUD MANUELA BELTRAN	700	600	100
CENTRO DE SALUD SALAMANCA	566	298	268
CENTRODE SALUD EL PARQUE	240	186	54
PUESTO DE SALUD COSTA HERMOSA	482	331	151
PUESTO DE SALUD LA ESPERANZA	72	60	12
PUESTO DE SALUD VILLA ESTADIO	145	145	-
E.S.E. HPTAL MATERNO INFANTIL CIUDADELA METROPOLITANA DE SOLEDAD	1.866	1.259	607
E.S.E. HPTAL MATERNO INFANTIL CIUDADELA MACLOVIA NIEBLES	-	-	-
Total general	**136.725**	**76.368**	**60.357**

Fuente: REPS Departamental (julio 2013)

5.2.2 Camas hospitalarias

Tabla 14. Camas hospitalarias según tipo de camas

TIPO DE CAMA	Privada		Pública		Total	Total %
	Cantidad	%	Cantidad	%		
ADULTOS	175	22,24%	141	44,06%	316	28,55%
CUIDADO AGUDO MENTAL	29	3,68%		0,00%	29	2,62%
CUIDADO INTENSIVO ADULTO	29	3,68%		0,00%	29	2,62%
CUIDADO INTENSIVO ADULTO	3	0,38%		0,00%	3	0,27%
CUIDADO INTENSIVO ADULTOS	24	3,05%		0,00%	24	2,17%
CUIDADO INTENSIVO NEONATAL	52	6,61%		0,00%	52	4,70%
CUIDADO INTENSIVO PEDIÁTRICO	10	1,27%		0,00%	10	0,90%
CUIDADO INTERMEDIO ADULTO	10	1,27%		0,00%	10	0,90%
CUIDADO INTERMEDIO ADULTOS	11	1,40%		0,00%	11	0,99%
CUIDADO INTERMEDIO MENTAL	5	0,64%		0,00%	5	0,45%
CUIDADO INTERMEDIO NEONATAL	34	4,32%	11	3,44%	45	4,07%
CUIDADO INTERMEDIO PEDIÁTRICO	2	0,25%	1	0,31%	3	0,27%
FARMACODEPENDENCIA	79	10,04%		0,00%	79	7,14%
OBSTETRICIA	60	7,62%	104	32,50%	164	14,81%
PEDIÁTRICAS	72	9,15%	63	19,69%	135	12,20%
SALUD MENTAL PSIQUIATRÍA	192	24,40%		0,00%	192	17,34%
Total general	**787**	**100,00%**	**320**	**100,00%**	**1107**	**100,00%**

Fuente: REPS Departamental (julio 2013)

En el registro departamental de prestadores de servicios de salud se encuentran inscritas 1.107camas, 787 privadas (71%) y 320 públicas (29%).

Para ver el detalle de las camas por municipio vaya al anexo 3.

5.2.3 Salas de parto

El departamento cuenta con 42 salas de parto, de las cuales 14 (33,33%) son privadas y 28 (66,66%) son públicas. Todos los municipios cuentan con al menos una sala de parto.

Tabla 15. Salas de parto

MUNICIPIO	Privada	Pública	Total
BARANOA	2	1	3
CAMPO DE LA CRUZ		1	1
CANDELARIA		1	1
GALAPA		2	2
JUAN DE ACOSTA		1	1
LURUACO		1	1
MALAMBO		1	1
MANATÍ		1	1
PALMAR DE VALERA		1	1
PIOJO		1	1
POLONUEVO		1	1
PONEDERA		1	1
PUERTO COLOMBIA	1	1	2
REPELÓN		1	1
SABANAGRANDE		1	1
SABANALARGA	1	2	3
SANTA LUCIA		1	1
SANTO TOMAS		1	1
SOLEDAD	10	4	14
SUAN		1	1
TUBARÁ		1	1
USIACURI		2	2
Total	14	28	42

Fuente: REPS Departamental (julio 2013)

5.2.4 Salas de cirugía

El departamento cuenta con 39 salas de cirugía, de las cuales 33 (84,6%) son privadas y 6 (15,4%) son públicas. Los municipios que cuentan con salas de cirugía son: Baranoa, Malambo, Manatí, Puerto Colombia, Sabanalarga y Soledad.

Tabla 16. Salas de cirugía

NOMBRE DEL MUNICIPIO	Privada	Pública	Total
BARANOA	2		2
MALAMBO	1		1
MANATÍ	1		1
PUERTO COLOMBIA	7		7
SABANALARGA	6	4	10
SOLEDAD	16	2	18
Total	33	6	39

Fuente: REPS Departamental (julio 2013)

5.2.5 Ambulancias

El departamento cuenta con 50 ambulancias, de las cuales 44 son de transporte básico (88%) y 6 son de transporte asistido por médico (12%)

Tabla 17. Ambulancias según tipo de transporte

NOMBRE DEL MUNICIPIO	TAB	TAM	TOTAL
BARANOA	4		4
CAMPO DE LA CRUZ	1		1
CANDELARIA	1		1
GALAPA	2		2
JUAN DE ACOSTA	1		1
LURUACO	3		3
MALAMBO	4		4
MANATÍ	1		1
PALMAR DE VALERA	1		1
PIOJO	2		2
POLONUEVO	3		3
PONEDERA	1		1
PUERTO COLOMBIA	2		2
SABANAGRANDE	1	1	2
SABANALARGA	3	2	5
SANTA LUCIA	1		1
SANTO TOMAS	1		1
SOLEDAD	9	3	12
SUAN	1		1
TUBARÁ	1		1
USIACURI	1		1
Total general	44	6	50

Fuente: REPS Departamental (julio 2013)

Tabla 18.. Ambulancias según modalidad de transporte

NOMBRE DEL MUNICIPIO	Terrestres	Aérea	Marítima	Fluvial
BARANOA	4			
CAMPO DE LA CRUZ	1			
CANDELARIA	1			
GALAPA	2			
JUAN DE ACOSTA	1			
LURUACO	3			
MALAMBO	4			
MANATÍ	1			
PALMAR DE VALERA	1			
PIOJO	2			
POLONUEVO	3			
PONEDERA	1			
PUERTO COLOMBIA	2			
SABANAGRANDE	2			
SABANALARGA	5			
SANTA LUCIA	1			
SANTO TOMAS	1			
SOLEDAD	10	2		
SUAN	1			
TUBARÁ	1			
USIACURI	1			
Total general	48	2		

Fuente: REPS Departamental (julio 2013)

De las 50 ambulancias, 48 terrestres y 2 son aéreas. No existen ambulancias ni marítimas ni fluviales.

En concusión, la capacidad instalada de la red pública es la siguiente:

- Camas de hospitalización 660
- Camas de observación 170
- Consultorios de consulta externa 177
- Consultorios en el servicio de urgencias 37
- Salas de quirófanos 13
- Mesas de partos 31
- Número de unidades de odontología 70

Podemos analizarla por niveles de atención en la siguiente tabla:

Tabla 19 Capacidad instalada de la red pública por niveles de atención 2012

Nivel	Concepto	Cantidad	Porcentaje	Promedio
1	Camas de hospitalización	106	0,41	4,82
2	Camas de hospitalización	165	0,63	55,00
3	Camas de hospitalización	389	1,50	389,00
1	Camas de observación	111	1,49	5,05
2	Camas de observación	59	0,79	19,67
3	Camas de observación	0	0,00	0,00
1	Consultorios de consulta externa	115	1,21	5,23
2	Consultorios de consulta externa	26	0,27	8,67
3	Consultorios de consulta externa	36	0,38	36,00
1	Consultorios en el servicio de urgencias	30	0,90	1,36
2	Consultorios en el servicio de urgencias	7	0,21	2,33
3	Consultorios en el servicio de urgencias	0	0,00	0,00
1	Salas de quirófanos	0	0,00	0,00
2	Salas de quirófanos	6	0,97	2,00
3	Salas de quirófanos	7	1,13	7,00
1	Mesas de partos	25	1,79	1,14
2	Mesas de partos	6	0,43	2,00
3	Mesas de partos	0	0,00	0,00
1	Número de unidades de odontología	70	1,74	3,18
2	Número de unidades de odontología	0	0,00	0,00
3	Número de unidades de odontología	0	0,00	0,00

Fuente: SIHO 2012

5.3 Capacidad productiva de la red pública

5.3.1 Consolidado producción de servicios 2012

Tabla 20. Consolidado de producción de la red hospitalaria pública durante 2012

Concepto	Cantidad
Dosis de biológico aplicadas	451.232
Controles de enfermería (Atención prenatal / crecimiento y desarrollo)	165.753
Citologías cervicovaginales tomadas	98.354
Consultas de medicina general electivas realizadas	577.874
Consultas de medicina general urgentes realizadas	262.642
Consultas de medicina especializada electivas realizadas	147.699
Total de consultas de odontología realizadas (valoración)	184.933
Sellantes aplicados	149.476
Superficies obturadas (cualquier material)	45.794
Exodoncias (cualquier tipo)	22.528
Partos vaginales	3.122
Partos por cesárea	4.285
Total de egresos	33.617
...Egresos obstétricos (partos, cesáreas y otros egresos obstétricos)	8.646
...Egresos quirúrgicos (Sin incluir partos, cesáreas y otros egresos obstétricos)	6.782
...Egresos no quirúrgicos (No incluye salud mental, partos, cesáreas y otros egresos obstétricos)	16.806
Pacientes en Observación	50.238
Pacientes Unidad Cuidados Intensivos	2.062
Total de días estancia de los egresos	188.986
...Días estancia de los egresos obstétricos (Partos, cesáreas y otros obstétricos)	15.747
...Días estancia de los egresos quirúrgicos (Sin Incluir partos, cesáreas y otros obstétricos)	29.261
...Días estancia de los egresos No quirúrgicos (No incluye salud mental, partos, cesáreas y otros obstétricos)	78.552
Días estancia Cuidados Intermedios.	6.804
Días estancia Cuidados Intensivos	13.510
Total de días cama ocupados	180.563
Total de días cama disponibles	225.763
Total de cirugías realizadas (Sin incluir partos y cesáreas)	17.245
...Cirugías grupos 2-6	7.916
...Cirugías grupos 7-10	7.402
...Cirugías grupos 11-13	1.174
...Cirugías grupos 20-23	753
Exámenes de laboratorio	1.328.255
Número de imágenes diagnósticas tomadas	87.334
Otras consultas electivas realizadas por profesionales diferentes a médico, enfermero u odontólogo (Incluye Psicología, Nutricionista, Optometría y otras)	43.789
Total de tratamientos terminados	105.143
Número de sesiones de terapias respiratorias realizadas	87.795
Número de sesiones de terapias físicas realizadas	67.368
Número de sesiones de otras terapias (sin incluir respiratorias y físicas)	34.155
Pacientes en Cuidados Intermedios	1.416
Consultas de medicina especializada urgentes realizadas	53.431
Número de sesiones de odontología realizadas	179.449
...Egresos salud mental	1.383
...Días estancia de los egresos salud mental	65.426
Número de visitas domiciliarias e institucionales -PIC-	55.927
Número de sesiones de talleres colectivos -PIC-	5.848
Otros controles de enfermería de PyP (Diferentes a atención prenatal - Crecimiento y desarrollo)	103.795

Fuente: SIHO

En el departamento ninguna institución de primer nivel cuenta con quirófano, por lo que todas las cirugías se llevan a cabo en los niveles 2 y 3; aunque bien pudieran realizarse cirugías de los grupos 1 a 6 en Hospitales Locales.

Tampoco se realizan consultas especializadas en primer nivel, muchas ESE de nivel 1 en el país, contratan gineco-obstetras, pediatras e internistas para desarrollar la consulta de pacientes críticos en los programas de atención primaria de gestión de riesgos obstétricos, control prenatal y atención del adulto con riesgos cardiovasculares.

El índice ocupacional es de 27% y la estancia media es de 1,06. Se atendieron un total de 861 partos vaginales, o por lo menos, esos se reportan. No obstante el DANE reporta 39

Tabla 21. Producción de servicios 2012 primer nivel de atención

CONCEPTO	Cantidad	% Nivel	Promedio Institucional
Dosis de biológico aplicadas	448.372	2,49	20.380,55
Controles de enfermería (Atención prenatal / crecimiento y desarrollo)	165.753	3,39	7.534,23
Citologías cervicovaginales tomadas	97.325	3,89	4.423,86
Consultas de medicina general electivas realizadas	577.874	1,96	26.267,00
Consultas de medicina general urgentes realizadas	229.179	2,03	10.417,23
Consultas de medicina especializada electivas realizadas	0	0	0
Total de consultas de odontología realizadas (valoración)	184.933	3,02	8.406,05
Sellantes aplicados	149.476	2,51	6.794,36
Superficies obturadas (cualquier material)	45.794	0,59	2.081,55
Exodoncias (cualquier tipo)	22.528	1,82	1.024,00
Partos vaginales	867	0,39	39,41
Partos por cesárea	0	0	0
Total de egresos	4.609	0,26	209,5
...Egresos obstétricos (partos, cesáreas y otros egresos obstétricos)	878	0,2	39,91
...Egresos quirúrgicos (Sin incluir partos, cesáreas y otros egresos obstétricos)	0	0	0
...Egresos no quirúrgicos (No incluye salud mental, partos, cesáreas y otros egresos obstétricos)	3.731	0,37	169,59
Pacientes en Observación	16.471	0,94	748,68
Pacientes Unidad Cuidados Intensivos	0	0	0
Total de días estancia de los egresos	4.951	0,08	225,05
...Días estancia de los egresos obstétricos (Partos, cesáreas y otros obstétricos)	968	0,12	44
...Días estancia de los egresos quirúrgicos (Sin Incluir partos, cesáreas y otros obstétricos)	0	0	0
...Días estancia de los egresos No quirúrgicos (No incluye salud mental, partos, cesáreas y otros obstétricos)	3.983	0,11	181,05
Días estancia Cuidados Intermedios.	0	0	0
Días estancia Cuidados Intensivos	0	0	0
Total de días cama ocupados	4.890	0,07	222,27
Total de días cama disponibles	18.932	0,2	860,55
Total de cirugías realizadas (Sin incluir partos y cesáreas)	0	0	0
...Cirugías grupos 2-6	0	0	0
...Cirugías grupos 7-10	0	0	0
...Cirugías grupos 11-13	0	0	0
...Cirugías grupos 20-23	0	0	0
Exámenes de laboratorio	556.650	0,99	25.302,27
Número de imágenes diagnósticas tomadas	28.621	0,48	1.300,95
Otras consultas electivas realizadas por profesionales diferentes a médico, enfermero u odontólogo (Incluye Psicología, Nutricionista, Optometria y otras)	21.093	1,95	958,77
Total de tratamientos terminados	105.143	2,66	4.779,23
Número de sesiones de terapias respiratorias realizadas	40.484	1,43	1.840,18
Número de sesiones de terapias físicas realizadas	22.389	0,89	1.017,68
Número de sesiones de otras terapias (sin incluir respiratorias y físicas)	21.050	1,8	956,82
Pacientes en Cuidados Intermedios	0	0	0
Consultas de medicina especializada urgentes realizadas	0	0	0
Número de sesiones de odontología realizadas	179.449	1,32	8.156,77
...Egresos salud mental	0	0	0
...Días estancia de los egresos salud mental	0	0	0

CONCEPTO	Cantidad	% Nivel	Promedio Institucional
Número de visitas domiciliarias e institucionales -PIC-	55.927	1,27	2.542,14
Número de sesiones de talleres colectivos -PIC-	5.848	0,47	265,82
Otros controles de enfermería de PyP (Diferentes a atención prenatal - Crecimiento y desarrollo)	103.795	3,1	4.717,95

Fuente: SIHO

Tabla 22. Producción de Servicios 2012 en segundo nivel de atención

CONCEPTO	Cantidad	% Nivel	Promedio Institucional
Dosis de biológico aplicadas	2.860	0,02	953,33
Controles de enfermería (Atención prenatal / crecimiento y desarrollo)	0	0	0
Citologías cervicovaginales tomadas	1.029	0,04	343
Consultas de medicina general electivas realizadas	0	0	0
Consultas de medicina general urgentes realizadas	33.463	0,3	11.154,33
Consultas de medicina especializada electivas realizadas	88.644	1,59	29.548,00
Total de consultas de odontología realizadas (valoración)	0	0	0
Sellantes aplicados	0	0	0
Superficies obturadas (cualquier material)	0	0	0
Exodoncias (cualquier tipo)	0	0	0
Partos vaginales	2.250	1,01	750
Partos por cesárea	4.047	4,16	1.349,00
Total de egresos	21.768	1,22	7.256,00
...Egresos obstétricos (partos, cesáreas y otros egresos obstétricos)	7.525	1,72	2.508,33
...Egresos quirúrgicos (Sin incluir partos, cesáreas y otros egresos obstétricos)	5.417	1,74	1.805,67
...Egresos no quirúrgicos (No incluye salud mental, partos, cesáreas y otros egresos obstétricos)	8.826	0,88	2.942,00
Pacientes en Observación	33.767	1,92	11.255,67
Pacientes Unidad Cuidados Intensivos	446	1,28	148,67
Total de días estancia de los egresos	58.412	0,9	19.470,67
...Días estancia de los egresos obstétricos (Partos, cesáreas y otros obstétricos)	13.973	1,77	4.657,67
...Días estancia de los egresos quirúrgicos (Sin Incluir partos, cesáreas y otros obstétricos)	11.318	0,77	3.772,67
...Días estancia de los egresos No quirúrgicos (No incluye salud mental, partos, cesáreas y otros obstétricos)	33.121	0,9	11.040,33
Días estancia Cuidados Intermedios.	4.492	2,25	1.497,33
Días estancia Cuidados Intensivos	3.184	1,27	1.061,33
Total de días cama ocupados	56.839	0,77	18.946,33
Total de días cama disponibles	74.527	0,79	24.842,33
Total de cirugías realizadas (Sin incluir partos y cesáreas)	12.433	1,14	4.144,33
...Cirugías grupos 2-6	7.295	1,49	2.431,67
...Cirugías grupos 7-10	4.938	1,1	1.646,00
...Cirugías grupos 11-13	161	0,15	53,67
...Cirugías grupos 20-23	39	0,09	13
Exámenes de laboratorio	293.789	0,52	97.929,67
Número de imágenes diagnósticas tomadas	36.507	0,61	12.169,00
Otras consultas electivas realizadas por profesionales diferentes a médico, enfermero u odontólogo (Incluye Psicología, Nutricionista, Optometria y otras)	1.954	0,18	651,33
Total de tratamientos terminados	0	0	0
Número de sesiones de terapias respiratorias realizadas	21.090	0,74	7.030,00
Número de sesiones de terapias físicas realizadas	4.989	0,2	1.663,00
Número de sesiones de otras terapias (sin incluir respiratorias y físicas)	0	0	0
Pacientes en Cuidados Intermedios	922	2,27	307,33
Consultas de medicina especializada urgentes realizadas	53.431	5,01	17.810,33
Número de sesiones de odontología realizadas	0	0	0
...Egresos salud mental	0	0	0
...Días estancia de los egresos salud mental	0	0	0
Número de visitas domiciliarias e institucionales -PIC-	0	0	0
Número de sesiones de talleres colectivos -PIC-	0	0	0
Otros controles de enfermería de PyP (Diferentes a atención prenatal - Crecimiento y desarrollo)	0	0	0

Fuente: SIHO

Tabla 23. Producción de servicios 2012 en tercer nivel de atención

CONCEPTO	TOTAL
Dosis de biológico aplicadas	-
Controles de enfermería (Atención prenatal / crecimiento y desarrollo)	-
Otros controles de enfermería de PyP (Diferentes a atención prenatal - Crecimiento y desarrollo)	-
Citologías cervicovaginales tomadas	-
Consultas de medicina general electivas realizadas	-
Consultas de medicina general urgentes realizadas	-
Consultas de medicina especializada electivas realizadas	59.055
Consultas de medicina especializada urgentes realizadas	-
Otras consultas electivas realizadas por profesionales diferentes a médico, enfermero u odontólogo (Incluye Psicología, Nutricionista, Optometría y otras)	20.742
Total de consultas de odontología realizadas (valoración)	-
Número de sesiones de odontología realizadas	-
Total de tratamientos terminados	-
Sellantes aplicados	-
Superficies obturadas (cualquier material)	-
Exodoncias (cualquier tipo)	-
Partos vaginales	5
Partos por cesárea	238
Total de egresos	7.240
...Egresos obstétricos (partos, cesáreas y otros egresos obstétricos)	243
...Egresos quirúrgicos (Sin incluir partos, cesáreas y otros egresos obstétricos)	1.365
...Egresos no quirúrgicos (No incluye salud mental, partos, cesáreas y otros egresos obstétricos)	4.249
...Egresos salud mental	1.383
Pacientes en Observación	-
Pacientes en Cuidados Intermedios	494
Pacientes Unidad Cuidados Intensivos	1.616
Total de días estancia de los egresos	125.623
...Días estancia de los egresos obstétricos (Partos, cesáreas y otros obstétricos)	806
...Días estancia de los egresos quirúrgicos (Sin Incluir partos, cesáreas y otros obstétricos)	17.943
...Días estancia de los egresos No quirúrgicos (No incluye salud mental, partos, cesáreas y otros obstétricos)	41.448
...Días estancia de los egresos salud mental	65.426
Días estancia Cuidados Intermedios.	2.312
Días estancia Cuidados Intensivos	10.326
Total de días cama ocupados	118.834
Total de días cama disponibles	132.304
Total de cirugías realizadas (Sin incluir partos y cesáreas)	4.812
...Cirugías grupos 2-6	621
...Cirugías grupos 7-10	2.464
...Cirugías grupos 11-13	1.013
...Cirugías grupos 20-23	714
Exámenes de laboratorio	477.816
Número de imágenes diagnósticas tomadas	22.206
Número de sesiones de terapias respiratorias realizadas	26.221
Número de sesiones de terapias físicas realizadas	39.990
Número de sesiones de otras terapias (sin incluir respiratorias y físicas)	13.105
Número de visitas domiciliarias e institucionales -PIC-	-
Número de sesiones de talleres colectivos -PIC-	-

Fuente: SIHO

6 SITUACIÓN FINANCIERA DE LA RED PÚBLICA

El desempeño financiero de la red pública contrasta con la gestión fiscal del departamento, que en 2010 ocupó la primera posición en el ranking nacional de desempeño fiscal del país:

Tabla 24. Ranking de desempeño fiscal de los departamentos en 2010

Departamento	Autofinanciación de los gastos de funcionamiento 1/	Respaldo del servicio de la deuda 2/	Dependencia de las transferencias de la Nación y las Regalías 3/	Generación de recursos propios 4/	Magnitud de la inversión 5/	Capacidad de ahorro 6/	Indicador de desempeño Fiscal 7/	Posición 2010 a nivel nacional
ATLÁNTICO	55,4	2,92	42,04	100,00	78,79	54,19	**81,53**	1
ANTIOQUIA	46,5	7,17	38,46	99,03	72,24	41,38	**78,71**	2
QUINDÍO	54,7	5,21	55,62	96,39	82,28	51,76	**78,42**	3
HUILA	59,1	1,60	69,51	95,99	89,45	56,38	**78,08**	4
RISARALDA	37,7	5,35	51,77	88,75	78,50	57,53	**77,75**	5
SUCRE	46,3	-	82,33	99,78	91,54	56,45	**77,03**	6
BOLIVAR	60,9	-	65,73	100,00	83,02	42,97	**76,38**	7
CUNDINAMARCA	41,5	24,61	37,24	100,00	68,11	41,52	**76,32**	8
CALDAS	56,6	4,62	53,89	98,57	77,50	36,33	**76,25**	9
CESAR	43,7	5,80	74,26	99,97	91,51	43,39	**76,01**	10
META	59,9	1,29	82,74	99,66	91,95	47,39	**75,56**	11
NORTE SANTANDER	54,6	20,23	69,91	100,00	87,62	50,52	**75,40**	12
GUAJIRA	66,3	1,12	79,95	96,74	93,34	38,96	**74,56**	13
BOYACA	55,0	2,07	72,64	98,88	85,66	36,18	**74,52**	14
ARAUCA	57,4	1,72	85,01	82,77	95,41	59,40	**73,97**	15
CAQUETA	57,7	3,31	76,59	94,99	88,44	39,20	**73,75**	16
CORDOBA	55,5	6,04	72,84	96,80	84,87	26,86	**73,60**	17
NARIÑO	55,6	1,67	74,24	99,31	84,20	24,37	**72,44**	18
SANTANDER	64,7	0,57	58,96	95,83	80,89	39,05	**72,42**	19
VALLE	57,3	11,43	43,53	99,62	61,06	33,14	**71,72**	20
CAUCA	64,4	6,75	83,79	99,93	89,45	27,99	**71,58**	21
MAGDALENA	69,0	-	77,22	99,76	85,01	18,25	**71,45**	22
TOLIMA	67,5	0,91	71,39	99,58	81,58	14,80	**71,31**	23
CASANARE	76,5	1,70	87,43	88,54	93,68	36,51	**67,31**	24
SAN ANDRÉS	64,0	3,58	56,86	61,48	55,55	27,77	**63,36**	25
GUAVIARE	54,4	2,14	82,08	54,14	77,23	20,29	**60,02**	26
GUAINIA	53,2	-	87,55	33,26	86,93	36,14	**58,96**	27
VICHADA	29,1	-	89,78	23,53	85,93	52,24	**58,69**	28
VAUPES	59,8	-	86,88	26,38	80,42	31,16	**55,87**	29
CHOCO	124,1	-	77,91	100,00	85,76	17,35	**53,70**	30
AMAZONAS	56,8	-	92,08	34,23	81,54	8,12	**53,42**	31
PUTUMAYO	90,5	-	91,54	62,06	91,56	29,08	**51,75**	32

Fuente: GAFDT-DDTS-DNP.

1/ Autofinanciación de los gastos de funcionamiento = Gasto funcionamiento/ ICLD * 100%
2/ Respaldo del servicio de la deuda = Servicio de la deuda / ingreso disponible * 100%
3/ Dependencia de las transferencias de la Nación y las Regalías = Transferencias + Regalías / ingresos totales * 100%.
4/ Generación de recursos propios = Ingresos tributarios + No tributario / ingresos corrientes * 100%
5/ Magnitud de la inversión = Inversión / gasto total * 100%
6/ Capacidad de ahorro = Ahorro corriente / ingresos corrientes * 100%
7/ Variable que resume los 6 indicadores anteriores en una sola medida, con escala de 0 a 100.
Posición a nivel nacional

Tabla 25. Recursos que ya han recibido los hospitales del Atlántico

Municipio	Razón Social	Nivel	Año	Valor Nación	Co-financiación	Total
Baranoa	ESE Hospital de Baranoa	1	2.004	1.263.000	1.061.000	2.324.000
Barranquilla	ESE Centro de Atención y Rehabilitación Integral CARI	2	2.004	1.436.000	1.199.000	2.635.000
Barranquilla	ESE Hospital Universitario de Barranquilla	3	2.004	31.300.000	9.518.000	40.818.000
Barranquilla	ESE Hospital Universitario de Barranquilla	3	2.007	2.571.000		2.571.000
Sabanalarga	ESE Hospital Dptal de Sabanalarga	2	2.004	5.271.000	1.599.000	6.870.000
Sabanalarga	ESE Centro Materno Infantil CEMINSA	1	2.004	4.047.000	1.409.000	5.456.000
Santo Tomás	ESE Hospital Santo Tomás	1	2.004	1.507.000	805.000	2.312.000
	TOTAL			$47.395.000	$15.591.000	$62.986.000

Fuente: DNP

Hay que tener en cuenta que la red hospitalaria pública departamental entre 2004 y 2007 recibió recursos para restructuración y fortalecimiento institucional mediante la suscripción de créditos condonables sujetos al cumplimiento de unos indicadores de desempeño. Los recursos ascendieron a casi 63 mil millones, de los cuales el 75% provinieron de la nación y el 25% del departamento del Atlántico. La mayoría de los recursos, casi 43.400 millones, se utilizaron para la liquidación del Hospital Universitario de Barranquilla, lo que correspondió al 69% del total de los recursos.

Llama la atención que la red pública de Sabanalarga recibió 12.326 millones, lo que equivale al 20% de los recursos girados, cuando el gran déficit de camas del departamento está en Soledad, cuya red no recibió ningún recursos.

6.1 Análisis de la red de primer nivel

Para analizar la situación financiera de la red hospitalaria pública se tomó la información del SIHO (Ministerio de Salud)

6.1.1 Análisis de la facturación, gestión de cuentas y recaudo

El recaudo sobre los recursos facturados de la vigencia alcanzó el 89% en toda la red de nivel 1 debido al giro directo. No obstante debería estar por encima del 95%. En términos generales, durante 2012 todas las ESE de nivel 1 tuvieron un buen desempeño en cuanto a facturación y recaudo, con la excepción de las ESE Baranoa, Ponedera y Campo de la Cruz, que alcanzaron unos niveles de recaudo corriente 70%, 79% y 78%, del valor facturado, respectivamente.

Tabla 26. Comportamiento de la facturación y recaudo de la red pública 2012

ESE	Facturado	Glosado	Recaudo Corriente	Recaudo Vig Anterior	Total Recaudo	RecCorr /Fact	% Glosa
E.S.E CEMINSA	$4.990.126.475	$-	$4.838.546.992	$379.244.656	$5.217.791.648	0,97	0,0%
E.S.E. CENTRO DE SALUD DE PALMAR DE V	$2.194.189.719	$-	$1.966.994.974	$76.990.278	$2.043.985.252	0,90	0,0%
E.S.E. CENTRO DE SALUD DE POLONUEVO	$1.459.760.991	$-	$1.287.940.479	$45.172.637	$1.333.113.116	0,88	0,0%
ESE CENTRO DE SALUD DE GALAPA.	$2.942.937.798	$41.152.996	$2.763.900.138	$154.457.826	$2.918.357.964	0,94	1,4%
ESE CENTRO DE SALUD DE TUBARÁ	$1.006.256.011	$-	$991.317.068	$6.000.000	$997.317.068	0,99	0,0%
ESE CENTRO DE SALUD DE USIACURI	$1.026.560.770	$-	$849.629.622	$243.535.574	$1.093.165.196	0,83	0,0%
ESE CENTRO DE SALUD SANTA LUCIA	$1.240.694.047	$-	$1.109.273.176	$73.573.488	$1.182.846.664	0,89	0,0%
ESE HOSP DE BARANOA	$3.261.364.769	$-	$2.268.985.772	$570.163.195	$2.839.148.967	0,70	0,0%
ESE HOSP DE CANDELARIA	$1.524.100.000	$-	$1.427.873.000	$302.466.000	$1.730.339.000	0,94	0,0%
ESE HOSP DE PONEDERA	$2.453.149.056	$-	$1.927.714.954	$3.751.125	$1.931.466.079	0,79	0,0%
ESE HOSP DE PUERTO COLOMBIA	$1.833.543.697	$-	$1.687.696.542	$244.813.388	$1.932.509.930	0,92	0,0%
ESE HOSP DE REPELÓN	$2.512.329.616	$-	$2.405.773.544	$28.583.100	$2.434.356.644	0,96	0,0%
ESE HOSP DE SANTO TOMAS	$2.709.887.573	$5.814.205	$2.342.352.791	$208.737.342	$2.551.090.133	0,86	0,2%
ESE HOSP LOCAL DE CAMPO DE LA CRUZ	$2.335.923.045	$-	$1.817.193.719	$323.376.927	$2.140.570.646	0,78	0,0%
ESE HOSP LOCAL DE LURUACO	$2.644.554.416	$-	$2.341.101.822	$234.767.229	$2.575.869.051	0,89	0,0%
ESE HOSP LOCAL DE MALAMBO	$6.001.715.341	$1.393.737.778	$4.950.234.573	$561.132.588	$5.511.367.161	0,82	23,2%
ESE HOSP MATERNO INFANTIL DE SOLEDAD	$24.187.025.445	$-	$21.376.005.270	$576.219.855	$21.952.225.125	0,88	0,0%
ESE HOSP MUNICIPAL DE SABANAGRANDE	$2.283.383.704	$-	$2.359.497.944	$113.943.076	$2.473.441.020	1,03	0,0%
ESE UNIDAD LOCAL DE SALUD DE SUAN	$1.234.938.839	$-	$1.202.953.652	$95.444.033	$1.298.397.685	0,97	0,0%
HOSP LOCAL DE MANATÍ. ESE	$1.446.687.300	$-	$1.372.365.864	$231.266.110	$1.603.631.974	0,95	0,0%
HOSP VERA JUDITH IMITOLA VILLANUEVA	$618.362.073	$-	$591.908.482	$13.718.870	$605.627.352	0,96	0,0%
Total general	**$69.907.490.685**	**$1.440.704.979**	**$61.879.260.378**	**$4.487.357.297**	**$66.366.617.675**	**0,89**	**2,1%**

Fuente: SIHO Minsalud

Sabanagrande tuvo un recaudo corriente por encima del valor contratado.

El nivel de glosas aplicadas a las ESE de nivel 1 durante 2012 también muestra un buen desempeño en el proceso de facturación, pues fue de menos del 1% en la mayoría. Existe sin embargo un nivel muy preocupante por lo exageradamente alto en las glosas de la ESE de Malambo que alcanza la escandalosa cifra de 23%, con unas glosas aplicadas que casi alcanzan los 1.400 millones.

La gestión del recaudo de las ESE de nivel 1 en general estuvo por debajo del 90%, lo cual no es bueno, considerando que la principal fuente de los recursos procede de la venta de servicios al régimen subsidiado, y se supone que esos recursos vienen por giro directo.

Las ESE de nivel 1 tuvieron una capacidad de recaudo del 88%. Destaca la ESE de Sabanagrande en primer lugar por haber recaudado cas un 103%. Entre las ESE que tiene un nivel de recaudo incluso por debajo del 80% están Campo de la Cruz, Ponedera y Baranoa.

6.1.2 Gastos 2102 Primer nivel de atención

Con relación a los gastos, en términos generales la red de primer nivel tuvo una ejecución presupuestal austera, por cuanto se comprometieron gastos por el 91% del valor de los ingresos presupuestados.

Destaca en el primer puesto con unos gastos comprometidos del 46% la ESE de Ponedera; le sigue Usiacurí con un 78% y Baranoa con un 80%.

Todas las ESE que se encuentren en riesgo fiscal, sea alto o medio, deberán planificar sus gastos conforme al flujo de caja y presupuestar un superávit para garantizar un ahorro corriente que les permita realizar un saneamiento de sus pasivos. Se observa como las ESE de Piojó, Santa Lucía y Galapa, precisamente comprometieron un 100% de los ingresos reconocidos, lo cual implica una ejecución presupuestal irresponsable, en vista de sus condiciones financieras, pues no generaron en 2012 ningún ahorro corriente que les permita sanear sus pasivos.

Tabla 27. Gastos 2012 Red pública de nivel 1 Departamento del Atlántico

Puesto	E.S.E.	PRESUPUESTADO	COMPROMETIDO	Comprom/ Presup
1	ESE HOSPITAL DE PONEDERA	$ 5.269.030.970	$ 2.422.468.185	46%
2	ESE CENTRO DE SALUD DE USIACURI	$ 1.537.142.838	$ 1.198.574.549	78%
3	ESE HOSPITAL DE BARANOA	$ 3.945.367.847	$ 3.172.606.129	80%
4	ESE HOSPITAL LOCAL DE CAMPO DE LA CRUZ	$ 2.823.666.379	$ 2.380.235.877	84%
5	E.S.E. CENTRO DE SALUD DE PALMAR DE VARELA	$ 3.088.072.800	$ 2.635.164.721	85%
6	ESE HOSPITAL MUNICIPAL DE SABANAGRANDE	$ 3.579.852.670	$ 3.178.861.508	89%
7	HOSPITAL LOCAL DE MANATÍ. ESE	$ 1.977.290.274	$ 1.784.922.808	90%
8	ESE HOSPITAL DE REPELÓN	$ 2.966.782.794	$ 2.685.639.912	91%
9	ESE HOSPITAL DE SANTO TOMAS	$ 2.923.798.397	$ 2.648.572.772	91%
10	ESE HOSPITAL DE CANDELARIA	$ 2.374.792.000	$ 2.179.360.000	92%
11	ESE CENTRO DE SALUD DE TUBARÁ	$ 1.757.812.140	$ 1.613.255.940	92%
12	ESE HOSPITAL LOCAL DE LURUACO	$ 3.145.628.015	$ 2.974.930.084	95%
13	ESE UNIDAD LOCAL DE SALUD DE SUAN	$ 1.572.804.017	$ 1.498.425.243	95%
14	E.S.E. CENTRO DE SALUD DE POLONUEVO	$ 1.608.363.595	$ 1.532.562.452	95%
15	ESE HOSPITAL MATERNO INFANTIL DE SOLEDAD	$ 25.759.838.979	$ 24.650.725.200	96%
16	ESE HOSPITAL LOCAL DE MALAMBO	$ 8.667.063.465	$ 8.310.397.105	96%
17	ESE HOSPITAL DE PUERTO COLOMBIA	$ 5.371.218.657	$ 5.179.911.843	96%
18	E.S.E CEMINSA	$ 5.489.779.560	$ 5.318.806.583	97%
19	HOSPITAL VERA JUDITH IMITOLA VILLANUEVA	$ 906.332.429	$ 902.267.417	100%
20	ESE CENTRO DE SALUD SANTA LUCIA	$ 1.556.253.011	$ 1.553.555.550	100%
21	ESE CENTRO DE SALUD DE GALAPA.	$ 3.616.302.300	$ 3.616.302.300	100%
	Total general	$ 89.937.193.137	$ 81.437.546.178	91%

Fuente: SIHO Minsalud

6.1.3 Estado de resultados 2012

Muchas de las ESE de nivel 1 tuvieron pérdidas en sus estados de resultado de 2012, como resultado de haber comprometido gastos por encima de sus ingresos reconocidos, lo cual las pone el alto riesgo fiscal. Entre las que tuvieron resultados negativos se encuentran: Palmar de Varela (-226.709.904); Galapa (-178.968.450); Tubará (-126.692.609); Santa Lucia (-372.593.953); Malambo (-936.250.407); Suan (-112.033.334) y Piojó (-20.509.090)

De todos los casos, destaca por su gran pérdida, el caso de Malambo, la cual tuvo pérdidas de más de 936 millones, lo que equivale al 14% de los ingresos y Palmar de Varela, cuyas pérdidas equivalen al 10% de los ingresos.

Tabla 28. Estado de resultados 2012 Nivel 1

Resultado E.S.E.	VALOR
Resultado E.S.E CEMINSA	**$ 92.843.746**
Ingresos	$ 5.010.739.441
Gastos	$ 3.991.906.043
Costos	$ 925.989.652
Resultado E.S.E. CENTRO DE SALUD DE PALMAR DE VARELA	**$ (226.709.904)**
Ingresos	$ 2.284.991.635
Gastos	$ 1.392.179.508
Costos	$ 1.119.522.031
Resultado E.S.E. CENTRO DE SALUD DE POLONUEVO	**$ 167.961.991**
Ingresos	$ 1.476.182.991
Gastos	$ 1.190.847.000
Costos	$ 117.374.000
Resultado E.S.E. CENTRO DE SALUD DE GALAPA.	**$ (178.968.450)**
Ingresos	$ 2.974.810.376
Gastos	$ 2.424.614.521
Costos	$ 729.164.305
Resultado E.S.E. CENTRO DE SALUD DE TUBARÁ	**$ (126.692.609)**
Ingresos	$ 1.083.690.211
Gastos	$ 725.142.020
Costos	$ 485.240.800
Resultado E.S.E. CENTRO DE SALUD DE USIACURI	**$ 334.595.999**
Ingresos	$ 1.193.871.770
Gastos	$ 805.635.771
Costos	$ 53.640.000
Resultado E.S.E. CENTRO DE SALUD SANTA LUCIA	**$ (372.593.953)**
Ingresos	$ 1.240.694.047
Gastos	$ 1.613.288.000
Costos	$ -
Resultado E.S.E. HOSPITAL DE BARANOA	**$ 107.373.236**
Ingresos	$ 3.234.246.072
Gastos	$ 3.046.876.762
Costos	$ 79.996.074
Resultado E.S.E. HOSPITAL DE CANDELARIA	**$ 149.257.000**
Ingresos	$ 2.099.186.000
Gastos	$ 1.202.911.000
Costos	$ 747.018.000
Resultado E.S.E. HOSPITAL DE PONEDERA	**$ 796.710.056**

Resultado E.S.E.	VALOR
Ingresos	$ 2.534.705.056
Gastos	$ 694.077.000
Costos	$ 1.043.918.000
Resultado E.S.E. HOSPITAL DE PUERTO COLOMBIA	**$ 1.892.838.432**
Ingresos	$ 3.992.869.995
Gastos	$ 1.074.999.921
Costos	$ 1.025.031.642
Resultado E.S.E. HOSPITAL DE REPELÓN	**$ 660.461.616**
Ingresos	$ 2.574.149.616
Gastos	$ 856.101.000
Costos	$ 1.057.587.000
Resultado E.S.E. HOSPITAL DE SANTO TOMAS	**$ (9.525.843)**
Ingresos	$ 2.769.887.573
Gastos	$ 2.299.354.574
Costos	$ 480.058.842
Resultado E.S.E. HOSPITAL LOCAL DE CAMPO DE LA CRUZ	**$ 1.017.942.752**
Ingresos	$ 3.161.411.268
Gastos	$ 1.591.642.588
Costos	$ 551.825.928
Resultado E.S.E. HOSPITAL LOCAL DE LURUACO	**$ (116.812.813)**
Ingresos	$ 2.735.991.781
Gastos	$ 1.127.813.236
Costos	$ 1.724.991.358
Resultado E.S.E. HOSPITAL LOCAL DE MALAMBO	**$ (936.250.407)**
Ingresos	$ 6.555.967.723
Gastos	$ 4.077.923.746
Costos	$ 3.414.294.384
Resultado E.S.E. HOSPITAL MATERNO INFANTIL DE SOLEDAD	**$ 6.535.990.292**
Ingresos	$ 24.903.061.645
Gastos	$ 9.998.080.180
Costos	$ 8.368.991.173
Resultado E.S.E. HOSPITAL MUNICIPAL DE SABANAGRANDE	**$ 39.689.565**
Ingresos	$ 2.816.332.877
Gastos	$ 1.411.156.999
Costos	$ 1.365.486.313
Resultado E.S.E. UNIDAD LOCAL DE SALUD DE SUAN	**$ (112.033.334)**
Ingresos	$ 1.251.057.816
Gastos	$ 1.149.673.005
Costos	$ 213.418.145
HOSPITAL LOCAL DE MANATÍ. Resultado E.S.E.	**$ 32.102.000**
Ingresos	$ 1.726.470.300
Gastos	$ 1.694.368.300
Costos	$ -
HOSPITAL VERA JUDITH IMITOLA VILLANUEVA	**$ (20.509.090)**
Ingresos	$ 773.843.591
Gastos	$ 794.352.681
Costos	$ -

Fuente: SIHO Minsalud

6.1.4 Ejecución presupuestal 2012

En la ejecución presupuestal 2012 se perciben detalles que la contabilidad no registra y los déficit reflejan un problema peor que el que se alcanza a registrar en el estado de resultados antes analizado.

Las ESE que presentaron comprometieron gastos por encima de los ingresos reconocido son: Palmar de Varela (304.062.891); Galapa (45.845.910); Tubará (151.275.256); Santa Lucia (183.089.127); Candelaria (80.367.000); Puerto Colombia (800.322.405); Luruaco (4.171.074); Malambo (1.335.920.883); Sabanagrande (266.586.526) y Piojó (77.865.997).

Llama la atención que en el P y G Puerto Colombia muestra una ganancia considerable pero en la ejecución muestra presupuestal muestra un déficit considerable, de más de 800 millones. Del mismo modo, la pérdida de Malambo es peor de lo que se refleja en el P y G de 2012.

Tabla 29. Ejecución presupuestal 2012 Nivel 1

ESE / CONCEPTO PPTO	PRESPUESTADO	EJECUTADO
E.S.E CEMINSA		
DISPONIBILIDAD INICIAL	$ -	$ -
TOTAL DE INGRESOS	$ 5.489.779.560	$ 5.338.200.077
TOTAL DE GASTOS	$ 5.318.806.583	$ 5.229.623.061
DISPONIBILIDAD FINAL	$ 170.972.977	$ 108.577.016
E.S.E. CENTRO DE SALUD DE PALMAR DE VARELA		
DISPONIBILIDAD INICIAL	$ -	$ -
TOTAL DE INGRESOS	$ 2.331.101.830	$ 2.150.175.218
TOTAL DE GASTOS	$ 2.635.164.721	$ 2.112.996.897
DISPONIBILIDAD FINAL	$ (304.062.891)	$ 37.178.321
E.S.E. CENTRO DE SALUD DE POLONUEVO		
DISPONIBILIDAD INICIAL	$ 64.978.076	$ 64.978.076
TOTAL DE INGRESOS	$ 1.519.010.378	$ 1.347.113.116
TOTAL DE GASTOS	$ 1.532.562.452	$ 1.342.674.007
DISPONIBILIDAD FINAL	$ 51.426.002	$ 69.417.185
ESE CENTRO DE SALUD DE GALAPA.		
DISPONIBILIDAD INICIAL	$ -	$ -
TOTAL DE INGRESOS	$ 3.570.456.390	$ 2.963.341.217
TOTAL DE GASTOS	$ 3.616.302.300	$ 2.735.723.165
DISPONIBILIDAD FINAL	$ (45.845.910)	$ 227.618.052
ESE CENTRO DE SALUD DE TUBARÁ		
DISPONIBILIDAD INICIAL	$ 1.065.712	$ 1.065.712
TOTAL DE INGRESOS	$ 1.460.914.972	$ 1.074.751.406
TOTAL DE GASTOS	$ 1.613.255.940	$ 1.075.653.387
DISPONIBILIDAD FINAL	$ (151.275.256)	$ 163.731
ESE CENTRO DE SALUD DE USIACURI		
DISPONIBILIDAD INICIAL	$ 35.447.514	$ 35.447.514
TOTAL DE INGRESOS	$ 1.501.321.464	$ 1.324.390.316
TOTAL DE GASTOS	$ 1.198.574.549	$ 1.149.719.552
DISPONIBILIDAD FINAL	$ 338.194.429	$ 210.118.278
ESE CENTRO DE SALUD SANTA LUCIA		
DISPONIBILIDAD INICIAL	$ -	$ -
TOTAL DE INGRESOS	$ 1.370.466.423	$ 1.217.533.663
TOTAL DE GASTOS	$ 1.553.555.550	$ 1.164.892.924
DISPONIBILIDAD FINAL	$ (183.089.127)	$ 52.640.739
ESE HOSPITAL DE BARANOA		
DISPONIBILIDAD INICIAL	$ -	$ -
TOTAL DE INGRESOS	$ 3.777.548.238	$ 2.868.786.967
TOTAL DE GASTOS	$ 3.172.606.129	$ 2.835.296.300
DISPONIBILIDAD FINAL	$ 604.942.109	$ 33.490.667
ESE HOSPITAL DE CANDELARIA		
DISPONIBILIDAD INICIAL	$ -	$ -
TOTAL DE INGRESOS	$ 2.098.993.000	$ 1.992.766.000
TOTAL DE GASTOS	$ 2.179.360.000	$ 1.870.715.000
DISPONIBILIDAD FINAL	$ (80.367.000)	$ 122.051.000

ESE / CONCEPTO PPTO	PRESPUESTADO	EJECUTADO
ESE HOSPITAL DE PONEDERA		
DISPONIBILIDAD INICIAL	$ 50.466.999	$ 50.466.999
TOTAL DE INGRESOS	$ 2.456.900.181	$ 1.931.466.079
TOTAL DE GASTOS	$ 2.422.468.185	$ 1.948.595.077
DISPONIBILIDAD FINAL	$ 84.898.995	$ 33.338.001
ESE HOSPITAL DE PUERTO COLOMBIA		
DISPONIBILIDAD INICIAL	$ -	$ -
TOTAL DE INGRESOS	$ 4.379.589.438	$ 4.116.473.648
TOTAL DE GASTOS	$ 5.179.911.843	$ 2.002.940.874
DISPONIBILIDAD FINAL	$ (800.322.405)	$ 2.113.532.774
ESE HOSPITAL DE REPELÓN		
DISPONIBILIDAD INICIAL	$ 100.190.000	$ 100.190.000
TOTAL DE INGRESOS	$ 2.601.178.818	$ 2.494.622.746
TOTAL DE GASTOS	$ 2.685.639.912	$ 2.545.236.746
DISPONIBILIDAD FINAL	$ 15.728.906	$ 49.576.000
ESE HOSPITAL DE SANTO TOMAS		
DISPONIBILIDAD INICIAL	$ 14.768.000	$ 14.768.000
TOTAL DE INGRESOS	$ 2.972.810.710	$ 2.611.090.133
TOTAL DE GASTOS	$ 2.648.572.772	$ 2.526.139.400
DISPONIBILIDAD FINAL	$ 339.005.938	$ 99.718.733
ESE HOSPITAL LOCAL DE CAMPO DE LA CRUZ		
DISPONIBILIDAD INICIAL	$ 2.388.179	$ 2.388.179
TOTAL DE INGRESOS	$ 2.838.546.103	$ 2.302.457.674
TOTAL DE GASTOS	$ 2.380.235.877	$ 2.074.669.162
DISPONIBILIDAD FINAL	$ 460.698.405	$ 230.176.691
ESE HOSPITAL LOCAL DE LURUACO		
DISPONIBILIDAD INICIAL	$ -	$ -
TOTAL DE INGRESOS	$ 2.970.759.010	$ 2.667.306.416
TOTAL DE GASTOS	$ 2.974.930.084	$ 2.444.175.510
DISPONIBILIDAD FINAL	$ (4.171.074)	$ 223.130.906
ESE HOSPITAL LOCAL DE MALAMBO		
DISPONIBILIDAD INICIAL	$ 4.250.000	$ 4.250.000
TOTAL DE INGRESOS	$ 6.970.226.222	$ 5.918.745.454
TOTAL DE GASTOS	$ 8.310.397.105	$ 5.898.688.628
DISPONIBILIDAD FINAL	$ (1.335.920.883)	$ 24.306.826
ESE HOSPITAL MATERNO INFANTIL DE SOLEDAD		
DISPONIBILIDAD INICIAL	$ 5.000.000	$ 5.000.000
TOTAL DE INGRESOS	$ 24.763.245.300	$ 21.952.225.125
TOTAL DE GASTOS	$ 24.650.725.200	$ 17.949.311.868
DISPONIBILIDAD FINAL	$ 117.520.100	$ 4.007.913.257
ESE HOSPITAL MUNICIPAL DE SABANAGRANDE		
DISPONIBILIDAD INICIAL	$ 91.798.226	$ 91.798.226
TOTAL DE INGRESOS	$ 2.820.476.756	$ 2.590.386.220
TOTAL DE GASTOS	$ 3.178.861.508	$ 2.673.622.657
DISPONIBILIDAD FINAL	$ (266.586.526)	$ 8.561.789
ESE UNIDAD LOCAL DE SALUD DE SUAN		
DISPONIBILIDAD INICIAL	$ 560.180	$ 560.180
TOTAL DE INGRESOS	$ 1.521.608.726	$ 1.311.534.669
TOTAL DE GASTOS	$ 1.498.425.243	$ 1.308.185.583
DISPONIBILIDAD FINAL	$ 23.743.663	$ 3.909.266
HOSPITAL LOCAL DE MANATÍ. ESE		
DISPONIBILIDAD INICIAL	$ -	$ -
TOTAL DE INGRESOS	$ 1.955.344.940	$ 1.881.023.504
TOTAL DE GASTOS	$ 1.784.922.808	$ 1.747.832.519
DISPONIBILIDAD FINAL	$ 170.422.132	$ 133.190.985
HOSPITAL VERA JUDITH IMITOLA VILLANUEVA		
DISPONIBILIDAD INICIAL	$ 8.557.754	$ 8.557.754
TOTAL DE INGRESOS	$ 815.843.666	$ 789.390.075
TOTAL DE GASTOS	$ 902.267.417	$ 797.917.313
DISPONIBILIDAD FINAL	$ (77.865.997)	$ 30.516

Fuente: SIHO Minsalud

6.2 Análisis de la red de nivel 2 y 3

6.2.1 Ingresos 2012

Al observar los ingresos presupuestados frente a los reconocidos del año 2012, se observa que la red de segundo y tercer nivel de atención del departamento logró una buena gestión de contratación frente a lo planificado, pues los ingresos reconocidos / ingresos presupuestados alcanzaron un 98%. En el caso de la ESE Niño Jesús y ESE Juan Domínguez Romero, incluso sobrepasaron el 100%.

El recaudo frente a los ingresos reconocidos en cambio presenta un rezago del 30% aproximadamente, pues sólo logró recaudarse el 61% de los ingresos reconocidos. Normalmente, los hospitales deberían radicar 11 doceavas partes de los ingresos reconocidos, es decir que deberían radicar el 92% de su facturación en diciembre 20 de la vigencia y una onceava parte en enero 20 de la vigencia que sigue. Este rezago denota un problema en la gestión de radicación de facturas, recaudo y gestión de cartera.

En especial, presenta un grave problema el Hospital Juan Dominguez Romero, que sólo alcanzó a recaudar el 49% de sus ingresos reconocidos.

Tabla 30. Ingresos 2012 de las ESE de nivel 2 y 3

ESE	ING PPTADOS	INGRESOS RECONOCIDOS	INGRESOS RECAUDADOS	RECAUDO VIGENCIAS ANTERIORES	TOTAL RECAUDO
E.S.E HOSPITAL NIÑO JESUS DE BARRANQUILLA	$26.730.950.157	$30.427.892.381	$11.825.910.781	$7.480.038.583	$19.305.949.364
HOSPITAL DEPARTAMENTAL DE SABANALARGA	$14.427.040.326	$12.479.211.986	$6.961.828.296	$1.207.276.097	$8.169.104.393
HOSPITAL DPTAL. JUAN DOMINGUEZ ROMERO	$18.356.865.415	$18.496.492.108	$6.334.461.310	$2.813.380.275	$9.147.841.585
HOSPITAL UNIVERSITARIO CARI E.S.E	$97.182.221.659	$92.239.074.530	$41.793.506.921	$16.059.560.835	$57.853.067.756
Total general	**$156.697.077.557**	**$153.642.671.005**	**$66.915.707.308**	**$27.560.255.790**	**$94.475.963.098**

Fuente: SIHO Minsalud

6.2.2 Gastos y Gestión del Pago 2012

Tabla 31. Gastos comprometidos 2012 en las ESE de nivel 2 y 3

ESE	Definitivo	Compromiso	Pago vigencia	Pago vigencias anteriores	Compromiso /Ingresos	Pago Vigencia corriente
E.S.E HOSPITAL NIÑO JESUS	$26.485.745.240	$23.809.088.324	$14.304.030.238	$4.292.105.458	0,90	0,60
HOSPITAL CARI E.S.E	$97.182.221.659	$80.709.415.085	$29.799.339.647	$18.224.730.300	0,83	0,37
HOSPITAL DPTAL SABANALARGA	$14.427.040.000	$11.299.725.605	$6.477.841.025	$1.334.555.244	0,78	0,57
HOSPITAL DPTAL. JD. ROMERO	$18.356.865.414	$17.221.516.222	$5.218.218.098	$2.655.144.764	0,94	0,30
Total general	**$156.451.872.313**	**$133.039.745.236**	**$55.799.429.008**	**$26.506.535.766**	**0,85**	**0,42**

Fuente: SIHO Minsalud

En términos generales la red pública departamental de niveles 2 y 3 se comportó de manera austera en el gasto, pues los compromisos sólo ascendieron al 85% de los ingresos reconocidos. Se destaca el hecho de que la ESE Niño Jesús comprometió el 90% y el Juan Domínguez Romero el 94% de sus ingresos. Para la primera no hay problema pues no tiene riesgo fiscal, pero la ESE JDR debió ser más austera en vista de que necesita generar ahorro corriente importante para lograr sanear sus pasivos y salir del riesgo fiscal.

Se supone que las ESE en riesgo fiscal deben: 1) comprometer gastos por debajo de los ingresos reconocidos; 2) recaudar al menos el 90% de lo facturado; 3) Pagar todos los compromisos de la vigencia y 4) Generar un ahorro corriente que permita sanear los pasivos de vigencias anteriores.

Se observa con preocupación que los compromisos de la vigencia ascendieron a 133 mil millones, pero sólo se pagaron 55.800 millones, acumulándose un pasivo de 77 mil millones para la vigencia 2013.

Sólo se pagó en promedio el 42% de los gastos de la vigencia, lo cual es muy grave. La más grave de todas es la ESE Juan Domínguez Romero, que sólo pagó el 30% de los compromisos de la vigencia. Le sigue el CARI con un pago del 37% de sus gastos comprometidos de la vigencia.

6.3 Análisis de viabilidad financiera de la red hospitalaria pública

A continuación vamos a analizar la viabilidad financiera a la luz de los indicadores de 2012 reportados en el SIHO. Es de notar que las ESE que no reportaron la información se consideran de alto riesgo fiscal y financiero y por lo tanto inviables.

Se construyeron indicadores para indicar el equilibrio operacional y la prudencia en la ejecución del presupuesto de gastos. Se considera equilibrio operacional la capacidad de financiar los gastos comprometidos de la vigencia con los recaudos de la vigencia, lo cual es consecuencia de una ejecución austera de los gastos y una buena gestión de facturación y cartera.

6.3.1 Cuentas del Balance a marzo de 2013

E.S.E.	NIVEL	CUENTA	VALOR

E.S.E.	NIVEL	CUENTA	VALOR
ESE HOSPITAL DE BARANOA	1	Activo	$ 3.632.576.127
ESE HOSPITAL DE BARANOA	1	Pasivo	$ 1.052.298.852
ESE HOSPITAL DE BARANOA	1	Patrimonio	$ 2.580.277.275
ESE HOSPITAL LOCAL DE CAMPO DE LA CRUZ	1	Activo	$ 4.148.908.049
ESE HOSPITAL LOCAL DE CAMPO DE LA CRUZ	1	Pasivo	$ 3.756.322.012
ESE HOSPITAL LOCAL DE CAMPO DE LA CRUZ	1	Patrimonio	$ 392.586.037
ESE HOSPITAL DE CANDELARIA	1	Activo	$ 2.108.469.000
ESE HOSPITAL DE CANDELARIA	1	Pasivo	$ 1.297.371.000
ESE HOSPITAL DE CANDELARIA	1	Patrimonio	$ 811.098.000
ESE CENTRO DE SALUD DE GALAPA.	1	Activo	$ 1.406.665.959
ESE CENTRO DE SALUD DE GALAPA.	1	Pasivo	$ 614.799.214
ESE CENTRO DE SALUD DE GALAPA.	1	Patrimonio	$ 791.866.745
ESE HOSPITAL LOCAL DE MALAMBO	1	Activo	$ 8.052.397.336
ESE HOSPITAL LOCAL DE MALAMBO	1	Pasivo	$ 6.085.924.318
ESE HOSPITAL LOCAL DE MALAMBO	1	Patrimonio	$ 1.966.473.018
HOSPITAL LOCAL DE MANATÍ. ESE	1	Activo	$ 1.494.379.976
HOSPITAL LOCAL DE MANATÍ. ESE	1	Pasivo	$ 599.717.467
HOSPITAL LOCAL DE MANATÍ. ESE	1	Patrimonio	$ 894.662.509
E.S.E. CENTRO DE SALUD DE PALMAR DE VARELA	1	Activo	$ 2.037.891.386
E.S.E. CENTRO DE SALUD DE PALMAR DE VARELA	1	Pasivo	$ 1.122.527.742
E.S.E. CENTRO DE SALUD DE PALMAR DE VARELA	1	Patrimonio	$ 915.363.644
HOSPITAL VERA JUDITH IMITOLA VILLANUEVA	1	Activo	$ 582.760.457
HOSPITAL VERA JUDITH IMITOLA VILLANUEVA	1	Pasivo	$ 699.808.342
HOSPITAL VERA JUDITH IMITOLA VILLANUEVA	1	Patrimonio	$ (117.047.885)
E.S.E. CENTRO DE SALUD DE POLONUEVO	1	Activo	$ 2.015.215.000
E.S.E. CENTRO DE SALUD DE POLONUEVO	1	Pasivo	$ 1.189.508.000
E.S.E. CENTRO DE SALUD DE POLONUEVO	1	Patrimonio	$ 825.707.000
ESE HOSPITAL DE PONEDERA	1	Activo	$ 5.388.593.399
ESE HOSPITAL DE PONEDERA	1	Pasivo	$ 2.929.260.000
ESE HOSPITAL DE PONEDERA	1	Patrimonio	$ 2.459.333.399
ESE HOSPITAL DE PUERTO COLOMBIA	1	Activo	$ 1.416.376.158
ESE HOSPITAL DE PUERTO COLOMBIA	1	Pasivo	$ 1.245.471.677
ESE HOSPITAL DE PUERTO COLOMBIA	1	Patrimonio	$ 170.904.481
ESE HOSPITAL DE REPELÓN	1	Activo	$ 1.626.895.729
ESE HOSPITAL DE REPELÓN	1	Pasivo	$ 412.484.000
ESE HOSPITAL DE REPELÓN	1	Patrimonio	$ 1.214.411.729
ESE HOSPITAL MUNICIPAL DE SABANAGRANDE	1	Activo	$ 1.186.419.841
ESE HOSPITAL MUNICIPAL DE SABANAGRANDE	1	Pasivo	$ 878.374.422
ESE HOSPITAL MUNICIPAL DE SABANAGRANDE	1	Patrimonio	$ 308.045.419
E.S.E CEMINSA	1	Activo	$ 2.535.455.820
E.S.E CEMINSA	1	Pasivo	$ 610.145.369
E.S.E CEMINSA	1	Patrimonio	$ 1.925.310.451
ESE CENTRO DE SALUD SANTA LUCIA	1	Activo	$ 1.004.768.000
ESE CENTRO DE SALUD SANTA LUCIA	1	Pasivo	$ 2.094.179.000
ESE CENTRO DE SALUD SANTA LUCIA	1	Patrimonio	$ (1.089.411.000)
ESE HOSPITAL DE SANTO TOMAS	1	Activo	$ 3.376.418.745
ESE HOSPITAL DE SANTO TOMAS	1	Pasivo	$ 583.699.227
ESE HOSPITAL DE SANTO TOMAS	1	Patrimonio	$ 2.792.719.518
ESE HOSPITAL MATERNO INFANTIL DE SOLEDAD	1	Activo	$ 20.783.144.184
ESE HOSPITAL MATERNO INFANTIL DE SOLEDAD	1	Pasivo	$ 17.670.168.966
ESE HOSPITAL MATERNO INFANTIL DE SOLEDAD	1	Patrimonio	$ 3.112.975.218
ESE UNIDAD LOCAL DE SALUD DE SUAN	1	Activo	$ 928.120.640
ESE UNIDAD LOCAL DE SALUD DE SUAN	1	Pasivo	$ 294.704.229
ESE UNIDAD LOCAL DE SALUD DE SUAN	1	Patrimonio	$ 633.416.411
ESE CENTRO DE SALUD DE TUBARÁ	1	Activo	$ 1.857.780.890
ESE CENTRO DE SALUD DE TUBARÁ	1	Pasivo	$ 802.734.320
ESE CENTRO DE SALUD DE TUBARÁ	1	Patrimonio	$ 1.055.046.570
ESE CENTRO DE SALUD DE USIACURI	1	Activo	$ 943.554.825
ESE CENTRO DE SALUD DE USIACURI	1	Pasivo	$ 100.333.825
ESE CENTRO DE SALUD DE USIACURI	1	Patrimonio	$ 843.221.000
E.S.E HOSPITAL NIÑO JESÚS DE BARRANQUILLA	2	Activo	$ 26.889.402.018
E.S.E HOSPITAL NIÑO JESÚS DE BARRANQUILLA	2	Pasivo	$ 7.158.534.210
E.S.E HOSPITAL NIÑO JESÚS DE BARRANQUILLA	2	Patrimonio	$ 19.730.867.808
HOSPITAL DEPARTAMENTAL DE SABANALARGA	2	Activo	$ 18.383.967.242

E.S.E.	NIVEL	CUENTA	VALOR
HOSPITAL DEPARTAMENTAL DE SABANALARGA	2	Pasivo	$ 13.361.630.290
HOSPITAL DEPARTAMENTAL DE SABANALARGA	2	Patrimonio	$ 5.022.336.952
HOSPITAL DPTAL. JUAN DOMINGUEZ ROMERO SOLEDAD	2	Activo	$ 13.610.669.000
HOSPITAL DPTAL. JUAN DOMINGUEZ ROMERO SOLEDAD	2	Pasivo	$ 9.853.430.000
HOSPITAL DPTAL. JUAN DOMINGUEZ ROMERO SOLEDAD	2	Patrimonio	$ 3.757.239.000
HOSPITAL UNIVERSITARIO CARI E.S.E	3	Activo	$ 68.718.899.326
HOSPITAL UNIVERSITARIO CARI E.S.E	3	Pasivo	$ 57.778.668.075
HOSPITAL UNIVERSITARIO CARI E.S.E	3	Patrimonio	$ 10.940.231.251

Fuente: SIHO MSP

Un análisis del balance a marzo de 2013 muestra que las ESE de nivel 1 de Santa Lucía y Piojó tienen patrimonio negativo, por lo que incluso pudieran estar incursas en causales de liquidación. No obstante, esta decisión es de los respectivos concejos y alcaldes municipales. El departamento no tiene competencia para esa decisión sobre entidades de primer nivel.

Veamos a continuación un análisis de los indicadores financieros a 31 de diciembre de 2012 de toda la red pública hospitalaria, para construir indicadores de viabilidad relacionados con la gestión de presupuesto y de recaudo.

6.3.2 Ingresos reconocidos de 2012

ESE	Nivel	INGRESOS RECONOCIDOS Ingresos Corrientes	Ingresos Venta de Servicios	Régimen Subsidiado	Rég. Contributivo	PPNA	SOAT-ECAT	PIC	Otros ventas de servicios	Otros Ingresos
ESE CENTRO DE SALUD DE GALAPA.	1	2.967.937.798	2.942.937.798	2.518.515.871	84.786.581	156.180.432	-	128.000.000	55.454.914	25.000.000
ESE HOSPITAL DE BARANOA	1	3.207.385.043	3.177.747.043	2.661.505.736	53.053.619	209.261.665	27.796.282	123.588.892	102.540.849	29.638.000
ESE CENTRO DE SALUD DE USIACURI	1	1.086.560.770	1.026.560.770	864.338.011	18.379.058	62.347.616	9.519.650	56.159.335	15.817.100	60.000.000
E.S.E. CENTRO DE SALUD DE POLONUEVO	1	1.473.837.741	1.459.760.991	1.253.396.254	83.851.103	35.757.565	4.668.029	59.649.590	22.438.450	14.076.750
E.S.E CEMINSA	1	5.050.126.475	4.990.126.475	3.775.296.718	-	550.882.435	-	600.179.073	63.768.249	60.000.000
HOSPITAL LOCAL DE MANATÍ. ESE	1	1.484.830.200	1.446.687.300	1.380.000.000	20.000.000	-	-	45.000.000	1.687.300	38.142.900
ESE HOSPITAL LOCAL DE LURUACO	1	-	-							
ESE HOSPITAL DE REPELÓN	1	2.512.329.616	2.512.329.616	2.254.627.902	6.680.989	54.805.079	-	173.449.792	22.765.854	-
ESE HOSPITAL DE PUERTO COLOMBIA	1	-	-							
ESE HOSPITAL DE JUAN DE ACOSTA	1	-	-							
ESE CENTRO DE SALUD DE TUBARÁ	1	1.083.690.349	1.006.256.011	934.523.503	-	-	-	69.848.508	1.884.000	77.434.338
HOSP. VERA JUDITH IMITOLA VILLANUEVA (PIOJÓ)	1	801.739.796	618.362.073	566.455.636	1.659.258	-	3.219.577	47.027.602	-	183.377.723
ESE HOSPITAL MATERNO INFANTIL DE SOLEDAD	1	24.187.025.445	24.187.025.445	17.984.361.579	18.980.138	4.364.009.253	-	1.763.838.979	55.835.496	-
ESE HOSPITAL LOCAL DE MALAMBO	1	6.409.015.201	6.001.715.341	5.247.897.189	76.908.815	128.328.638	14.001.414	318.000.000	216.579.285	407.299.860
ESE HOSPITAL MUNICIPAL SABANAGRANDE	1	2.706.533.680	2.589.588.480	2.015.274.663	206.829.689	116.724.850	1.723.529	-	249.035.749	116.945.200
ESE HOSPITAL DE SANTO TOMAS	1	2.764.073.368	2.704.073.368	2.185.132.053	250.694.009	10.747.702	28.864.602	97.922.830	130.712.172	60.000.000
E.S.E. CENTRO SALUD PALMAR DE VARELA	1	2.163.309.996	2.146.863.046	1.871.109.893	105.716.301	44.551.856	940.660	118.764.907	5.779.429	16.446.950
ESE HOSPITAL DE PONEDERA	1	-	-							
ESE HOSPITAL DE CANDELARIA	1	1.621.100.000	1.524.100.000	1.266.739.000	3.292.000	-	-	88.600.000	165.469.000	97.000.000
ESE HOSPITAL LOCAL DE CAMPO DE LA CRUZ	1	-	-							
ESE UNIDAD LOCAL DE SALUD DE SUAN	1	1.234.938.839	1.234.938.839	1.149.902.712	31.208.940	-	-	-	53.827.187	-
ESE CENTRO DE SALUD SANTA LUCIA	1	1.291.796.935	1.240.694.047	1.129.701.608	-	110.992.439	-	-	-	51.102.888
HOSPITAL DEPTAL DE SABANALARGA	2	10.623.332.189	8.199.286.189	4.880.364.706	1.029.132.939	1.763.955.000	44.103.000	-	481.730.544	2.424.046.000
E.S.E HOSPITAL NIÑO JESUS	2	19.907.755.262	17.916.036.074	13.204.323.422	518.093.330	3.961.984.015	-	-	231.635.307	1.991.719.188
HOSPITAL DPTAL. JUAN DOMINGUEZ R	2	11.484.504.483	9.584.504.483	6.620.327.278	262.483.097	2.516.759.532	5.004.059	-	179.930.517	1.900.000.000
HOSPITAL UNIVERSITARIO CARI E.S.E	3	75.851.839.392	69.973.534.943	56.443.122.545	740.777.625	10.651.155.597	22.618.951	-	2.115.860.225	5.878.304.449

Fuente: SIHO MSP

Como puede observarse, se consideran en alto riesgo fiscal las ESE de nivel 1 de Luruaco, Puerto Colombia, Juan de Acosta, Ponedera y Campo de la Cruz, por no reportar información al Ministerio de Salud a través del SIHO.

6.3.3 Ingresos recaudados 2012

ESE	Nivel	INGRESOS RECAUDADOS Ingresos Corrientes	Ingresos Venta de Servicios	Régimen Subsidiado	Rég. Contrib.	PPNA	SOAT-ECAT	PIC	Otros ventas de servicios	Otros Ingresos
ESE CENTRO DE SALUD DE GALAPA.	1	2.788.900.138	2.763.900.138	2.433.647.369	28.361.079	156.180.432	-	127.999.999	17.711.259	25.000.000
ESE HOSPITAL DE BARANOA	1	2.298.623.772	2.268.985.772	1.940.789.954	6.648.129	209.261.665	5.694.759	88.277.780	18.313.485	29.638.000
ESE CENTRO DE SALUD DE USIACURI	1	909.629.622	849.629.622	717.367.269	3.679.892	62.347.616	4.115.212	47.778.333	14.341.300	60.000.000
E.S.E. CENTRO DE SALUD DE POLONUEVO	1	1.301.940.479	1.287.940.479	1.218.565.354	18.011.598	4.228.732	60.000	47.074.795	-	14.000.000
E.S.E CEMINSA	1	4.898.546.992	4.838.546.992	3.623.717.235	-	550.882.435	-	600.179.073	63.768.249	60.000.000
HOSPITAL LOCAL DE MANATÍ. ESE	1	1.410.508.764	1.372.365.864	1.325.730.788	11.197.776	-	-	33.750.000	1.687.300	38.142.900
ESE HOSPITAL LOCAL DE LURUACO	1	-	-							
ESE HOSPITAL DE REPELÓN	1	2.405.773.544	2.405.773.544	2.166.179.765	3.378.133	40.000.000	-	173.449.792	22.765.854	-
ESE HOSPITAL DE PUERTO COLOMBIA	1	-	-							
ESE HOSPITAL DE JUAN DE ACOSTA	1	-	-							
ESE CENTRO DE SALUD DE TUBARÁ	1	1.068.751.406	991.317.068	923.452.160	-	-	-	66.698.508	1.166.400	77.434.338
HOSP VERA JUDITH IMITOLA VILLANUEVA PIOJÓ	1	775.286.205	775.286.205	549.449.447	725.657	-	3.219.577	38.513.801	183.377.723	
ESE HOSPITAL MATERNO INFANTIL DE SOLEDAD	1	21.376.005.270	21.376.005.270	16.598.386.350	-	3.509.305.292	-	1.212.478.132	55.835.496	-
ESE HOSPITAL LOCAL DE MALAMBO	1	5.357.534.433	4.950.234.573	4.406.818.339	7.657.209	-	1.287.952	318.000.000	216.471.073	407.299.860
ESE HOSPITAL MUNICIPAL DE SABANAGRANDE	1	2.476.443.144	2.359.497.944	1.952.747.765	103.486.138	116.724.850	1.647.935	-	184.891.256	116.945.200
ESE HOSPITAL DE SANTO TOMAS	1	2.402.352.791	2.342.352.791	1.951.274.698	187.855.659	9.964.702	18.395.058	86.786.960	88.075.714	60.000.000
E.S.E. CENTRO DE SALUD DE PALMAR DE VARELA	1	1.982.383.024	1.966.994.974	1.826.683.946	22.066.144	-	-	118.244.884	-	15.388.050
ESE HOSPITAL DE PONEDERA	1	-	-							
ESE HOSPITAL DE CANDELARIA	1	1.514.873.000	1.427.873.000	1.262.365.000	-	-	-	72.800.000	92.708.000	87.000.000
ESE HOSPITAL LOCAL DE CAMPO DE LA CRUZ	1	-	-							
ESE UNIDAD LOCAL DE SALUD DE SUAN	1	1.202.953.652	1.202.953.652	1.132.625.292	17.001.573	-	-	-	53.326.787	-
ESE CENTRO DE SALUD SANTA LUCIA	1	1.138.869.133	1.109.273.176	998.280.737	-	110.992.439	-	-	-	29.595.957
HOSPITAL DEPARTAMENTAL DE SABANALARGA	2	6.313.224.596	3.889.178.596	2.321.494.550	207.475.407	1.007.950.000	-	-	352.258.639	2.424.046.000
E.S.E HOSPITAL NIÑO JESÚS DE BARRANQUILLA	2	11.302.169.402	9.705.820.317	5.731.198.714	103.940.295	3.692.713.623	-	-	177.967.685	1.596.349.085
HOSPITAL DPTAL. JUAN DOMINGUEZ ROMERO	2	6.012.646.962	4.208.646.962	1.640.389.605	2.331.388	2.516.759.532	-	-	49.166.437	1.804.000.000
HOSPITAL UNIVERSITARIO CARI E.S.E	3	41.465.832.618	35.587.528.169	25.351.208.516	139.842.844	9.019.731.530	-	-	1.076.745.279	5.878.304.449

Fuente: SIHO MSP

Como puede observarse, se consideran en alto riesgo fiscal las ESE de nivel 1 de Luruaco, Puerto Colombia, Juan de Acosta, Ponedera y Campo de la Cruz, por no reportar información al Ministerio de Salud a través del SIHO.

6.3.4 Gastos de comprometidos 2012

ESE	Nivel	GASTOS COMPROMETIDOS							
		Total Gastos Operación	Gastos de Funcionamiento	Gastos de Personal	Gastos de Personal de Planta	Servicios Personales Indirectos	Gastos Generales	Transferencias	Gastos Operación Comercialización Prestación de Servicios
ESE CENTRO DE SALUD DE GALAPA.	1	2.959.876.063	2.584.781.212	2.034.242.532	777.492.416	1.256.750.116	550.538.680	-	375.094.851
ESE HOSPITAL DE BARANOA	1	2.985.607.511	2.725.552.485	2.275.480.337	974.880.556	1.300.599.781	420.797.277	29.274.871	260.055.026
ESE CENTRO DE SALUD DE USIACURI	1	1.225.363.116	1.173.999.423	857.209.533	308.668.804	548.540.729	188.859.172	127.930.718	51.363.693
E.S.E. CENTRO DE SALUD DE POLONUEVO	1	1.478.421.465	1.356.036.066	1.045.842.162	316.832.146	729.010.016	278.941.718	31.252.186	122.385.399
E.S.E CEMINSA	1	4.850.562.205	4.646.253.861	2.514.686.770	1.193.676.364	1.321.010.406	2.039.532.795	92.034.296	204.308.344
HOSPITAL LOCAL DE MANATÍ. ESE	1	1.754.922.808	1.655.000.987	1.146.167.040	562.885.266	583.281.774	508.833.947	-	99.921.821
ESE HOSPITAL LOCAL DE LURUACO	1	-	-	-					
ESE HOSPITAL DE REPELÓN	1	2.254.777.431	2.092.224.581	1.638.096.086	563.325.258	1.074.770.828	454.128.495	-	162.552.850
ESE HOSPITAL DE PUERTO COLOMBIA	1	-	-	-					
ESE HOSPITAL DE JUAN DE ACOSTA	1	-	-	-					
ESE CENTRO DE SALUD DE TUBARÁ	1	1.236.031.317	1.006.668.991	886.561.762	344.004.756	542.557.006	97.356.561	22.750.668	229.362.326
HOSPITAL VERA JUDITH IMITOLA VILLANUEVA	1	835.496.878	835.496.878	545.785.783	225.779.763	320.006.020	289.711.095	-	-
ESE HOSPITAL MATERNO INFANTIL DE SOLEDAD	1	19.984.777.648	19.427.502.812	9.065.971.409	2.772.604.208	6.293.367.201	8.032.784.424	2.328.746.979	557.274.836
ESE HOSPITAL LOCAL DE MALAMBO	1	6.389.350.137	5.492.861.033	4.500.222.687	2.158.341.347	2.341.881.340	992.638.346	-	896.489.104
ESE HOSPITAL MUNICIPAL SABANAGRANDE	1	2.614.118.679	2.359.714.385	1.894.498.912	579.773.075	1.314.725.837	465.215.473	-	254.404.294
ESE HOSPITAL DE SANTO TOMAS	1	2.310.872.533	2.090.527.649	1.702.559.127	479.802.075	1.222.757.052	386.527.237	1.441.285	220.344.884
E.S.E. CENTRO DE SALUD PALMAR DE VARELA	1	2.350.290.690	2.195.755.134	1.709.507.903	605.124.435	1.104.383.468	486.247.231	-	154.535.556
ESE HOSPITAL DE PONEDERA	1	-	-	-					
ESE HOSPITAL DE CANDELARIA	1	1.687.399.000	1.601.006.000	1.235.743.000	407.929.000	827.814.000	365.263.000	-	86.393.000
ESE HOSPITAL LOCAL DE CAMPO DE LA CRUZ	1	-	-	-					
ESE UNIDAD LOCAL DE SALUD DE SUAN	1	1.221.524.694	1.012.963.675	763.838.925	353.057.496	410.781.429	249.124.750	-	208.561.019
ESE CENTRO DE SALUD SANTA LUCIA	1	1.234.795.703	1.177.275.244	927.602.151	576.577.212	351.024.939	249.673.093	-	57.520.459
HOSPITAL DEPARTAMENTAL DE SABANALARGA	2	9.965.170.361	8.844.022.000	7.251.801.000	3.122.649.000	4.129.152.000	1.507.256.000	84.965.000	1.121.148.361
E.S.E HOSPITAL NIÑO JESUS DE BARRANQUILLA	2	18.637.307.358	15.584.531.534	12.806.580.376	2.910.095.767	9.896.484.609	2.668.048.881	109.902.277	3.052.775.824
HOSPITAL DPTAL. JUAN DOMINGUEZ ROMERO	2	10.617.132.840	9.256.969.994	7.458.708.753	3.175.781.848	4.282.926.905	1.626.941.090	171.320.151	1.360.162.846
HOSPITAL UNIVERSITARIO CARI E.S.E	3	59.153.100.751	30.051.327.786	19.125.860.014	4.124.534.816	15.001.325.198	10.555.813.424	369.654.348	29.101.772.965

Fuente: SIHO MSP

Como puede observarse, se consideran en alto riesgo fiscal las ESE de nivel 1 de Luruaco, Puerto Colombia, Juan de Acosta, Ponedera y Campo de la Cruz, por no reportar información al Ministerio de Salud a través del SIHO.

6.3.5 Indicadores de viabilidad financiera de la red pública departamental

MUNICIPIO	ESE	Nivel	Red	DIFERENCIA INGRESOS RECONOC GASTOS COMPROM	DIFERENCIA INGRESOS RECAUD GASTOS COMPROM	VIABILIDAD 1	VIABILIDAD 2	VIABILIDAD DEFINITIVA
GALAPA	ESE CENTRO DE SALUD DE GALAPA.	1	CORDIALIDAD	8.061.735	(170.975.925)	VIABLE	INVIABLE	VIABLE
BARANOA	ESE HOSPITAL DE BARANOA	1		221.777.532	(686.983.739)	VIABLE	INVIABLE	VIABLE
USIACURI	ESE CENTRO DE SALUD DE USIACURI	1		(138.802.346)	(315.733.494)	INVIABLE	INVIABLE	INVIABLE
POLONUEVO	E.S.E. CENTRO DE SALUD DE POLONUEVO	1		(4.583.724)	(176.480.986)	INVIABLE	INVIABLE	INVIABLE
SABANALARGA	E.S.E CEMINSA	1		199.564.270	47.984.787	VIABLE	VIABLE	VIABLE
MANATÍ	HOSPITAL LOCAL DE MANATÍ. ESE	1		(270.092.608)	(344.414.044)	INVIABLE	INVIABLE	INVIABLE
LURUACO	ESE HOSPITAL LOCAL DE LURUACO	1		0	0	INVIABLE	INVIABLE	INVIABLE
REPELÓN	ESE HOSPITAL DE REPELÓN	1		257.552.185	150.996.113	VIABLE	VIABLE	VIABLE
PUERTO COLOMBIA	ESE HOSPITAL DE PUERTO COLOMBIA	1	MAR CARIBE	0	0	INVIABLE	INVIABLE	INVIABLE
JUAN DE ACOSTA	ESE HOSPITAL DE JUAN DE ACOSTA	1		0	0	INVIABLE	INVIABLE	INVIABLE
TUBARÁ	ESE CENTRO DE SALUD DE TUBARÁ	1		(152.340.968)	(167.279.911)	INVIABLE	INVIABLE	INVIABLE
PIOJO	HOSPITAL VERA JUDITH IMITOLA VILLANUEVA	1		(33.757.082)	(60.210.673)	INVIABLE	INVIABLE	INVIABLE
SOLEDAD	ESE HOSPITAL MATERNO INFANTIL DE SOLEDAD	1	RIO MAGDALENA	4.202.247.797	1.391.227.622	VIABLE	VIABLE	VIABLE
MALAMBO	ESE HOSPITAL LOCAL DE MALAMBO	1		19.665.064	(1.031.815.704)	VIABLE	INVIABLE	VIABLE
SABANAGRANDE	ESE HOSPITAL MUNICIPAL DE SABANAGRANDE	1		92.415.001	(137.675.535)	VIABLE	INVIABLE	VIABLE
SANTO TOMAS	ESE HOSPITAL DE SANTO TOMAS	1		453.200.835	91.480.258	VIABLE	VIABLE	VIABLE
PALMAR DE VARELA	E.S.E. CENTRO DE SALUD DE PALMAR DE VARELA	1		(186.980.694)	(367.907.666)	INVIABLE	INVIABLE	INVIABLE
PONEDERA	ESE HOSPITAL DE PONEDERA	1		-	-	INVIABLE	INVIABLE	INVIABLE
CANDELARIA	ESE HOSPITAL DE CANDELARIA	1		(66.299.000)	(172.526.000)	INVIABLE	INVIABLE	INVIABLE
CAMPO DE LA CRUZ	ESE HOSPITAL LOCAL DE CAMPO DE LA CRUZ	1		-	-	INVIABLE	INVIABLE	INVIABLE
SUAN	ESE UNIDAD LOCAL DE SALUD DE SUAN	1		13.414.145	(18.571.042)	VIABLE	INVIABLE	VIABLE
SANTA LUCIA	ESE CENTRO DE SALUD SANTA LUCIA	1		57.001.232	(95.926.570)	VIABLE	INVIABLE	VIABLE
SABANALARGA	HOSPITAL DEPARTAMENTAL DE SABANALARGA	2		658.161.828	(3.651.945.765)	VIABLE	INVIABLE	VIABLE
BARRANQUILLA	E.S.E HOSPITAL NIÑO JESÚS DE BARRANQUILLA	2		1.270.447.904	(7.335.137.956)	VIABLE	INVIABLE	VIABLE
SOLEDAD	HOSPITAL DPTAL. JUAN DOMINGUEZ ROMERO	2		867.371.643	(4.604.485.878)	VIABLE	INVIABLE	VIABLE
BARRANQUILLA	HOSPITAL UNIVERSITARIO CARI E.S.E	3	CABEZA DE RED	16.698.738.641	(17.687.268.133)	VIABLE	INVIABLE	VIABLE

Fuente: SIHO MSP

En conclusión, son inviables financieramente 12 ESE de nivel 1 (ESE HOSPITAL DE PONEDERA, ESE HOSPITAL DE CANDELARIA, ESE HOSPITAL LOCAL DE CAMPO DE LA CRUZ, ESE HOSPITAL DE PUERTO COLOMBIA, ESE HOSPITAL DE JUAN DE ACOSTA, ESE CENTRO DE SALUD DE TUBARÁ, HOSPITAL VERA JUDITH IMITOLA VILLANUEVA, ESE CENTRO DE SALUD DE USIACURI, E.S.E. CENTRO DE SALUD DE POLONUEVO, HOSPITAL LOCAL DE MANATÍ. ESE, ESE HOSPITAL LOCAL DE LURUACO). Llama la atención que toda la red de primer nivel de Mar Caribe es inviable.

7 DEMANDA POTENCIAL DE SERVICIOS Y ANÁLISIS DE SUFICIENCIA DE LA RED ACTUAL

Para estimar la demanda potencial de servicios primero caracterizamos la población según su estado de afiliación al sistema general de seguridad social en salud, luego una caracterización demográfica por grupos quinquenales y posteriormente un análisis epidemiológico. Los indicadores de frecuencia de uso de servicios son los tomados de SISPRO y ajustados con los indicadores de producción de servicios de las ESE del departamento en los últimos tres años.

7.1 Caracterización del aseguramiento en salud

Tabla 32. Tendencia del aseguramiento en el departamento del Atlántico

AÑO	2009	2010	2011	2012
Contributivo	1.303.339	1.351.956	1.315.502	1.322.287
Excepción			12.173	12.238
Subsidiado	1.061.615	1.278.112	1.465.885	1.544.385
Grand Total	2.364.954	2.630.068	2.793.560	2.878.910

Fuente: SISPRO

Con relación al régimen contributivo se observa una disminución de 2010 a 2012 lo cual puede indicar un rezago en la economía, en especial un estancamiento en la generación de empleo formal. Esto se contrasta con un incremento de la cobertura del régimen subsidiado que compensa la falta de crecimiento del régimen contributivo.

Se supone que con el tiempo, las curvas de crecimiento del contributivo con el subsidiado se cruzan de modo inverso, es decir, que el régimen subsidiado va decreciendo en la medida en que se van generando empleos de calidad.

El rezago en la economía del departamento se puede observar mejor en la siguiente gráfica:

Ilustración 3. Curvas de tendencia de la afiliación en salud del departamento del Atlántico

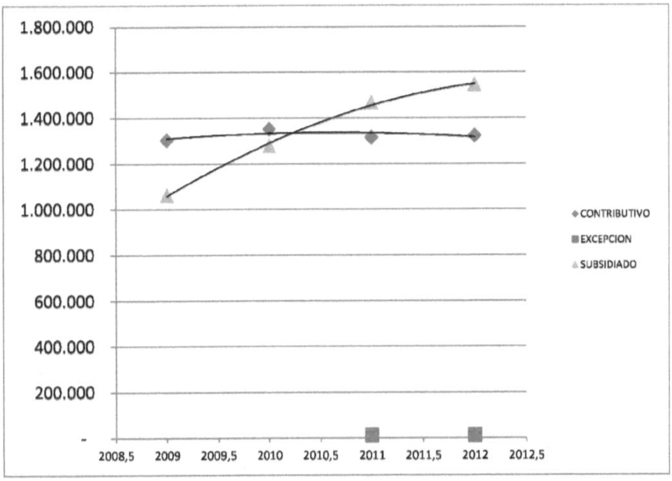

A continuación veamos las coberturas del aseguramiento en el departamento, discriminada por municipio y según régimen de seguridad social.

Tabla 33.. Coberturas de aseguramiento en salud en el Departamento del Atlántico

		POBLACIÓN 2013			SISBEN abr 2013			POBREZA	COBERTURA SEGURIDAD SOCIAL MAYO 2013						
		TOTAL	CABECERA	RURAL	NIVEL 1	NIVEL 2	TOTAL	%	RÉGIMEN SUBSIDIADO	RÉGIMEN CONTRIBUTIVO	RÉGIMEN EXCEPTUADO	TOTAL ASEGURADOS	PPNA	PNA	% COBERTURA
8.001	Barranquilla	1.206.946	1.202.749	4.197	464.250	115.438	579.688	48%	598.463	766.125	8.974	1.373.562	(18.775)	(166.616)	114%
08078	Baranoa	56.641	47.487	9.154	33.411	8.057	41.468	73%	35.397	11.400	596	47.393	6.071	9.248	84%
08137	Campo de La Cruz	16.618	14.539	2.079	17.785	2.109	19.894	120%	22.141	514	160	22.815	(2.247)	(6.197)	137%
08141	Candelaria	12.413	9.470	2.943	12.651	487	13.138	106%	13.075	256	-	13.331	63	(918)	107%
08296	Galapa	40.420	36.598	3.822	19.619	4.892	24.511	61%	22.544	5.962	-	28.506	1.967	11.914	71%
08372	Juan de Acosta	16.358	10.915	5.443	11.005	1.667	12.672	77%	12.420	1.514	128	14.062	252	2.296	86%
08421	Luruaco	26.206	12.982	13.224	23.096	1.649	24.745	94%	21.157	455	73	21.685	3.588	4.521	83%
08433	Malambo	117.283	110.493	6.790	54.128	8.368	62.496	53%	68.912	17.466	2	86.380	(6.416)	30.903	74%
08436	Manatí	15.338	13.840	1.498	12.332	1.583	13.915	91%	14.710	288	188	15.186	(795)	152	99%
08520	Palmar de Varela	25.037	24.365	672	13.391	2.774	16.165	65%	14.995	1.626	-	16.621	1.170	8.416	66%
08549	Piojó	5.112	2.453	2.659	3.840	525	4.365	85%	4.946	114	-	5.060	(581)	52	99%
08558	Polonuevo	15.018	12.315	2.703	9.869	1.702	11.571	77%	10.330	508	64	10.902	1.241	4.116	73%
08560	Ponedera	21.584	10.979	10.605	17.822	1.348	19.170	89%	18.269	392	1	18.662	901	2.922	86%
08573	Puerto Colombia	27.309	22.216	5.093	16.084	1.824	17.908	66%	15.702	3.334	127	19.163	2.206	8.146	70%
08606	Repelón	25.420	17.226	8.194	19.850	1.764	21.614	85%	20.343	376	199	20.918	1.271	4.502	82%
08634	Sabanagrande	30.362	29.330	1.032	13.106	3.906	17.012	56%	17.053	1.506	3	18.562	(41)	11.800	61%
08638	Sabanalarga	95.966	77.949	18.017	55.987	2.522	58.509	61%	62.044	26.489	492	89.025	(3.535)	6.941	93%
08675	Santa Lucía	11.778	11.020	758	9.136	659	9.795	83%	10.945	252	1	11.198	(1.150)	580	95%
08685	Santo Tomás	25.067	24.141	926	7.007	2.742	9.749	39%	16.623	5.214	580	22.417	(6.874)	2.650	89%
08758	Soledad	582.774	582.156	618	133.541	30.023	163.564	28%	239.094	190.609	650	430.353	(75.530)	152.421	74%
08770	Suan	8.954	8.620	334	6.225	1.684	7.909	88%	8.749	547	-	9.296	(840)	(342)	104%
08832	Tubará	11.014	6.471	4.543	8.252	937	9.189	83%	8.268	565	-	8.833	921	2.181	80%
08849	Usiacurí	9.292	8.312	980	6.159	1.065	7.224	78%	6.711	301	-	7.012	513	2.280	75%
	Total Dpto.	1.195.964	1.093.877	102.087	968.546	197.726	1.166.271		1.262.891	1.035.813	12.238	2.310.942	(77.845)	258.584	193%

Fuente: SISPRO, Planeación Departamental, cálculos del autor

El departamento cuenta con 2.402.910 habitantes, de los cuales 1.166.271 (48%) son pobres clasificados en los niveles 1 y 2 de la Encuesta III del SISBEN. Hay 1.262.891 afiliados en el régimen subsidiado, lo cual supera en 77.850 al total de los pobres identificados por SISBEN. En el régimen contributivo hay 1.035.813 afiliados y en regímenes exceptuados unos 12.238, para un total de 2.310.942 asegurados, lo cual refleja una cobertura del 96% con relación al total de habitantes.

7.2 Caracterización demográfica y epidemiológica

7.2.1 Población del departamento 2013 a 2015

Tabla 34. Proyecciones de población 2013 a 2015

MUNICIPIOS	2013			2014			2015		
	TOTAL	CABECERA	RURAL	TOTAL	CABECERA	RURAL	TOTAL	CABECERA	RURAL
Barranquilla	1.206.946	1.202.749	4.197	1.212.943	1.208.729	4.214	1.218.475	1.214.253	4.222
Baranoa	56.641	47.487	9.154	57.242	48.026	9.216	57.843	48.565	9.278
Campo de La Cruz	16.618	14.539	2.079	16.325	14.297	2.028	16.040	14.061	1.979
Candelaria	12.413	9.470	2.943	12.445	9.519	2.926	12.474	9.569	2.905
Galapa	40.420	36.598	3.822	41.555	37.658	3.897	42.720	38.739	3.981
Juan de Acosta	16.358	10.915	5.443	16.580	11.132	5.448	16.806	11.353	5.453
Luruaco	26.206	12.982	13.224	26.542	13.208	13.334	26.886	13.439	13.447
Malambo	117.283	110.493	6.790	119.286	112.402	6.884	121.281	114.298	6.983
Manatí	15.338	13.840	1.498	15.533	14.022	1.511	15.723	14.200	1.523
Palmar de Varela	25.037	24.365	672	25.192	24.534	658	25.338	24.692	646
Piojó	5.112	2.453	2.659	5.127	2.458	2.669	5.134	2.454	2.680
Polonuevo	15.018	12.315	2.703	15.156	12.434	2.722	15.283	12.545	2.738
Ponedera	21.584	10.979	10.605	21.912	11.121	10.791	22.247	11.265	10.982
Puerto Colombia	27.309	22.216	5.093	27.216	22.336	4.880	27.103	22.427	4.676
Repelón	25.420	17.226	8.194	25.759	17.474	8.285	26.099	17.720	8.379
Sabanagrande	30.362	29.330	1.032	31.009	29.984	1.025	31.678	30.641	1.037
Sabanalarga	95.966	77.949	18.017	97.076	79.199	17.877	98.169	80.411	17.758
Santa Lucía	11.778	11.020	758	11.683	11.015	668	11.584	11.007	577
Santo Tomás	25.067	24.141	926	25.198	24.290	908	25.326	24.432	894
Soledad	582.774	582.156	618	599.012	598.408	604	615.492	614.900	592
Suan	8.954	8.620	334	8.858	8.534	324	8.752	8.436	316
Tubará	11.014	6.471	4.543	11.021	6.498	4.523	11.020	6.518	4.502
Usiacurí	9.292	8.312	980	9.333	8.339	994	9.390	8.384	1.006
Total Departamental	**2.402.910**	**2.296.626**	**106.284**	**2.432.003**	**2.325.617**	**106.386**	**2.460.863**	**2.354.309**	**106.554**

Fuente: DANE

El departamento cuenta para 2013 con unos 2.402.910 habitantes, de los cuales el 95,57% habita en cabeceras municipales y el 50% se concentra en la ciudad de Barranquilla. La población está concentrada en el norte del departamento en un 83%, pues 1.990.953 personas habitan en Barranquilla, Soledad, Malambo y Baranoa. Esto explica la tendencia a la concentración de la red hospitalaria en el norte del departamento como un proceso funcional espontaneo.

Tabla 35.Población 2013 por grupos quinquenales

Grupos de edad	2013		
	Total	Hombres	Mujeres
Total	**2.402.910**	**1.186.490**	**1.216.420**
0-4	214.299	109.666	104.633
5-9	217.426	111.241	106.185
10-14	218.695	111.719	106.976
15-19	215.678	110.388	105.290
20-24	211.805	108.800	103.005
25-29	205.227	103.096	102.131
30-34	188.465	91.779	96.686
35-39	160.733	78.135	82.598
40-44	147.585	70.631	76.954
45-49	149.370	71.198	78.172
50-54	132.868	63.756	69.112
55-59	103.121	49.222	53.899
60-64	78.496	37.389	41.107
65-69	56.109	26.182	29.927
70-74	39.464	17.572	21.892
75-79	31.500	13.186	18.314
80 Y MÁS	32.069	12.530	19.539

Fuente: DANE

El departamento cuenta con un 54% de población joven, de menos de 30 años. El 25% son mujeres en edad fértil y el 37% son población pediátrica.

Ilustración 4 Pirámide poblacional departamento del Atlántico 2013

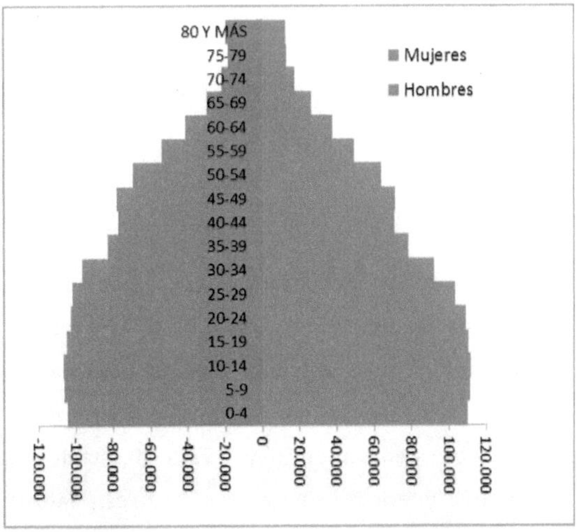

La pirámide poblacional muestra una tendencia expansiva a expensas de la población de 5 a 14 años con una tendencia a la transición demográfica pues se observa un estrechamiento en la franja de población de menos de 5 años y un incremento en la población de más de 80 años, como consecuencia del incremento de la expectativa de vida y la reducción de la tasa global de fecundidad.

Esto traerá como consecuencia en el mediano plazo (10 años) una transición epidemiológica, en la que observaremos una disminución progresiva de la carga de enfermedad a expensas de las enfermedades infecto-contagiosas y un incremento de las enfermedades crónicas y degenerativas.

Como resultado, debemos pensar en incrementar progresivamente las camas para atención de población geriátrica y prepararnos con más camas para resolver problemas cardiovasculares y de salud mental.

(Para más detalle de la demografía de cada municipio ver anexo 5 del tomo 1.)

7.2.2 Natalidad

Tabla 36 Nacimientos 2012 en el Departamento del Atlántico

NACIMIENTOS 2012 ATLÁNTICO	Total	Tipo de parto		
		Espontáneo	Cesárea	Instrumentado
Total	39.918	10.755	29.137	26
Institución de Salud	39.892	10.729	29.137	26
Domicilio	20	20	0	0
Otro Sitio	6	6	0	0
Sin información	0	0	0	0

Fuente: DANE

Durante 2012 se reportaron casi 40 mil nacimientos en el departamento, de los cuales el 99,93% se dio en una institución de salud. Llama la atención que el 73% de los nacimientos se dieron por cesárea. En vista de que según la encuesta nacional de demografía y salud 2010 sólo entre el 15% y el 17% de los embarazos son de alto riesgo, pudiéramos esperar que los partos por cesárea estén entre el 20 y el 25% en vista de que la motivación de la cirugía pudiera ser "cesárea anterior". Nos parece muy alto este dato de 73%, lo cual pudiera ser el resultado de una red hospitalaria poco resolutiva en el primer nivel, pobres resultados en los programas de control prenatal y a un riesgo moral del personal especializado que pretende aumentar sus ingresos por esta vía o una combinación de todas las anteriores.

En vista de que la población de mujeres en edad fértil del departamento es de 644836, se deduce que la tasa general de fecundidad es de 74 por 1000 MEF.

La mayoría de los partos son atendidos en la red de segundo y tercer nivel, lo cual se percibe en la siguiente tabla que muestra la tendencia de partos atendidos en la red de nivel 1, según se reporta en el SIHO

Tabla 37. Partos atendidos en la red pública de nivel 1 (2010 a 2012)

ENTIDAD	2010	2011	2012
E.S.E. Nivel 1 de Baranoa	**85**	**57**	**15**
Partos por cesárea	-	-	-
Partos vaginales	85	57	15
E.S.E. Nivel 1 de Campo de la Cruz	**63**	**7**	**18**
Partos por cesárea	-	5	-
Partos vaginales	63	2	18
E.S.E. Nivel 1 de Candelaria	**74**	**62**	**79**
Partos por cesárea	-	-	-
Partos vaginales	74	62	79
E.S.E. Nivel 1 de Galapa	**49**	**52**	**50**
Partos por cesárea	-	-	-
Partos vaginales	49	52	50
E.S.E. Nivel 1 de Juan de Acosta	**47**	**31**	**-**
Partos por cesárea	-	-	-
Partos vaginales	47	31	-
E.S.E. Nivel 1 de Luruaco	**96**	**94**	**56**
Partos por cesárea	-	-	-
Partos vaginales	96	94	56
E.S.E. Nivel 1 de Malambo	**259**	**361**	**104**
Partos por cesárea	-	-	-
Partos vaginales	259	361	104
E.S.E. Nivel 1 de Manatí	**28**	**11**	**15**
Partos por cesárea	-	-	-
Partos vaginales	28	11	15
E.S.E. Nivel 1 de Palmar de Varela	**38**	**27**	**36**
Partos por cesárea	-	-	-
Partos vaginales	38	27	36
E.S.E. Nivel 1 de Piojó	**10**	**6**	**16**
Partos por cesárea	-	-	-
Partos vaginales	10	6	16
E.S.E. Nivel 1 de Polonuevo	**43**	**31**	**22**
Partos por cesárea	-	-	-
Partos vaginales	43	31	22
E.S.E. Nivel 1 de Ponedera	**53**	**73**	**28**
Partos por cesárea	-	-	-
Partos vaginales	53	73	28
E.S.E. Nivel 1 de Puerto Colombia	**24**	**25**	**8**
Partos por cesárea	-	-	-
Partos vaginales	24	25	8
E.S.E. Nivel 1 de Repelón	**114**	**119**	**102**

ENTIDAD	2010	2011	2012
Partos por cesárea	-	-	-
Partos vaginales	114	119	102
E.S.E. Nivel 1 de Sabanagrande	**53**	**65**	**30**
Partos por cesárea	-	-	-
Partos vaginales	53	65	30
E.S.E. Nivel 1 de Sabanalarga	**-**	**-**	**-**
Partos por cesárea	-	-	-
Partos vaginales	-	-	-
E.S.E. Nivel 1 de Santa Lucía	**11**	**2**	**9**
Partos por cesárea	-	-	-
Partos vaginales	11	2	9
E.S.E. Nivel 1 de Santo Tomás	**39**	**52**	**53**
Partos por cesárea	-	-	-
Partos vaginales	39	52	53
E.S.E. Nivel 1 de Soledad	**161**	**57**	**140**
Partos por cesárea	-	-	-
Partos vaginales	161	57	140
E.S.E. Nivel 1 de Suan	**29**	**82**	**43**
Partos por cesárea	-	-	-
Partos vaginales	29	82	43
E.S.E. Nivel 1 de Tubará	**7**	**-**	**-**
Partos por cesárea	-	-	-
Partos vaginales	7	-	-
E.S.E. Nivel 1 de Usiacurí	**26**	**20**	**12**
Partos por cesárea	-	-	-
Partos vaginales	26	20	12
PROM	**1.309**	**1.234**	**836**

Fuente: SIHO

Se observa que cada vez menos mujeres se atienden el parto en la red de primer de nivel 1. De 10729 partos vaginales, sólo 836 (7,8%) se atendieron en las ESE municipales. Esto pudiera deberse a las malas condiciones de habilitación de los servicios de obstetricia de estas entidades.

7.2.3 Mortalidad

La información de mortalidad está tomada del DANE. Veamos a continuación la posición que ocupa el departamento del Atlántico frente a los demás departamentos en diversos tipos de indicadores de mortalidad.

Por ejemplo, en mortalidad intra-hospitalaria después de 48 horas, el departamento del Atlántico se encuentra en un deshonroso segundo puesto sólo superado por Boyacá. La media nacional es de 12,21 muertes por cada 1000 ingresos y el departamento presenta una tasa de 20,55.

Tabla 38 Mortalidad intrahospitalaria a las 48 horas, 2012

DEPARTAMENTO	TASA
BOYACÁ	50,72
ATLÁNTICO	20,55
RISARALDA	20,27
VALLE DEL CAUCA	19,22
SANTANDER	19,13
QUINDÍO	18,06
BOGOTÁ D.C.	17,54
NORTE DE SANTANDER	16,03
TOLIMA	15,90
META	15,47
ANTIOQUIA	14,49
BOLÍVAR	13,74
MAGDALENA	12,78
HUILA	12,58
CÓRDOBA	12,46
PROMEDIO COLOMBIA	**12,21**
NARIÑO	11,23
CAUCA	10,57
CUNDINAMARCA	10,23
SUCRE	9,92
CALDAS	9,39
CHOCO	8,43
VICHADA	7,91
CASANARE	6,60
AMAZONAS	6,47
CESAR	6,05
ARAUCA	5,84
GUAVIARE	5,63
LA GUAJIRA	4,57
CAQUETÁ	3,50
VAUPES	2,55
PUTUMAYO	1,66
ARCHIPIÉLAGO DE SAN ANDRÉS	1,37
GUAINIA	

Fuente: DANE

La tasa de mortalidad hospitalaria es un indicador de gerencia del riesgo que ha sido utilizado dentro de los sistemas de salud para evaluar resultados relacionados con la atención en salud brindada durante la hospitalización del paciente y detectar problemas de calidad en la atención. Se encuentra directamente relacionado con características como el nivel de complejidad, niveles socio culturales y perfil epidemiológico de la población usuaria y por esta razón requiere de ajustes de riesgo sensibles. Se estima la mortalidad después de 48 porque antes pudiera imputarse la muerte a las condiciones propias de la patología al momento del ingreso. Cuando una persona muere después de 48 horas de haber ingresado, se supone que ya había sido diagnosticado y estabilizado por la institución y por lo tanto, las causas están asociadas con la calidad de la atención.

Tabla 39 Razón de mortalidad materna a 42 días

DEPARTAMENTO	2007	2008	2009	2010
PUTUMAYO	119,9	84,71	126,13	242,19
CAQUETA	150,75	55,49	81,92	194,34
CHOCO	194,72	197,56	108,75	178,67
LA GUAJIRA	162,92	101,4	212,58	154,95
CORDOBA	161,1	87,69	69,78	146,84
CAUCA	122,63	103,93	96,98	134,98
MAGDALENA	130,51	120,85	96,5	127,43
VICHADA	513,48		235,57	118,34
CESAR	58,98	61,75	43,25	117,26
ARAUCA	108,08	82,76	42,52	111,33
PROMEDIO COLOMBIA	**118,34**	**89,61**	**94,89**	**93,82**
NORTE DE SANTANDER	50,53	27,76	45,9	93,52
CASANARE	31,45	62,49	74,89	77,29
ATLÁNTICO	64,36	69,99	75,21	76,71
TOLIMA	63,65	60,04	48,27	76,66
GUAVIARE	64,02	125,63	69,44	74,07
CALDAS	45,65	111,97	87,09	73,54
BOYACA	107,12	62,52	74,9	73,22
BOLIVAR	80,03	103,72	64,34	71,09
NARIÑO	85,47	81,46	103,17	69,37
QUINDÍO	85,75	29,71		65,03
SUCRE	99,72	43,69	70,74	62,8
RISARALDA	52,32	92,44	48,82	59,21
VALLE DEL CAUCA	62,82	44,72	56,53	54,98
ANTIOQUIA	40,02	45,07	55,84	51,15
HUILA	66,75	38,92	20,19	48,13
META	96,89	38,05	51,48	46,31
SANTANDER	37,54	39,69	43,01	43,84
CUNDINAMARCA	56,32	40,13	49,88	40,52
BOGOTA D.C.	46,92	37,42	51,81	36,95
ARCHIPIÉLAGO DE SAN ANDRÉS	107,64		114,55	
AMAZONAS	152,67	285,31	391,85	
GUAINIA		351,49	162,87	
VAUPES	566,04		161,81	

Fuente: DANE

La razón de mortalidad materna es un indicador que ha sido utilizado dentro de los sistemas de salud para detectar problemas de calidad del proceso asistencial del parto como en la atención y control prenatal, siendo en Colombia evento relacionado con calidad y oportunidad hasta en un 85 % de las situaciones. Se encuentra directamente relacionado con características como el nivel de complejidad de los servicios de ginecoobstetricia de la institución, la no disponibilidad de insumos básicos que permitan resolver oportunamente una urgencia obstétrica, desarticulación interinstitucional, deficiencias en la red de referencia y contrarreferencia, el nivel socio cultural de las maternas que demandan servicios en la institución, su perfil epidemiológico y el seguimiento o no del embarazo a través del control prenatal. La monitorización de este indicador permitirá ofrecer elementos de juicio para desatar procesos de mejoramiento en todas estas áreas de la gestión institucional.

Aunque el departamento está por debajo de la media nacional (93,82 defunciones maternas antes de 42 días postparto por 1000 NV al año), se observa una preocupante tendencia al crecimiento del indicador (de 64,36 en 2007 a 76 en 2010) de lo cual se infiere un deterioro en la calidad de la atención de los programas de atención prenatal y control de embarazo en el primer nivel de atención o simplemente un aumento en el registro de las muertes maternas.

Tabla 40. Mortalidad en menores de 5 años

DEPARTAMENTO	2007	2008	2009	2010
VICHADA	55,20	41,28	56,54	49,70
VAUPES	43,40	56,10	53,40	49,13
GUAINIA	54,00	45,69	60,26	47,46
CHOCO	40,72	42,03	46,76	42,34
AMAZONAS	47,33	29,96	39,97	32,49
ARCHIPIÉLAGO DE SAN ANDRÉS	19,38	21,33	13,75	25,45
LA GUAJIRA	30,63	24,96	27,16	23,08
PUTUMAYO	23,98	20,97	16,19	21,31
CAQUETA	24,12	31,49	25,81	20,82
PROMEDIO COLOMBIA	**24,06**	**22,51**	**22,48**	**20,77**
GUAVIARE	28,17	25,75	18,75	20,74
CESAR	24,28	23,28	20,09	19,99
CAUCA	23,82	21,42	23,90	19,66
CORDOBA	24,35	19,94	22,95	18,57
MAGDALENA	25,92	21,26	20,61	18,08
NARIÑO	19,75	19,26	20,34	17,34
CALDAS	16,97	16,40	15,59	16,18
CASANARE	15,88	17,18	15,91	16,08
QUINDÍO	18,44	17,09	18,51	15,77
RISARALDA	18,76	16,02	16,35	15,48
NORTE DE SANTANDER	20,67	21,74	15,97	15,46
TOLIMA	18,19	15,43	14,72	15,38
BOYACA	18,11	18,18	14,66	15,32
META	19,77	18,27	18,98	15,22
ATLÁNTICO	19,28	16,80	16,35	15,20
BOLIVAR	15,81	19,22	16,62	14,70
ANTIOQUIA	16,28	16,42	14,14	14,28
VALLE DEL CAUCA	14,86	15,72	13,81	13,84
BOGOTA D.C.	15,78	15,24	13,82	13,78
HUILA	16,78	16,93	15,85	13,42
CUNDINAMARCA	17,19	16,32	13,99	13,37
ARAUCA	15,78	14,69	13,39	12,91
SANTANDER	14,61	12,15	13,30	12,48
SUCRE	15,76	14,17	13,31	10,40

Fuente: DANE

La tasa de mortalidad de niños menores de cinco años es la probabilidad por cada 1000 nacimientos de que un bebé muera antes de cumplir cinco años, sujeta a las tasas de mortalidad actuales específicas por edad. La media en Colombia para 2010 era de 20,77 fallecidos menores de 5 años por cada 1000 nacidos vivos. Para 2011 descendió a 18.

El departamento del Atlántico se encuentra muy por debajo de la media nacional con 15,2 defunciones por 1000 NV.

Tabla 41 Mortalidad en menores de 1 año

DEPARTAMENTO	2007	2008	2009	2010
GUAINIA	40	38,66	47,23	38,98
VICHADA	39,79	27,52	43,58	37,87
CHOCO	29,39	31,97	37,52	33,77
AMAZONAS	38,93	24,96	32,92	22,98
ARCHIPIELAGO DE SAN ANDRES	17,22	21,33	13,75	21,82
LA GUAJIRA	24,6	19,27	20,86	18,59
PUTUMAYO	17,79	16,94	13,03	17,92
VAUPES	30,19	35,06	35,6	17,43
CAQUETA	20,01	27,33	19,52	16,52
CESAR	20,25	19,1	16,72	16,42
PROMEDIO COLOMBIA	**19,08**	**17,94**	**17,84**	**15,92**
CAUCA	18,04	16,4	18,82	15,9
CORDOBA	20,85	17,35	19,85	15,59
MAGDALENA	21,78	18,35	17,59	14,82
GUAVIARE	21,13	16,33	13,89	14,81
NARIÑO	16,46	14,81	15,03	14,46
QUINDIO	15,86	14,56	15,76	13,98
CALDAS	13,39	13,36	12,37	13,33
ATLANTICO	17,08	15,11	14,59	13,1
NORTE DE SANTANDER	16,77	18,09	13,31	12,7
BOYACA	13,77	14,59	11,45	12,5
CASANARE	12,89	12,65	12,17	12,21
BOLIVAR	13,61	16,73	13,71	11,96
BOGOTA D.C.	13,82	13,25	12,08	11,86
RISARALDA	15,47	13,02	12,45	11,76
TOLIMA	14,69	12,19	11,05	11,65
VALLE DEL CAUCA	12,17	13,32	11,42	11,36
CUNDINAMARCA	14,08	13,43	11,8	11,05
ANTIOQUIA	13,29	13,27	11,45	11,00
META	15,31	14,71	15,77	10,92
HUILA	13,3	13,82	12,16	10,7
SANTANDER	11,89	9,95	10,42	10,42
SUCRE	13,43	12,86	10,93	8,86
ARAUCA	12,32	11,59	9,99	8,24

Fuente: DANE

La mortalidad infantil es el indicador demográfico que señala el número de defunciones de niños en una población de cada mil nacimientos vivos registrados, durante el primer año de su vida. Aunque la tasa de mortalidad infantil se mide sobre los niños menores de 1 año, también se ha medido algunas veces en niños menores de 5 años. La consideración del primer año de vida para establecer el indicador de la mortalidad infantil se debe a que el primer año de vida es el más crítico en la supervivencia del ser humano: cuando se sobrepasa el primer cumpleaños, las probabilidades de supervivencia aumentan drásticamente. Se trata de un indicador relacionado directamente con los niveles de pobreza y de calidad de la sanidad gratuita (a mayor pobreza o menor calidad sanitaria, mayor índice de mortalidad infantil) y constituye el objeto de uno de los 8 Objetivos del Milenio de las Naciones Unidas.

Los estándares de mortalidad en según el desarrollo de los países son:

Nivel de desarrollo	Defunciones <1año /1000NV
Alto	9
Medio	46
Bajo	108

En los últimos decenios, las innovaciones de la medicina, los progresos en la atención básica de salud y las políticas sociales favorables han producido grandes aumentos de la esperanza de vida y marcados descensos de la mortalidad infantil" (Kofi A. Annan, Nosotros los pueblos, 2000). Sin embargo las desigualdades son tan amplias en las distintas regiones del planeta, que ello ha llevado a las Naciones Unidas a incluir como uno de los ocho Objetivos del Milenio la reducción de la mortalidad infantil (menos de 5 años) en dos terceras partes entre 1990 y 2015.

Los países con menor mortalidad infantil del mundo son Noruega e Islandia, con 3 por cada 1000 para los niños menores de 1 año, y 4 por cada 1000 para los niños menores de 5 años, respectivamente. En América Latina, Cuba posee la tasa más baja del orden con 6 muertes en niños menores de 5 años por cada 1000 (2012), siguiéndole Chile, con una tasa de 8 por cada 1000 (2012). Los 20 países con peores tasas de mortalidad infantil pertenecen todos al África, siendo Níger el que registra la peor del mundo con 154‰ y 262 respectivamente. En América Latina es Haití el país con los peores índices (76 y 118), y en Asia es Yemen (82 y 113). Colombia presenta una tasa de 15,92 y el departamento del Atlántico una de 13,1.

La tendencia en mortalidad infantil en menores de 1 y en menores de 5 años en el departamento del Atlántico permite inferir la importancia de fortalecer la capacidad resolutiva del primer nivel tanto en infraestructura hospitalaria de las salas de parto y en la conformación de equipos de atención primaria en salud que gestionen riesgos obstétricos y perinatales.

Veamos ahora las causas de mortalidad según los registros DANE para 2012 en el Departamento del Atlántico.

Tabla 42. Causas de mortalidad en el Departamento (2012)

No.	Causa (lista CIE-X, categoría de tres dígitos)	Total	% Participación
1	ENFERMEDADES ISQUÉMICAS DEL CORAZÓN	489	17,98
2	ENFERMEDADES CEREBROVASCULARES	236	8,68
3	ENF. CRÓNICAS VÍAS RESPIRATORIAS INFERIORES	117	4,30
4	ENFERMEDADES HIPERTENSIVAS	116	4,26
5	INFECCIONES RESPIRATORIAS AGUDAS	111	4,08
6	DIABETES MELLITUS	106	3,90
7	AGRESIONES (HOMICIDIOS), INCLUSIVE SECUELAS	95	3,49
8	ENFERMEDADES SISTEMA URINARIO	82	3,01
9	SÍNTOMAS, SIGNOS Y AFECCIONES MAL DEFINIDAS	82	3,01
10	RESIDUO	78	2,87
Resto de causas		1.208	44,41
Total		**2.720**	**100,00**

Fuente: DANE

Observamos que las causas de mortalidad por enfermedades cardiovasculares ascienden al 35%, frente al 40% nacional. La principal causa de mortalidad son las enfermedades isquémicas del corazón (18%) pero al sumar las enfermedades cerebrovasculares, hipertensión y la diabetes suman el 35% que hemos mencionado.

Ya en las causas de mortalidad notamos la transición epidemiológica que habíamos mencionado antes, por lo que es importante fortalecer la atención primaria en salud sobre todo con equipos de gestión de riesgos cardiovasculares.

7.2.4 Morbilidad

Tabla 43 Primeras 10 causas de morbilidad por consulta externa 2012 en el Departamento del Atlántico

No.	Causa (lista CIE-X, categoría de tres dígitos)	Total	% Participación
1	C21 - FACTORES QUE INFLUYEN EN EL ESTADO DE SALUD Y CONTACTO CON LOS SERVICIOS DE SALUD	55.816	16,3%
2	C18 - SÍNTOMAS, SIGNOS Y HALLAZGOS ANORMALES CLÍNICOS Y DE LABORATORIO, NO CLASIFICADOS EN OTRA PARTE	36.390	10,6%
3	C11 - ENFERMEDADES DEL SISTEMA DIGESTIVO	35.100	10,3%
4	C14 - ENFERMEDADES DEL SISTEMA GENITOURINARIO	31.198	9,1%
5	C10 - ENFERMEDADES DEL SISTEMA RESPIRATORIO	30.141	8,8%
6	C13 - ENFERMEDADES DEL SISTEMA OSTEO-MUSCULAR Y DEL TEJIDO CONJUNTIVO	28.926	8,4%
7	C09 - ENFERMEDADES DEL SISTEMA CIRCULATORIO	25.893	7,6%
8	C01 - CIERTAS ENFERMEDADES INFECCIOSAS Y PARASITARIAS	20.554	6,0%

9	C04 - ENFERMEDADES ENDOCRINAS, NUTRICIONALES Y METABÓLICAS	15.872	4,6%
10	C12 - ENFERMEDADES DE LA PIEL Y DEL TEJIDO SUBCUTÁNEO	13.617	4,0%
RESTO DE CAUSAS		48.878	14,3%
TOTAL		342.385	100,0%

Fuente: SISPRO (No incluye Barranquilla)

7.2.5 Perfil socioeconómico del Departamento del Atlántico

Al analizar el anuario estadístico del Departamento para 2011, expedido por la Secretaría de Planeación departamental, encontramos las siguientes cifras socioeconómicas: el departamento el 33,9% de las personas se encuentran en situación de pobreza y sólo el 4,7% en pobreza extrema. El índice GINI es de 0,464.

Según el DANE en la Encuesta Continua de Hogares para el año 2012, el ingreso per cápita promedio en el departamento de Atlántico fue de $443.033, con un crecimiento de 10,9% con respecto al 2011. Esto indica que una familia promedio en Atlántico compuesta por cuatro personas, tiene un ingreso de $1.772.132.

Según esta misma fuente la línea de pobreza es el costo per cápita de una canasta de bienes (alimentarios y no alimentarios) mínima que garantiza unos niveles de vida aceptables en un área geográfica determinada. En 2012 la línea de pobreza en Atlántico fue de $220.510 pesos con un aumento de 4,6% con respecto a 2011, cuando fue $210.9062

De acuerdo con lo anterior, un hogar en Atlántico compuesto por 4 personas, será clasificado como pobre si su ingreso está por debajo de $882.040, es decir no alcanza para comprar la canasta de pobreza.

Según la encuesta SISBEN 2013 se focalizaron 394568 hogares, en los cuales habitan 1519225 personas consideradas pobres (densidad del núcleo familiar 4,08). En total se identificaron 928.112 personas en el nivel SISBEN 1, 199.623 en el nivel Sisben 2 para un total de 1.127.735 pobres (47% del total de la población)

Tabla 44. Pobreza según SISBEN en el Departamento del Atlántico, 2013

Base certificada corte Febrero 2013 - registros validados					Densidad familiar	Nivel Régimen Subsidiado		
Código	Municipio	Total fichas	Total hogares	Total personas		1	2	Total general
8001	Barranquilla	199.553	204.405	722.987	3,62	454.525	115.595	570.120
8078	Baranoa	10.575	13.024	53.325	5,04	33.128	8.136	41.264
8137	Campo De La Cruz	3.502	3.775	21.003	6,00	17.273	2.065	19.338
8141	Candelaria	2.396	2.610	13.360	5,58	12.085	546	12.631

Base certificada corte Febrero 2013 - registros validados					Densidad familiar	Nivel Régimen Subsidiado		
Código	Municipio	Total fichas	Total hogares	Total personas		1	2	Total general
8296	Galapa	6.872	8.090	34.426	5,01	19.360	4.876	24.236
8372	Juan De Acosta	3.273	3.435	16.627	5,08	10.823	1.692	12.515
8421	Luruaco	5.073	5.482	25.884	5,10	22.696	1.739	24.435
8433	Malambo	17.459	21.854	82.546	4,73	49.147	8.198	57.345
8436	MANATÍ	2.625	3.504	15.611	5,95	12.258	1.563	13.821
8520	Palmar De Varela	4.482	4.854	21.860	4,88	13.455	2.804	16.259
8549	Piojo	947	1.030	5.049	5,33	3.761	538	4.299
8558	Polonuevo	2.558	3.461	13.215	5,17	9.541	1.796	11.337
8560	Ponedera	3.951	4.579	20.017	5,07	17.925	1.361	19.286
8573	Puerto Colombia	6.262	7.046	25.875	4,13	15.407	1.866	17.273
8606	REPELÓN	4.408	5.327	23.029	5,22	19.337	1.854	21.191
8634	Sabanagrande	4.993	6.078	26.461	5,30	12.571	3.946	16.517
8638	Sabanalarga	11.628	11.678	58.085	5,00	50.451	3.565	54.016
8675	Santa Lucía	2.224	3.031	10.885	4,89	8.946	666	9.612
8685	Santo Tomás	3.630	3.879	19.088	5,26	6.131	2.665	8.796
8758	Soledad	70.778	71.472	280.196	3,96	119.100	30.426	149.526
8770	Suan	1.671	1.721	10.368	6,20	6.161	1.674	7.835
8832	TUBARÁ	2.135	2.427	10.792	5,05	8.062	963	9.025
8849	Usiacuri	1.638	1.806	8.536	5,21	5.969	1.089	7.058
Total		**372.633**	**394.568**	**1.519.225**	4,08	**928.112**	**199.623**	**1.127.735**

Fuente: Planeación departamental junio 2013

Veamos a continuación un análisis detallado de la demanda potencial de cada servicio para analizar la suficiencia de la red existente según cada subred de referencia y contrarreferencia.

La población usuaria de los servicios según subredes es la siguiente:

Tabla 45. Distribución de la población por subredes de atención en el departamento del Atlántico

NODO RED PRESTADORA	MUNICIPIO	TOTAL HOMBRES	MEF	TOTAL MUJERES	TOTAL HABITANTES
Cordialidad Centro	BARANOA	28.683	14.512	27.958	56.641
Cordialidad Centro	GALAPA	20.695	10.417	19.725	40.420
Cordialidad Centro	POLO NUEVO	7.582	3.896	7.436	15.018
Cordialidad Centro	USIACURÍ	4.834	2.307	4.458	9.292
Cordialidad Centro	LURUACO	13.495	6.528	12.711	26.206
Cordialidad Centro	MANATÍ	7.805	4.074	7.533	15.338
Cordialidad Centro	REPELÓN	13.020	6.226	12.400	25.420
Cordialidad Centro	**SABANALARGA**	48.798	23.508	47.168	95.966
Cordialidad Centro	SANTA LUCÍA	6.014	2.866	5.764	11.778
Total Cordialidad Centro		150.926	74.334	145.153	296.079
Mar Caribe	JUAN DE ACOSTA	8.513	4.172	7.845	16.358
Mar Caribe	PIOJÓ	2.575	1.281	2.537	5.112
Mar Caribe	PUERTO COLOMBIA	13.852	7.279	13.457	27.309
Mar Caribe	TUBARÁ	5.865	2.685	5.149	11.014
Mar Caribe	**BARRANQUILLA**	585.098	329.561	621.848	1.206.946
Total Mar Caribe		615.903	344.978	650.836	1.266.739
Río Magdalena	MALAMBO	59.538	30.557	57.745	117.283
Río Magdalena	PALMAR DE VARELA	12.943	6.397	12.094	25.037
Río Magdalena	PONEDERA	11.201	5.087	10.383	21.584
Río Magdalena	SABANAGRANDE	15.646	7.846	14.716	30.362
Río Magdalena	SANTO TOMÁS	12.578	6.529	12.489	25.067
Río Magdalena	**SOLEDAD**	288.281	159.908	294.493	582.774

Río Magdalena	CAMPO DE LA CRUZ	8.352	3.974	8.266	16.618
Río Magdalena	CANDELARIA	6.521	2.913	5.892	12.413
Río Magdalena	SUAN	4.601	2.313	4.353	8.954
Total Río Magdalena		419.661	225.524	420.431	840.092
Total general		**1.186.490**	**644.836**	**1.216.420**	**2.402.910**

Fuente: DANE y cálculos del autor

7.3 Proyección de demanda potencial y análisis de suficiencia de la red existente

7.3.1 Análisis de suficiencia de la red de salud oral

NODO RED PRESTADORA	MUNICIPIO	Aplicación de fluor	Sellantes	Sellantes población 6 a 69	Demanda potencial odontología	Consultorios de Odontología General (Privado)	Consultorios de Odontología General (Público)	Consultorios de odontología General	Total capacidad instalada	Capacidad instalada anual de 1 consultorio 48 horas semanales	Consultorios requeridos	Déficit o superávit de consultorios odontológicos
Cordialidad Centro	BARANOA	4.212	3.011	79.584	86.807	5	5	10	74.880	7.488	12	-2
Cordialidad Centro	GALAPA	3.384	2.419	57.120	62.923	2	2	4	29.952	7.488	8	-4
Cordialidad Centro	POLO NUEVO	1.122	802	21.156	23.080	1	3	4	29.952	7.488	3	1
Cordialidad Centro	USIACURÍ	693	495	12.936	14.124	-	1	1	7.488	7.488	2	-1
Cordialidad Centro	LURUACO	2.126	1.519	36.132	39.777	1	1	2	14.976	7.488	5	-3
Cordialidad Centro	MANATÍ	1.059	757	21.732	23.548	-	1	1	7.488	7.488	3	-2
Cordialidad Centro	REPELÓN	2.145	1.533	35.028	38.706	2	2	4	29.952	7.488	5	-1
Cordialidad Centro	SABANALARGA	7.681	5.490	133.260	146.431	13	7	20	149.760	7.488	20	-
Cordialidad Centro	SANTA LUCÍA	1.031	737	16.248	18.016	-	2	2	14.976	7.488	2	-
Total Cordialidad Centro		23.453	16.763	413.196	453.412	24	24	48	359.424	67.392	61	-12
Mar Caribe	JUAN DE ACOSTA	1.270	908	23.160	25.338	2	3	5	37.440	7.488	3	2
Mar Caribe	PIOJÓ	434	310	7.044	7.788	2	1	3	22.464	7.488	1	2
Mar Caribe	PUERTO COLOMBIA	1.973	1.410	39.396	42.779	3	1	4	29.952	7.488	6	-2
Mar Caribe	TUBARÁ	805	575	15.528	16.908	-	2	2	14.976	7.488	2	-
Mar Caribe	BARRANQUILLA	85.540	61.138	1.720.344	1.867.022	169	52	221	1.654.848	7.488	249	-28
Total Mar Caribe		90.022	64.341	1.805.472	1.959.835	176	59	235	1.759.680	37.440	262	-26
Río Magdalena	MALAMBO	9.361	6.690	166.464	182.515	9	4	13	97.344	7.488	24	-11
Río Magdalena	PALMAR DE VARELA	1.964	1.404	35.568	38.936	-	1	1	7.488	7.488	5	-4
Río Magdalena	PONEDERA	1.805	1.290	29.772	32.867	-	2	2	14.976	7.488	4	-2
Río Magdalena	SABANAGRANDE	2.339	1.672	43.464	47.475	1	1	2	14.976	7.488	6	-4
Río Magdalena	SANTO TOMÁS	1.841	1.316	35.640	38.797	4	1	5	37.440	7.488	5	-
Río Magdalena	SOLEDAD	45.975	32.860	836.124	914.959	32	8	40	299.520	7.488	122	-82
Río Magdalena	CAMPO DE LA CRUZ	1.602	1.145	22.752	25.499	1	2	3	22.464	7.488	3	-
Río Magdalena	CANDELARIA	1.119	800	17.448	19.367	-	3	3	22.464	7.488	3	-
Río Magdalena	SUAN	701	501	12.828	14.030	-	1	1	7.488	7.488	2	-1
Total Río Magdalena		66.707	47.678	1.200.060	1.314.445	47	23	70	524.160	67.392	176	-104
Total general		180.182	128.782	3.418.728	3.727.692	247	106	353	2.643.264	172.224	498	-142

Fuente: cálculos del autor a partir de REPS, SISPRO, Minsalud; Registro Departamental de Prestadores y DANE.

El Departamento cuenta con 247 consultorios privados y 106 públicos, para un total de 353 consultorios de odontología. Realizando 3 actividades por hora, 8 horas al día de lunes a sábado (48 horas semanales) estarían en condición de realizar un total de 2.643.264 atenciones de salud oral. Al proyectar la demanda potencial de servicios de odontología de conformidad con las guías de promoción y prevención en salud oral del Ministerio de Salud y Protección Social, se estima una demanda potencial de 3.727.692 de actividades, la que puede satisfacerse con un total de 498 consultorios de 48 horas semanales. Esto refleja un déficit teórico de 142 consultorios, lo que pudiera satisfacerse con aumentar el horario de atención de los consultorios públicos de 8 a 12 horas al día, de lunes a sábado. En la práctica tal déficit no se siente por la baja cobertura de los programas de salud oral por la ausencia de acciones de demanda inducida y la deserción de los pacientes que acuden a los centros de salud. Esto puede corroborarse por los altos niveles de glosas en los contratos de capitación de nivel 1 por baja cobertura de los programas de salud oral.

7.3.2 Análisis de suficiencia de consultorios de medicina general

		CONSULTORIO DE MEDICINA GENERAL									
NODO RED PRESTADORA	MUNICIPIO	Consultorio Medicina General (Privada)	Consultorio Medicina General (Público)	Total consultorios Medicina General	Capacidad Anual de 1 consultorio 8 horas 5 días a la semana	Capacidad instalada consulta medicina general	Población objeto	Tasa de frecuencia de uso	Demanda Consulta Medicina General	Consultorio requeridos	Déficit o superávit de consultorios Med Gnral
Cordialidad Centro	BARANOA	6	9	15	6.240	93.600	56.641	2,00	113.282	18	-3
Cordialidad Centro	GALAPA	5	2	7	6.240	43.680	40.420	2,00	80.840	12	-5
Cordialidad Centro	POLO NUEVO	3	3	6	6.240	37.440	15.018	2,00	30.036	4	2
Cordialidad Centro	USIACURÍ		2	2	6.240	12.480	9.292	2,00	18.584	2	-
Cordialidad Centro	LURUACO	2	8	10	6.240	62.400	26.206	2,00	52.412	8	2
Cordialidad Centro	MANATÍ		2	2	6.240	12.480	15.338	2,00	30.676	4	-2
Cordialidad Centro	REPELÓN	3	9	12	6.240	74.880	25.420	2,00	50.840	8	4
Cordialidad Centro	**SABANALARGA**	25	15	40	6.240	249.600	95.966	2,00	191.932	30	10
Cordialidad Centro	SANTA LUCÍA		3	3	6.240	18.720	11.778	2,00	23.556	3	-
Total Cordialidad Centro		**44**	**53**	**97**	**56.160**	**605.280**	**296.079**		**592.158**	**89**	8
Mar Caribe	JUAN DE ACOSTA	4	6	10	6.240	62.400	16.358	2,00	32.716	5	5
Mar Caribe	PIOJÓ		3	3	6.240	18.720	5.112	2,00	10.224	1	2
Mar Caribe	PUERTO COLOMBIA	3	3	6	6.240	37.440	27.309	2,00	54.618	8	-2
Mar Caribe	TUBARÁ	1	8	9	6.240	56.160	11.014	2,00	22.028	3	6
Mar Caribe	**BARRANQUILLA**	294	86	380	6.240	2.371.200	1.206.946	2,00	2.413.892	386	-6
Total Mar Caribe		**302**	**106**	**408**	**31.200**	**2.545.920**	**1.266.739**		**2.533.478**	**403**	5
Rio Magdalena	MALAMBO	13	8	21	6.240	131.040	117.283	2,00	234.566	37	-16
Rio Magdalena	PALMAR DE VARELA		2	2	6.240	12.480	25.037	2,00	50.074	8	-6
Rio Magdalena	PONEDERA		8	8	6.240	49.920	21.584	2,00	43.168	6	2
Rio Magdalena	SABANAGRANDE	3	2	5	6.240	31.200	30.362	2,00	60.724	9	-4
Rio Magdalena	SANTO TOMÁS	6	2	8	6.240	49.920	25.067	2,00	50.134	8	-
Rio Magdalena	**SOLEDAD**	56	12	68	6.240	424.320	582.774	2,00	1.165.548	186	-118
Rio Magdalena	CAMPO DE LA CRUZ	4	3	7	6.240	43.680	16.618	2,00	33.236	5	2
Rio Magdalena	CANDELARIA		5	5	6.240	31.200	12.413	2,00	24.826	3	2
Rio Magdalena	SUAN		2	2	6.240	12.480	8.954	2,00	17.908	2	-
Total Río Magdalena		**82**	**44**	126	**56.160**	**786.240**	**840.092**		**1.680.184**	**264**	-138
Total general		**428**	**203**	631	**143.520**	**3.937.440**	**2.402.910**		**4.805.820**	**756**	-125

Fuente: cálculos del autor a partir de REPS, SISPRO, Minsalud; Registro Departamental de Prestadores y DANE.

El Departamento cuenta con 428 consultorios privados y 203 públicos, para un total de 631 consultorios de medicina general. Realizando 3 actividades por hora, 8 horas al día de lunes a viernes (40 horas semanales) estarían en condición de realizar un total de 3´937.440 consultas. Al proyectar la demanda potencial de servicios a razón de 2 consultas por persona por año, se estima una demanda potencial de 4.805.820 consultas, la que puede satisfacerse con un total de 756 consultorios de 40 horas semanales. Esto refleja un déficit teórico de 125 consultorios, principalmente en la subred de Río Magdalena, lo que refleja la poca capacidad resolutiva que aún tienen la Empresa Social del Estado Hospital Materno Infantil Ciudadela Metropolitana de Soledad y la ESE Hospital Local de Malambo. Sería conveniente garantizar que los consultorios de medicina general atiendan 72 horas semanales (12 horas por día de lunes a sábado) antes de pensar en abrir otros consultorios, no obstante es necesario abrir consultorios en las ESE de primer nivel de atención en Soledad y Malambo.

7.3.3 Análisis de suficiencia de consultorios de urgencia

		CONSULTORIO DE URGENCIAS									
NODO RED PRESTADORA	MUNICIPIO	Consultorio Urgencia (Privada)	Consultorio Urgencia (Público)	Total consultorios Urgencia	Capacidad Anual de 1 consultorio	Capacidad instalada consulta Urgencia	Población objeto	Tasa de frecuencia de uso	Demanda Consulta Urgencia	Consultorio requeridos	Déficit o superávit de consultorios Med Gnral
Cordialidad Centro	BARANOA	2	1	3	26.280	78.840	56.641	1,53	86.661	3	-0
Cordialidad Centro	GALAPA	1	1	2	26.280	52.560	40.420	1,53	61.843	2	-0
Cordialidad Centro	POLO NUEVO		1	1	26.280	26.280	15.018	1,53	22.978	1	0
Cordialidad Centro	USIACURÍ		1	1	26.280	26.280	9.292	1,53	14.217	1	0
Cordialidad Centro	LURUACO		1	1	26.280	26.280	26.206	1,53	40.095	2	-1
Cordialidad Centro	MANATÍ		1	1	26.280	26.280	15.338	1,53	23.467	1	0
Cordialidad Centro	REPELÓN		1	1	26.280	26.280	25.420	1,53	38.893	1	-0
Cordialidad Centro	SABANALARGA	1	1	2	26.280	52.560	95.966	1,53	146.828	6	-4
Cordialidad Centro	SANTA LUCÍA		1	1	26.280	26.280	11.778	1,53	18.020	1	0
Total Cordialidad Centro		**4**	**9**	**13**		**341.640**	**296.079**		**453.001**	**17**	-4
Mar Caribe	JUAN DE ACOSTA		1	1	26.280	26.280	16.358	1,53	25.028	1	0
Mar Caribe	PIOJÓ		1	1	26.280	26.280	5.112	1,53	7.821	0	1
Mar Caribe	PUERTO COLOMBIA	2	1	3	26.280	78.840	27.309	1,53	41.783	2	1
Mar Caribe	TUBARÁ		1	1	26.280	26.280	11.014	1,53	16.851	1	0
Mar Caribe	**BARRANQUILLA**	34	9	43	26.280	1.130.040	1.206.946	1,53	1.846.627	70	-27
Total Mar Caribe		**36**	**13**	**49**		**1.287.720**	**1.266.739**		**1.938.110**	**74**	-25
Río Magdalena	MALAMBO	2	1	3	26.280	78.840	117.283	1,53	179.443	7	-4
Río Magdalena	PALMAR DE VARELA		1	1	26.280	26.280	25.037	1,53	38.307	1	-0
Río Magdalena	PONEDERA		1	1	26.280	26.280	21.584	1,53	33.024	1	-0
Río Magdalena	SABANAGRANDE		1	1	26.280	26.280	30.362	1,53	46.454	2	-1
Río Magdalena	SANTO TOMÁS		1	1	26.280	26.280	25.067	1,53	38.353	1	-0
Río Magdalena	**SOLEDAD**	11	4	15	26.280	394.200	582.774	1,53	891.644	34	-19
Río Magdalena	CAMPO DE LA CRUZ		1	1	26.280	26.280	16.618	1,53	25.426	1	0
Río Magdalena	CANDELARIA		1	1	26.280	26.280	12.413	1,53	18.992	1	0
Río Magdalena	SUAN		1	1	26.280	26.280	8.954	1,53	13.700	1	0
Total Río Magdalena		**13**	**12**	**25**		**657.000**	**840.092**		**1.285.343**	**49**	-24
Total general		**53**	**34**	**87**	-	**2.286.360**	**2.402.910**		**3.676.454**	**140**	-53

Fuente: cálculos del autor a partir de REPS, SISPRO, Minsalud; Registro Departamental de Prestadores y DANE.

El Departamento cuenta con 53 consultorios privados y 34 públicos, para un total de 87 consultorios de urgencia. Realizando 3 actividades por hora, 24 horas al día de lunes a lunes, estarían en condición de realizar un total de 2´286.360 consultas. Al proyectar la demanda potencial de servicios a razón de 1,53 consultas por persona por año, se estima una demanda potencial de 3.676.454 consultas, la que puede satisfacerse con un total de 140 consultorios de urgencia. Esto refleja un déficit teórico de 53 consultorios, principalmente en la subred de Río Magdalena, lo que refleja la poca capacidad resolutiva que aún tienen la Empresa Social del Estado Hospital Materno Infantil Ciudadela Metropolitana de Soledad y la ESE Hospital Local de Malambo. Como vemos, Barranquilla y Soledad reflejan un faltante de 25 y 24 consultorios de urgencia. La Empresa Social del Estado Hospital Materno Infantil Ciudadela Metropolitana de Soledad sólo cuenta con dos centros de atención de urgencias (13 de Junio y Ciudadela Metropolitana) para atender 582.774 habitantes. Sería conveniente fortalecer la capacidad resolutiva de urgencias del primer nivel de Soledad con al menos dos centros de atención de 24 horas adicionales y una urgencia resolutiva de 4 consultorios prioritarios en la ESE Ceminsa, que también refleja un faltante.

7.3.4 Análisis de suficiencia de camas de adulto

NODO RED PRESTADORA	MUNICIPIO	Población Adulta	ANÁLISIS DE CAMAS DE ADULTOS							
			Camas Adultos (Privada)	Camas Adultos (Pública)	Total camas Adulto	Estancias disponibles	Ingresos esparados	Estancias demandadas	CAMAS NECESARIAS	Camas existentes - Camas necesarias
Cordialidad Centro	BARANOA	36.187	18	6	24	8.760	1.556	8.402	27	-3
Cordialidad Centro	GALAPA	23.991		9	9	3.285	1.032	5.573	18	-9
Cordialidad Centro	POLO NUEVO	9.567		2	2	730	411	2.219	7	-5
Cordialidad Centro	USIACURÍ	5.875		-	-	-	253	1.366	4	-4
Cordialidad Centro	LURUACO	15.630		-	-	-	672	3.629	12	-12
Cordialidad Centro	MANATÍ	10.123	5	5	10	3.650	435	2.349	8	2
Cordialidad Centro	REPELÓN	14.741		4	4	1.460	634	3.424	11	-7
Cordialidad Centro	**SABANALARGA**	58.048	15	55	70	25.550	2.496	13.478	43	27
Cordialidad Centro	SANTA LUCÍA	6.833		4	4	1.460	294	1.588	5	-1
Total Cordialidad Centro		**180.995**	**38**	**85**	**123**	**44.895**	**7.783**	**42.028**	**135**	**-12**
Mar Caribe	JUAN DE ACOSTA	10.259		6	6	2.190	441	2.381	8	-2
Mar Caribe	PIOJÓ	2.976			-	-	128	691	2	-2
Mar Caribe	PUERTO COLOMBIA	18.002	25	4	29	10.585	774	4.180	13	16
Mar Caribe	TUBARÁ	7.103		2	2	730	305	1.647	5	-3
Mar Caribe	**BARRANQUILLA**	799.161	1.577	181	1.758	641.670	34.364	185.566	598	1.160
Total Mar Caribe		**837.501**	**1.602**	**193**	**1.795**	**655.175**	**36.012**	**194.465**	**626**	**1.169**
Río Magdalena	MALAMBO	71.464	4	10	14	5.110	3.073	16.594	53	-39
Río Magdalena	PALMAR DE VARELA	15.695		4	4	1.460	675	3.645	12	-8
Río Magdalena	PONEDERA	12.649		2	2	730	544	2.938	9	-7
Río Magdalena	SABANAGRANDE	19.212		2	2	730	826	4.460	14	-12
Río Magdalena	SANTO TOMÁS	16.367		3	3	1.095	704	3.802	12	-9
Río Magdalena	**SOLEDAD**	361.179	84	50	134	48.910	15.531	83.867	270	-136
Río Magdalena	CAMPO DE LA CRUZ	8.994		8	8	2.920	387	2.090	7	1
Río Magdalena	CANDELARIA	7.089		2	2	730	305	1.647	5	-3
Río Magdalena	SUAN	5.667		4	4	1.460	244	1.318	4	-
Total Río Magdalena		**518.316**	**88**	**85**	**173**	**63.145**	**22.289**	**120.361**	**386**	**-213**
Total general		**1.536.812**	**1.728**	**363**	**2.091**	**763.215**	**66.084**	**356.854**	**1.147**	**944**

Fuente: cálculos del autor a partir de REPS, SISPRO, Minsalud; Registro Departamental de Prestadores y DANE.

El departamento cuenta con 2.091 camas de adulto, de las cuales el 82% es red privada. La capacidad instalada actual genera 763.215 estancias disponibles. Estimando la demanda potencial a razón de 43 ingresos por mil adultos se esperan unos 66.083 ingresos que demandarán 356.848 estancias (estancia media de 5,4). Esta demanda puede satisfacerse con 1.150 camas, por lo que se concluye que la red hospitalaria de camas de adulto es suficiente y presenta una sobreoferta de 944 camas, la cual se encuentra concentrada principalmente en la ciudad de Barranquilla, que presenta un sobrante de 1.169 camas. Llama la atención, que la subred de Río Magdalena presenta un faltante de 213 camas que por su cercanía con Barranquilla, es satisfecho y cubierto de manera holgada, por lo que sólo corresponde fortalecer el sistema de referencia de pacientes de las ESE de nivel 1 de esta subred, sobre todo las de Soledad y Malambo, que presentan los déficit más pronunciados. La subred de Cordialidad Centro presenta también un faltante de 12 camas a expensas del municipio de Luruaco, lo cual viene a empeorarse con la demanda del municipio de Santa Catalina, departamento de Bolívar, que también demanda servicios en ese municipio.

7.3.5 Análisis de suficiencia de camas de UCI Adultos

		ANÁLISIS DE CAMAS DE UCI ADULTOS							
NODO RED PRESTADORA	MUNICIPIO	Camas Cuidado Intensivo Adulto (Privada)	Camas Cuidado Intensivo Adulto (Pública)	Total Camas Cuidado Intensivo Adulto	Estancias disponibles	Ingresos esparados	Estancias demandadas	CAMAS NECESARIAS	Camas existentes - Camas necesarias
Cordialidad Centro	BARANOA	-	-	-	-	615	2.645	9	-9
Cordialidad Centro	GALAPA	-	-	-	-	408	1.754	6	-6
Cordialidad Centro	POLO NUEVO	-	-	-	-	163	701	2	-2
Cordialidad Centro	USIACURÍ	-	-	-	-	100	430	1	-1
Cordialidad Centro	LURUACO	-	-	-	-	266	1.144	4	-4
Cordialidad Centro	MANATÍ	-	-	-	-	172	740	2	-2
Cordialidad Centro	REPELÓN	-	-	-	-	251	1.079	3	-3
Cordialidad Centro	SABANALARGA	24	-	24	8.760	987	4.244	14	10
Cordialidad Centro	SANTA LUCÍA	-		-	-	116	499	2	-2
Total Cordialidad Centro		**24**	**-**	**24**	**8.760**	**3.078**	**13.236**	**43**	**-19**
Mar Caribe	JUAN DE ACOSTA	-	-	-	-	174	748	2	-2
Mar Caribe	PIOJÓ	-	-	-	-	51	219	1	-1
Mar Caribe	PUERTO COLOMBIA	3	-	3	1.095	306	1.316	4	-1
Mar Caribe	TUBARÁ	-	-	-	-	121	520	2	-2
Mar Caribe	**BARRANQUILLA**	279	20	299	109.135	13.586	58.420	188	111
Total Mar Caribe		**282**	**20**	**302**	**110.230**	**14.238**	**61.223**	**197**	**105**
Río Magdalena	MALAMBO	-	-	-	-	1.215	5.225	17	-17
Río Magdalena	PALMAR DE VARELA	-	-	-	-	267	1.148	4	-4
Río Magdalena	PONEDERA	-	-	-	-	215	925	3	-3
Río Magdalena	SABANAGRANDE	-	-	-	-	327	1.406	5	-5
Río Magdalena	SANTO TOMÁS	-	-	-	-	278	1.195	4	-4
Río Magdalena	**SOLEDAD**	29	-	29	10.585	6.140	26.402	85	-56
Río Magdalena	CAMPO DE LA CRUZ	-	-	-	-	153	658	2	-2
Río Magdalena	CANDELARIA	-	-	-	-	121	520	2	-2
Río Magdalena	SUAN	-	-	-	-	96	413	1	-1
Total Río Magdalena		**29**	**-**	**29**	**10.585**	**8.812**	**37.892**	**123**	**-94**
Total general		**335**	**20**	**355**	**129.575**	**26.128**	**112.351**	**363**	**-8**

Fuente: cálculos del autor a partir de REPS, SISPRO, Minsalud; Registro Departamental de Prestadores y DANE.

El departamento cuenta con 355 camas de UCI adulto, de las cuales el 94% es red privada. La capacidad instalada actual genera 129.575 estancias disponibles. Estimando la demanda potencial a razón de 17 ingresos por mil adultos se esperan unos 26.128 ingresos que demandarán 112.351 estancias (estancia media de 4,3). Esta demanda puede satisfacerse con 363 camas, que al compararlo con las 355 existente, nos arroja un faltante de 8 camas. Las subredes de Cordialidad y Río Magdalena presentan un faltante de 19 y 94 camas, que son compensados por el sobrante de 105 camas de la subred Mar Caribe. En vista de la cercanía de Soledad y Malambo a la ciudad de Barranquilla, sería recomendable que esas 8 camas faltantes se abrieran en la ESE Departamental de Sabanalarga y no en el Hospital Juan Dominguez Romero de Soledad. No debe subestimarse el número de 8 camas faltantes, pues implica un déficit de 2920 estáncias, que conlleva a la desatención de unos 1000 pacientes al año, es decir, una dificultad de ubicar diariamente entre 2 y 3 pacientes (2,8) por falta, precisamente, de esas camas.

7.3.6 Análisis de suficiencia de camas de cuidados intermedios de adulto

		ANÁLISIS DE CAMAS DE CUIDADOS INTERMEDIOS ADULTOS							
NODO RED PRESTADORA	MUNICIPIO	Camas Cuidado Intermedio Adulto (Privada)	Camas Cuidado Intermedio Adulto (Pública)	Totoal Camas Cuidado Intermedio Adulto	Estancias disponibles	Ingresos esparados	Estancias demandadas	CAMAS NECESARIAS	Camas existentes - Camas necesarias
Cordialidad Centro	BARANOA	-	-	-	-	470	1.363	4	-4
Cordialidad Centro	GALAPA	-	-	-	-	312	905	3	-3
Cordialidad Centro	POLO NUEVO	-	-	-	-	124	360	1	-1
Cordialidad Centro	USIACURÍ	-	-	-	-	76	220	1	-1
Cordialidad Centro	LURUACO	-	-	-	-	203	589	2	-2
Cordialidad Centro	MANATÍ	4	-	4	1.460	132	383	1	3
Cordialidad Centro	REPELÓN	-	-	-	-	192	557	2	-2
Cordialidad Centro	**SABANALARGA**	6	-	6	2.190	755	2.190	7	-1
Cordialidad Centro	SANTA LUCÍA	-	-	-	-	89	258	1	-1
Total Cordialidad Centro		**10**	**-**	**10**	**3.650**	**2.353**	**6.824**	**22**	**-12**
Mar Caribe	JUAN DE ACOSTA	-	-	-	-	133	386	1	-1
Mar Caribe	PIOJÓ	-	-	-	-	39	113	0	-
Mar Caribe	PUERTO COLOMBIA	-	-	-	-	234	679	2	-2
Mar Caribe	TUBARÁ	-	-	-	-	92	267	1	-1
Mar Caribe	**BARRANQUILLA**	127	12	139	50.735	10.389	30.128	97	42
Total Mar Caribe		**127**	**12**	**139**	**50.735**	**10.887**	**31.572**	**101**	**38**
Río Magdalena	MALAMBO	-	-	-	-	-	-	0	-
Río Magdalena	PALMAR DE VARELA	-	-	-	-	204	592	2	-2
Río Magdalena	PONEDERA	-	-	-	-	164	476	2	-2
Río Magdalena	SABANAGRANDE	-	-	-	-	250	725	2	-2
Río Magdalena	SANTO TOMÁS	-	-	-	-	213	618	2	-2
Río Magdalena	**SOLEDAD**	9	3	12	4.380	4.695	13.616	44	-32
Río Magdalena	CAMPO DE LA CRUZ	-	-	-	-	117	339	1	-1
Río Magdalena	CANDELARIA	-	-	-	-	92	267	1	-1
Río Magdalena	SUAN	-	-	-	-	74	215	1	-1
Total Río Magdalena		**9**	**3**	**12**	**4.380**	**5.809**	**16.846**	**55**	**-43**
Total general		**146**	**15**	**161**	**58.765**	**19.049**	**55.242**	**178**	**-17**

Fuente: cálculos del autor a partir de REPS, SISPRO, Minsalud; Registro Departamental de Prestadores y DANE.

El departamento cuenta con 161 camas de adulto, de las cuales el 91% es red privada. La capacidad instalada actual genera 58.765 estancias disponibles. Estimando la demanda potencial a razón de 13 ingresos por mil adultos se esperan unos 19.049 ingresos que demandarán 55.242 estancias (estancia media de 4,3). Esta demanda puede satisfacerse con 178 camas, que al compararlo con las 161 existente, nos arroja un faltante de 17 camas. Las subredes de Cordialidad y Río Magdalena presentan un faltante de 12 y 43 camas, que son compensados por el sobrante de 38 camas de la subred Mar Caribe. En vista de la cercanía de Soledad y Malambo a la ciudad de Barranquilla, sería recomendable que esas 17 camas faltantes se abrieran en la ESE Departamental de Sabanalarga y no en el Hospital Juan Dominguez Romero de Soledad. Pudiéramos resumir la propuesta en que la ESE Hospital Departamental de Sabanalarga requiere una UCI de Adultos con 10 camas de intensivos y unas 17 camas de intermedios. Esto va acorde además con el perfil epidemiológico del departamento que muestra una carga de enfermedad importante a expensas de riesgos cardiovasculares, hasta el punto en que los municipios alrededor de Sabanalarga muestran una mortalidad a expensas de estos riesgos, que oscilan entre el 38 has el 50%. (Ver Anexo Epidemiológico de Morbilidad y Mortalidad por municipio), por lo que se requiere que el segundo nivel de Sabanalarga vaya tomando una vocación de hospital de Medicina Interna para prepararnos para la transición epidemiológica que ya se está presentando en el departamento, mientras que la ESE Juan Domínguez Romero toma una vocación de Hospital Materno Infantil, complementando así el primer nivel de la Empresa Social del Estado Hospital Materno Infantil Ciudadela Metropolitana de Soledad.

7.3.7 Análisis de camas de UCI quemados de Adulto

		ANÁLISIS DE CAMAS DE UCI QUEMADOS ADULTOS							
NODO RED PRESTADORA	MUNICIPIO	Camas Unidad de Quemados Adulto (Privada)	Camas Unidad de Quemados Adulto (Pública)	Total Camas Unidad de Quemados Adulto	Estancias disponibles	Ingresos esparados	Estancias demandadas	CAMAS NECESARIAS	Camas existentes - Camas necesarias
Cordialidad Centro	BARANOA	-	-	-	-	6	84	0,27	-0
Cordialidad Centro	GALAPA	-	-	-	-	4	56	0,18	-0
Cordialidad Centro	POLO NUEVO	-	-	-	-	1	14	0,05	-0
Cordialidad Centro	USIACURÍ	-	-	-	-	1	14	0,05	-0
Cordialidad Centro	LURUACO	-	-	-	-	2	28	0,09	-0
Cordialidad Centro	MANATÍ	-	-	-	-	2	28	0,09	-0
Cordialidad Centro	REPELÓN	-	-	-	-	2	28	0,09	-0
Cordialidad Centro	SABANALARGA	-	-	-	-	9	126	0,41	-0
Cordialidad Centro	SANTA LUCÍA	-	-	-	-	1	14	0,05	-0
Total Cordialidad Centro		-	-	-	-	**28**	**392**	**1,26**	**-1**
Mar Caribe	JUAN DE ACOSTA	-	-	-	-	2	28	0,09	-0
Mar Caribe	PIOJÓ	-	-	-	-	-	-	-	-
Mar Caribe	PUERTO COLOMBIA	-	-	-	-	3	42	0,14	-0
Mar Caribe	TUBARÁ	-	-	-	-	1	14	0,05	-0
Mar Caribe	**BARRANQUILLA**	10	-	10	3.650	124	1.736	5,60	4
Total Mar Caribe		**10**	-	**10**	**3.650**	**130**	**1.820**	**5,87**	**4**
Río Magdalena	MALAMBO	-	-	-	-	11	154	0,50	-0
Río Magdalena	PALMAR DE VARELA	-	-	-	-	2	28	0,09	-0
Río Magdalena	PONEDERA	-	-	-	-	2	28	0,09	-0
Río Magdalena	SABANAGRANDE	-	-	-	-	3	42	0,14	-0
Río Magdalena	SANTO TOMÁS	-	-	-	-	3	42	0,14	-0
Río Magdalena	**SOLEDAD**	-	-	-	-	56	784	2,53	-3
Río Magdalena	CAMPO DE LA CRUZ	-	-	-	-	1	14	0,05	-0
Río Magdalena	CANDELARIA	-	-	-	-	1	14	0,05	-0
Río Magdalena	SUAN	-	-	-	-	1	14	0,05	-0
Total Río Magdalena		-	-	-	-	**80**	**1.120**	**4**	**-4**
Total general		**10**	-	**10**	**3.650**	**238**	**3.332**	**11**	**-1**

Fuente: cálculos del autor a partir de REPS, SISPRO, Minsalud; Registro Departamental de Prestadores y DANE.

El departamento cuenta con 10 camas de UCI Quemados de Adultos, todas privadas, lo cual genera 3650 estancias al año. Estimando la demanda potencial a razón de 1,55 ingresos por 10.000, con una estancia media de 14 días, se esperan 238 ingresos al año, que demandarán unas 3.332 estancias (estancia media de 14 días) por lo que se requieren 11 camas de UCI quemados de Adultos. Si las 11 camas estuvieran distribuidas 5 en Barranquilla, 4 en Soledad y 2 en Sabanalarga, sería ideal. En vista de la cercanía de Soledad con Barranquilla, recomendamos que la cama faltante se habilite en Sabanalarga.

7.3.8 Análisis total de camas para población adulta

De los cuadros anteriores se conlcuye que el departamento cuenta en total con 2.6.17 camas disponibles de adulto, lo que genera una capacidad expresada en estancias disponibles de 955.205. El indicador de uso de servicios de hospitalización para el departamento es de 73 ingresos por cada 1000 adultos. Se esperan unos 112.426 ingresos hospitalarios de adultos con una estancia media 4,72, que demandarán 530.461 estancias que pudieran satisfacerse perfectamente con 1.710 camas, por lo que se concluye que en el departamento existe una sobre oferta de 907 camas de adulto, que no se percibe en su totalidad por la mala distribución de las camas y la alta concetración de servicios en Barranquilla.

7.3.9 Análisis de suficiencia de camas pediátricas

NODO RED PRESTADORA	MUNICIPIO	Población Pediátrica	Camas Pediátrica (Privada)	Camas Pediátrica (Pública)	Total Camas Pediátricas	Estancias disponibles	Ingresos esparados	Estancias demandadas	CAMAS NECESARIAS	Camas existentes - Camas necesarias
			ANÁLISIS DE CAMAS PEDIÁTRICAS							
Cordialidad Centro	BARANOA	20.454	10	3	13	4.745	716	3.437	11	2
Cordialidad Centro	GALAPA	16.429		6	6	2.190	575	2.760	9	-3
Cordialidad Centro	POLO NUEVO	5.451		2	2	730	191	917	3	-1
Cordialidad Centro	USIACURÍ	3.417		-	-	-	120	576	2	-2
Cordialidad Centro	LURUACO	10.576		-	-	-	370	1.776	6	-6
Cordialidad Centro	MANATÍ	5.215		4	4	1.460	183	878	3	1
Cordialidad Centro	REPELÓN	10.679		2	2	730	374	1.795	6	-4
Cordialidad Centro	**SABANALARGA**	37.918	6	12	18	6.570	1.327	6.370	21	-3
Cordialidad Centro	SANTA LUCÍA	4.945		1	1	365	173	830	3	-2
Total Cordialidad Centro		**115.084**	**16**	**30**	**46**	**16.790**	**4.029**	**19.339**	**64**	**-18**
Mar Caribe	JUAN DE ACOSTA	6.099		3	3	1.095	213	1.022	3	-
Mar Caribe	PIOJÓ	2.136			-	-	75	360	1	-1
Mar Caribe	PUERTO COLOMBIA	9.307	5	2	7	2.555	326	1.565	5	2
Mar Caribe	TUBARÁ	3.911		2	2	730	137	658	2	-
Mar Caribe	**BARRANQUILLA**	407.785	367	39	406	148.190	14.272	68.506	221	185
Total Mar Caribe		**429.238**	**372**	**46**	**418**	**152.570**	**15.023**	**72.110**	**232**	**186**
Río Magdalena	MALAMBO	45.819		4	4	1.460	1.604	7.699	25	-21
Río Magdalena	PALMAR DE VARELA	9.342		3	3	1.095	327	1.570	5	-2
Río Magdalena	PONEDERA	8.935		2	2	730	313	1.502	5	-3
Río Magdalena	SABANAGRANDE	11.150		1	1	365	390	1.872	6	-5
Río Magdalena	SANTO TOMÁS	8.700		3	3	1.095	305	1.464	5	-2
Río Magdalena	**SOLEDAD**	221.595	39	22	61	22.265	7.756	37.229	120	-59
Río Magdalena	CAMPO DE LA CRUZ	7.624		6	6	2.190	267	1.282	4	2
Río Magdalena	CANDELARIA	5.324		2	2	730	186	893	3	-1
Río Magdalena	SUAN	3.287		1	1	365	115	552	2	-1
Total Río Magdalena		**321.776**	**39**	**44**	**83**	**30.295**	**11.263**	**54.062**	**175**	**-92**
Total general		**866.098**	**427**	**120**	**547**	**199.655**	**30.315**	**145.512**	**471**	**76**

Fuente: cálculos del autor a partir de REPS, SISPRO, Minsalud; Registro Departamental de Prestadores y DANE.

Los 866.098 niños del departamento cuentan con 547 camas de pediatría, 78% privadas y 22% públicas, que generan 199.655 estancias al año. Estimando la demanda potencial a razón de 35 ingresos por 1.000 habitantes, con una estancia media de 4,8 días, se esperan 30.313 ingresos al año, que demandarán unas 145.502 estancias. Esta demanda puede ser satisfecha con 471 camas, por lo que se concluye que en forma global el departamento no presenta déficit sino un sobrante de 76 camas. No obstante, por el mismo fenómeno de concentración de la oferta en la capital del departamento, encontramos que en la subred de Río Magdalena faltan 92 camas, a expensas principalmente de Soledad y Malambo. Del mismo modo, Sabanalarga presenta un déficit de 18 camas pediátricas.

7.3.10 Análisis de suficiencia de camas de UCIP

			ANÁLISIS DE CAMAS DE UCI PEDIÁTRICA							
NODO RED PRESTADORA	MUNICIPIO	Población Pediátrica	Camas Cuidado Intensivo Pediátrico (Privada)	Camas Cuidado Intensivo Pediátrico (Pública)	Total Camas Cuidado Intensivo Pediátrico	Estancias disponibles	Ingresos esparados	Estancias demandadas	CAMAS NECESARIAS	Camas existentes - Camas necesarias
Cordialidad Centro	BARANOA	20.454	-	-	-	-	409	2.209	7	-7
Cordialidad Centro	GALAPA	16.429	-	-	-	-	329	1.777	6	-6
Cordialidad Centro	POLO NUEVO	5.451	-	-	-	-	109	589	2	-2
Cordialidad Centro	USIACURÍ	3.417	-	-	-	-	68	367	1	-1
Cordialidad Centro	LURUACO	10.576	-	-	-	-	212	1.145	4	-4
Cordialidad Centro	MANATÍ	5.215	-	-	-	-	104	562	2	-2
Cordialidad Centro	REPELÓN	10.679	-	-	-	-	214	1.156	4	-4
Cordialidad Centro	**SABANALARGA**	37.918	7	-	7	2.555	758	4.093	13	-6
Cordialidad Centro	SANTA LUCÍA	4.945	-	-	-	-	99	535	2	-2
Total Cordialidad Centro		**115.084**	**7**	**-**	**7**	**2.555**	**2.302**	**12.433**	**41**	**-34**
Mar Caribe	JUAN DE ACOSTA	6.099	-	-	-	-	122	659	2	-2
Mar Caribe	PIOJÓ	2.136	-	-	-	-	43	232	1	-1
Mar Caribe	PUERTO COLOMBIA	9.307	3	-	3	1.095	186	1.004	3	-
Mar Caribe	TUBARÁ	3.911	-	-	-	-	78	421	1	-1
Mar Caribe	**BARRANQUILLA**	407.785	48	6	54	19.710	8.156	44.042	142	-88
Total Mar Caribe		**429.238**	**51**	**6**	**57**	**20.805**	**8.585**	**46.358**	**149**	**-92**
Río Magdalena	MALAMBO	45.819	-	-	-	-	916	4.946	16	-16
Río Magdalena	PALMAR DE VARELA	9.342	-	-	-	-	187	1.010	3	-3
Río Magdalena	PONEDERA	8.935	-	-	-	-	179	967	3	-3
Río Magdalena	SABANAGRANDE	11.150	-	-	-	-	223	1.204	4	-4
Río Magdalena	SANTO TOMÁS	8.700	-	-	-	-	174	940	3	-3
Río Magdalena	**SOLEDAD**	221.595	-	-	-	-	4.432	23.933	77	-77
Río Magdalena	CAMPO DE LA CRUZ	7.624	-	-	-	-	152	821	3	-3
Río Magdalena	CANDELARIA	5.324	-	-	-	-	106	572	2	-2
Río Magdalena	SUAN	3.287	-	-	-	-	66	356	1	-1
Total Río Magdalena		**321.776**	**-**	**-**	**-**	**-**	**6.435**	**34.749**	**112**	**-112**
Total general		**866.098**	**58**	**6**	**64**	**23.360**	**17.322**	**93.540**	**302**	**-238**

Fuente: cálculos del autor a partir de REPS, SISPRO, Minsalud; Registro Departamental de Prestadores y DANE.

Los 866.098 niños del departamento cuentan con sólo 64 camas de UCI pediátrica, 91% privadas y 9% públicas, que generan 23.360 estancias al año. Estimando la demanda potencial a razón de 20 ingresos por 1.000 niños, con una estancia media muy conservadora de 5,4 días, se esperan 17.322 ingresos al año, que demandarán unas 93.540 estancias. Esta demanda puede ser satisfecha con 302 camas, por lo que se concluye que el departamento presenta un déficit de 238 camas de UCI Pediátrica y esta vez el déficit se halla en las 3 subredes, a saber: 34 en la subred de Cordialidad, 92 en Mar Caribe y 112 en la subred de Río Magdalena. Este problema se debe principalmente al cierre sistemático de servicios de pediatría por la poca rentabilidad, lo cual constituye un hecho inmoral que manifiesta el deseo egoísta y lucrativo de los empresarios de la salud sin ningún sentido social por el servicio público que el estado les ha delegado. Es lamentable que el departamento no cuente con las herramientas jurídicas para regular el mercado mediante intervenir a los prestadores privados, pues la Corte Constitucional le quitó la herramienta que le había dado la Ley 715 de 2001, mediante el plan bienal de inversiones. Esperamos poder regular este déficit a partir de la apertura de camas en las tres ESE departamentales de segundo nivel y de concertaciones con IPS privadas en el seno del Consejo Territorial de Seguridad Social en Salud y con la ayuda de la Asociación Colombiana de Clínicas y Hospitales.

7.3.11 Análisis de suficiencia de camas de Cuidados intermedios pediátricos

			ANÁLISIS DE CAMAS CUIDADOS INTERMEDIOS PEDIÁTRICOS							
NODO RED PRESTADORA	MUNICIPIO	Población Pediátrica	Camas Cuidado Intermedio Pediátrico (Privada)	Camas Cuidado Intermedio Pediátrico (Pública)	Total Camas Cuidado Intermedio Pediátrico	Estancias disponibles	Ingresos esparados	Estancias demandadas	CAMAS NECESARIAS	Camas existentes - Camas necesarias
Cordialidad Centro	BARANOA	20.454	-	-	-	-	286	1.001	3	-3
Cordialidad Centro	GALAPA	16.429	-	-	-	-	230	805	3	-3
Cordialidad Centro	POLO NUEVO	5.451	-	-	-	-	76	266	1	-1
Cordialidad Centro	USIACURÍ	3.417	-	-	-	-	48	168	1	-1
Cordialidad Centro	LURUACO	10.576	-	-	-	-	148	518	2	-2
Cordialidad Centro	MANATÍ	5.215	-	-	-	-	73	256	1	-1
Cordialidad Centro	REPELÓN	10.679	-	-	-	-	150	525	2	-2
Cordialidad Centro	**SABANALARGA**	37.918	2	1	3	1.095	531	1.859	6	-3
Cordialidad Centro	SANTA LUCÍA	4.945	-	-	-	-	69	242	1	-1
Total Cordialidad Centro		**115.084**	**2**	**1**	**3**	**1.095**	**1.611**	**5.640**	**20**	**-17**
Mar Caribe	JUAN DE ACOSTA	6.099	-	-	-	-	85	298	1	-1
Mar Caribe	PIOJÓ	2.136	-	-	-	-	30	105	-	-
Mar Caribe	PUERTO COLOMBIA	9.307	-	-	-	-	130	455	1	-1
Mar Caribe	TUBARÁ	3.911	-	-	-	-	55	193	1	-1
Mar Caribe	**BARRANQUILLA**	407.785	25	-	25	9.125	5.709	19.982	64	-39
Total Mar Caribe		**429.238**	**25**	**-**	**25**	**9.125**	**6.009**	**21.033**	**67**	**-42**
Río Magdalena	MALAMBO	45.819	-	-	-	-	641	2.244	7	-7
Río Magdalena	PALMAR DE VARELA	9.342	-	-	-	-	131	459	1	-1
Río Magdalena	PONEDERA	8.935	-	-	-	-	125	438	1	-1
Río Magdalena	SABANAGRANDE	11.150	-	-	-	-	156	546	2	-2
Río Magdalena	SANTO TOMÁS	8.700	-	-	-	-	122	427	1	-1
Río Magdalena	**SOLEDAD**	221.595	1	-	1	365	3.102	10.857	35	-34
Río Magdalena	CAMPO DE LA CRUZ	7.624	-	-	-	-	107	375	1	-1
Río Magdalena	CANDELARIA	5.324	-	-	-	-	75	263	1	-1
Río Magdalena	SUAN	3.287	-		-	-	46	161	1	-1
Total Río Magdalena		**321.776**	**1**	**-**	**1**	**365**	**4.505**	**15.770**	**50**	**-49**
Total general		**866.098**	**28**	**1**	**29**	**10.585**	**12.125**	**42.443**	**137**	**-108**

Fuente: cálculos del autor a partir de REPS, SISPRO, Minsalud; Registro Departamental de Prestadores y DANE.

Los 866.098 niños del departamento cuentan con sólo 29 camas de pediatría, 99% privadas, que generan 10.585 estancias al año. Estimando la demanda potencial a razón de 14 ingresos por 1.000 habitantes, con una estancia media muy conservadora de 3,5 días, se esperan 10.585

ingresos al año, que demandarán unas 42.443 estancias. Esta demanda puede ser satisfecha con 137 camas, por lo que se presenta déficit de 108 camas: Río Magdalena 49; Mar Caribe 42 y Cordialidad 17.

7.3.12 Análisis de suficiencia de camas de UCI quemados pediátricos

			ANÁLISIS DE CAMAS UCI QUEMADOS PEDIÁTRICOS							
NODO RED PRESTADORA	MUNICIPIO	Población Pediátrica	Camas Unidad de Quemados Pediátrico (Privada)	Camas Unidad de Quemados Pediátrico (Pública)	Total Camas Unidad de Quemados Pediátrico	Estancias disponibles	Ingresos esparados	Estancias demandadas	CAMAS NECESARIAS	Camas existentes - Camas necesarias
Cordialidad Centro	BARANOA	20.454	-	-	-	-	4	56	0	(0,18)
Cordialidad Centro	GALAPA	16.429	-	-	-	-	3	42	0	(0,14)
Cordialidad Centro	POLO NUEVO	5.451	-	-	-	-	1	14	0	(0,05)
Cordialidad Centro	USIACURÍ	3.417	-	-	-	-	1	14	0	(0,05)
Cordialidad Centro	LURUACO	10.576	-	-	-	-	2	28	0	(0,09)
Cordialidad Centro	MANATÍ	5.215	-	-	-	-	1	14	0	(0,05)
Cordialidad Centro	REPELÓN	10.679	-	-	-	-	2	28	0	(0,09)
Cordialidad Centro	**SABANALARGA**	37.918	-	-	-	-	8	112	0	(0,36)
Cordialidad Centro	SANTA LUCÍA	4.945	-	-	-	-	1	14	0	(0,05)
Total Cordialidad Centro		**115.084**	**-**	**-**	**-**	**-**	**23**	**322**	**1**	**(1,04)**
Mar Caribe	JUAN DE ACOSTA	6.099	-	-	-	-	1	14	0	(0,05)
Mar Caribe	PIOJÓ	2.136	-	-	-	-	-	-	-	-
Mar Caribe	PUERTO COLOMBIA	9.307	-	-	-	-	2	28	0	(0,09)
Mar Caribe	TUBARÁ	3.911	-	-	-	-	1	14	0	(0,05)
Mar Caribe	**BARRANQUILLA**	407.785	8	-	8	2.920	83	1.162	4	4,25
Total Mar Caribe		**429.238**	**8**	**-**	**8**	**2.920**	**87**	**1.218**	**4**	**4,07**
Río Magdalena	MALAMBO	45.819	-	-	-	-	9	126	0	(0,41)
Río Magdalena	PALMAR DE VARELA	9.342	-	-	-	-	2	28	0	(0,09)
Río Magdalena	PONEDERA	8.935	-	-	-	-	2	28	0	(0,09)
Río Magdalena	SABANAGRANDE	11.150	-	-	-	-	2	28	0	(0,09)
Río Magdalena	SANTO TOMÁS	8.700	-	-	-	-	2	28	0	(0,09)
Río Magdalena	**SOLEDAD**	221.595	-	-	-	-	45	630	2	(2,03)
Río Magdalena	CAMPO DE LA CRUZ	7.624	-	-	-	-	2	28	0	(0,09)
Río Magdalena	CANDELARIA	5.324	-	-	-	-	1	14	0	(0,05)
Río Magdalena	SUAN	3.287	-	-	-	-	1	14	0	(0,05)
Total Río Magdalena		**321.776**	**-**	**-**	**-**	**-**	**66**	**924**	**3**	**(2,98)**
Total general		**866.098**	**8**	**-**	**8**	**2.920**	**176**	**2.464**	**8**	**0**

Fuente: cálculos del autor a partir de REPS, SISPRO, Minsalud; Registro Departamental de Prestadores y DANE.

La estimación de la demanda potencial de servicios de UCI Quemados Pediátricos, con una tasa de frecuentación hospitalaria de 0,2037 por 1000 niños y una estancia media de 14 días permite concluir que las 8 camas privadas de UCI Quemados pediátricos ubicadas en la ciudad de Barranquilla, son suficientes para atender los aproximadamente 176 casos que se presentarán cada año.

7.3.13 Análisis de suficiencia de camas de UCIN

				ANÁLISIS DE CAMAS DE UCIN							
NODO RED PRESTADORA	MUNICIPIO	Población Pediátrica	NACIDOS VIVOS	Camas Cuidado Intensivo Neonatal (Privada)	Camas Cuidado Intensivo Neonatal (Pública)	Total Camas Cuidado Intensivo Neonatal	Estancias disponibles	Ingresos esparados	Estancias demandadas	CAMAS NECESARIAS	Camas existentes - Camas necesarias
Cordialidad Centro	BARANOA	20.454	1.074	-	-	-	-	124	1.116	4	-4
Cordialidad Centro	GALAPA	16.429	771	-	-	-	-	89	801	3	-3
Cordialidad Centro	POLO NUEVO	5.451	289	-	-	-	-	33	297	1	-1
Cordialidad Centro	USIACURÍ	3.417	171	-	-	-	-	20	180	1	-1
Cordialidad Centro	LURUACO	10.576	484	-	-	-	-	56	504	2	-2
Cordialidad Centro	MANATÍ	5.215	302	-	-	-	-	35	315	1	-1
Cordialidad Centro	REPELÓN	10.679	461	-	-	-	-	53	477	2	-2
Cordialidad Centro	**SABANALARGA**	37.918	1.740	14	-	14	5.110	200	1.800	6	8
Cordialidad Centro	SANTA LUCÍA	4.945	212	-	-	-	-	24	216	1	-1
Total Cordialidad Centro		**115.084**	**5.504**	**14**	**-**	**14**	**5.110**	**634**	**5.706**	**21**	**-7**
Mar Caribe	JUAN DE ACOSTA	6.099	309	-	-	-	-	36	324	1	-1
Mar Caribe	PIOJÓ	2.136	96	-	-	-	-	11	99	-	-
Mar Caribe	PUERTO COLOMBIA	9.307	539	2	-	2	730	62	558	2	-
Mar Caribe	TUBARÁ	3.911	199	-	-	-	-	23	207	1	-1
Mar Caribe	**BARRANQUILLA**	407.785	24.382	135	4	139	50.735	2.804	25.236	81	58
Total Mar Caribe		**429.238**	**25.525**	**137**	**4**	**141**	**51.465**	**2.936**	**26.424**	**85**	**56**
Rio Magdalena	MALAMBO	45.819	2.262	-	-	-	-	260	2.340	8	-8
Rio Magdalena	PALMAR DE VARELA	9.342	474	-	-	-	-	55	495	2	-2
Rio Magdalena	PONEDERA	8.935	377	-	-	-	-	43	387	1	-1
Rio Magdalena	SABANAGRANDE	11.150	581	-	-	-	-	67	603	2	-2
Rio Magdalena	SANTO TOMÁS	8.700	484	-	-	-	-	56	504	2	-2
Rio Magdalena	**SOLEDAD**	221.595	11.829	29	-	29	10.585	1.360	12.240	39	-10
Rio Magdalena	CAMPO DE LA CRUZ	7.624	294	-	-	-	-	34	306	1	-1
Rio Magdalena	CANDELARIA	5.324	216	-	-	-	-	25	225	1	-1
Rio Magdalena	SUAN	3.287	172	-	-	-	-	20	180	1	-1
Total Rio Magdalena		**321.776**	**16.689**	**29**	**-**	**29**	**10.585**	**1.920**	**17.280**	**57**	**-28**
Total general		**866.098**	**47.718**	**180**	**4**	**184**	**67.160**	**5.490**	**49.410**	**163**	**21**

Fuente: cálculos del autor a partir de REPS, SISPRO, Minsalud; Registro Departamental de Prestadores y DANE.

A partir de la tasa general de fecundidad del país, estimada en la ENDS 2010, de 74 nacidos vivos por 1000 MEF, se calcula una población de 47.718 nacidos vivos para 2013. La estimación de la demanda potencial de servicios de UCI Neonatal corresponde a una tasa de 115 ingresos por cada 1000 nacidos vivos que equivale aproximadamente al 15% de embarazos del alto riesgo más los reingresos de pacientes antes de 48 horas, con una una estancia media de 9 días. Se estima que unos 5.490 ingresos demandarán casi 50 mil estancias, es decir unas 163 camas. El departamento cuenta con 184 camas de las cuales el 99% es red privada. Existe entonces una sobreoferta mál distribuida de las camas de UCI Neonatal, pues faltan 28 en Soledad, 7 en Sabanalarga, mientras que sobran 56 en Barranquilla.

7.3.14 Análisis de suficiencia de camas de cuidados intermedios neonatales

ANÁLISIS DE CAMAS DE CUIDADOS INTERMEDIOS NEONATALES

NODO RED PRESTADORA	MUNICIPIO	NACIDOS VIVOS	Camas Cuidado Intermedio Neonatal (Privada)	Camas Cuidado Intermedio Neonatal (Pública)	Total Camas Cuidado Intermedio Neonatal	Estancias disponibles	Ingresos esparados	Estancias demandadas	CAMAS NECESARIAS	Camas existentes - Camas necesarias
Cordialidad Centro	BARANOA	1.074	4	-	4	1.460	145	943	3	1
Cordialidad Centro	GALAPA	771	-	-	-	-	104	676	2	-2
Cordialidad Centro	POLO NUEVO	289	-	-	-	-	39	254	1	-1
Cordialidad Centro	USIACURÍ	171	-	-	-	-	23	150	-	-
Cordialidad Centro	LURUACO	484	-	-	-	-	65	423	1	-1
Cordialidad Centro	MANATÍ	302	-	-	-	-	41	267	1	-1
Cordialidad Centro	REPELÓN	461	-	-	-	-	62	403	1	-1
Cordialidad Centro	**SABANALARGA**	1.740	11	5	16	5.840	235	1.528	5	11
Cordialidad Centro	SANTA LUCÍA	212	-	-	-	-	29	189	1	-1
Total Cordialidad Centro		**5.504**	**15**	**5**	**20**	**7.300**	**743**	**4.833**	**15**	**5**
Mar Caribe	JUAN DE ACOSTA	309	-	-	-	-	42	273	1	-1
Mar Caribe	PIOJÓ	96	-	-	-	-	13	85	-	-
Mar Caribe	PUERTO COLOMBIA	539	4	-	4	1.460	73	475	2	2
Mar Caribe	TUBARÁ	199	-	-	-	-	27	176	1	-1
Mar Caribe	**BARRANQUILLA**	24.382	165	8	173	63.145	3.292	21.398	69	104
Total Mar Caribe		**25.525**	**169**	**8**	**177**	**64.605**	**3.447**	**22.407**	**73**	**104**
Río Magdalena	MALAMBO	2.262	-	-	-	-	305	1.983	6	-6
Río Magdalena	PALMAR DE VARELA	474	-	-	-	-	64	416	1	-1
Río Magdalena	PONEDERA	377	-	-	-	-	51	332	1	-1
Río Magdalena	SABANAGRANDE	581	-	-	-	-	78	507	2	-2
Río Magdalena	SANTO TOMÁS	484	-	-	-	-	65	423	1	-1
Río Magdalena	**SOLEDAD**	11.829	22	6	28	10.220	1.597	10.381	33	-5
Río Magdalena	CAMPO DE LA CRUZ	294	-	-	-	-	40	260	1	-1
Río Magdalena	CANDELARIA	216	-	-	-	-	29	189	1	-1
Río Magdalena	SUAN	172	-	-	-	-	23	150	-	-
Total Río Magdalena		**16.689**	**22**	**6**	**28**	**10.220**	**2.252**	**14.641**	**46**	**-18**
Total general		**47.718**	**206**	**19**	**225**	**82.125**	**6.442**	**41.881**	**134**	**91**

Fuente: cálculos del autor a partir de REPS, SISPRO, Minsalud; Registro Departamental de Prestadores y DANE.

El 92% de las camas de cuidados intermedios pediátricos corresponde a red privada. Las 225 camas existentes son suficientes incluso con un sobrante de 91 camas. La tasa de ingresos x 1000 NV es de 135 y la estancia media es de 6,5. No obstante se percibe un déficit de 18 camas en Soledad.

7.3.1 Resumen del total de camas para la población pediátrica

En resumen, existen en el departamento 1.057 camas para población pediátrica que generan unas 385.805 estancias disponibles. La población pediátrica de 866.098 genera unos 82,98 ingresos por cada mil. La estancia media en pediatría es de 5,22 por lo que se estima que los 71.866 ingresos consumirán unas 375.208 estancias al año. Esta demanda potencial puede satisfacerse 1.209 camas, por lo que se identifica un déficit de 152 camas.

7.3.2 Análisis de suficiencia de camas obstétricas

		ANÁLISIS DE CAMAS OBSTÉTRICAS								
NODO RED PRESTADORA	MUNICIPIO	Población objeto (MEF)	Camas Obstetricia (Privada)	Camas Obstetricia (Pública)	Total Camas Obstetricia	Estancias disponibles	Ingresos esparados	Estancias demandadas	CAMAS NECESARIAS	Camas existentes - Camas necesarias
Cordialidad Centro	BARANOA	14.512	13	3	16	5.840	1.161	2.322	7	9
Cordialidad Centro	GALAPA	10.417		3	3	1.095	833	1.666	5	-2
Cordialidad Centro	POLO NUEVO	3.896		2	2	730	312	624	2	-
Cordialidad Centro	USIACURÍ	2.307		2	2	730	185	370	1	1
Cordialidad Centro	LURUACO	6.528		3	3	1.095	522	1.044	3	-
Cordialidad Centro	MANATÍ	4.074		2	2	730	326	652	2	-
Cordialidad Centro	REPELÓN	6.226		4	4	1.460	498	996	3	1
Cordialidad Centro	**SABANALARGA**	23.508	-	22	22	8.030	1.881	3.762	12	10
Cordialidad Centro	SANTA LUCÍA	2.866		3	3	1.095	229	458	1	2
Total Cordialidad Centro		**74.334**	**13**	**44**	**57**	**20.805**	**5.947**	**11.894**	**36**	**21**
Mar Caribe	JUAN DE ACOSTA	4.172		3	3	1.095	334	668	2	1
Mar Caribe	PIOJÓ	1.281		1	1	365	102	204	1	-
Mar Caribe	PUERTO COLOMBIA	7.279	6	3	9	3.285	582	1.164	4	5
Mar Caribe	TUBARÁ	2.685		1	1	365	215	430	1	-
Mar Caribe	**BARRANQUILLA**	329.561	323	40	363	132.495	26.365	52.730	170	193
Total Mar Caribe		**344.978**	**329**	**48**	**377**	**137.605**	**27.598**	**55.196**	**178**	**199**
Río Magdalena	MALAMBO	30.557	-	8	8	2.920	2.445	4.890	16	-8
Río Magdalena	PALMAR DE VARELA	6.397		2	2	730	512	1.024	3	-1
Río Magdalena	PONEDERA	5.087		3	3	1.095	407	814	3	-
Río Magdalena	SABANAGRANDE	7.846		3	3	1.095	628	1.256	4	-1
Río Magdalena	SANTO TOMÁS	6.529		3	3	1.095	522	1.044	3	-
Río Magdalena	**SOLEDAD**	159.908	31	31	62	22.630	12.793	25.586	82	-20
Río Magdalena	CAMPO DE LA CRUZ	3.974		8	8	2.920	318	636	2	6
Río Magdalena	CANDELARIA	2.913		2	2	730	233	466	2	-
Río Magdalena	SUAN	2.313		2	2	730	185	370	1	1
Total Río Magdalena		**225.524**	**31**	**62**	**93**	**33.945**	**18.043**	**36.086**	**116**	**-23**
Total general		**644.836**	**373**	**154**	**527**	**192.355**	**51.588**	**103.176**	**330**	**197**

Fuente: cálculos del autor a partir de REPS, SISPRO, Minsalud; Registro Departamental de Prestadores y DANE.

Los 644.836 MEF del departamento cuentan con 527 camas de obstetricia, que generan 192.355 estancias al año. Estimando la demanda potencial a razón de 80 ingresos por 1.000 MEF, con una estancia media muy conservadora de 2 días, se esperan 51.588 ingresos al año, que demandarán unas 103.176 estancias. Esta demanda puede ser satisfecha con 330 camas, por lo que se presenta una sobreoferta de casi 200 camas. No obstante, se observa un déficit de 23 camas en el nodo de Río Magdalena, lo que evidencia la necesidad de fortalecer la Empresa Social del Estado Hospital Materno Infantil Ciudadela Metropolitana de Soledad como Hospital local con vocación de gestión de riesgos materno perinatales a expensas del fortalecimiento de la capacidad instalada en obstetricia y pediatría enmarcados en un modelo de atención primaria en salud.

7.3.3 Análisis de suficiencia de camas de psiquiatría

		CAMAS DE PSIQUIATRÍA								
NODO RED PRESTADORA	MUNICIPIO	Población Adulta	Camas Psiquiatría (Privada)	Camas Psiquiatría (Pública)	Total Camas Psiquiatría	Estancias disponibles	Ingresos esparados	Estancias demandadas	CAMAS NECESARIAS	Camas existentes - Camas necesarias
Cordialidad Centro	BARANOA	36.187			-	-	363	2.977	10	-10
Cordialidad Centro	GALAPA	23.991			-	-	240	1.968	6	-6
Cordialidad Centro	POLO NUEVO	9.567			-	-	96	787	3	-3
Cordialidad Centro	USIACURÍ	5.875			-	-	59	484	2	-2
Cordialidad Centro	LURUACO	15.630			-	-	157	1.287	4	-4
Cordialidad Centro	MANATÍ	10.123			-	-	101	828	3	-3
Cordialidad Centro	REPELÓN	14.741			-	-	148	1.214	4	-4
Cordialidad Centro	SABANALARGA	58.048	12		12	4.380	582	4.772	15	-3
Cordialidad Centro	SANTA LUCÍA	6.833			-	-	68	558	2	-2
Total Cordialidad Centro		**180.995**	**12**	**-**	**12**	**4.380**	**1.814**	**14.875**	**49**	**-37**
Mar Caribe	JUAN DE ACOSTA	10.259			-	-	103	845	3	-3
Mar Caribe	PIOJÓ	2.976			-	-	30	246	1	-1
Mar Caribe	PUERTO COLOMBIA	18.002	160		160	58.400	180	1.476	5	155
Mar Caribe	TUBARÁ	7.103			-	-	71	582	2	-2
Mar Caribe	**BARRANQUILLA**	799.161	127	24	151	55.115	8.009	65.674	212	-61
Total Mar Caribe		**837.501**	**287**	**24**	**311**	**113.515**	**8.393**	**68.823**	**223**	**88**
Río Magdalena	MALAMBO	71.464			-	-	716	5.871	19	-19
Río Magdalena	PALMAR DE VARELA	15.695			-	-	157	1.287	4	-4
Río Magdalena	PONEDERA	12.649			-	-	127	1.041	3	-3
Río Magdalena	SABANAGRANDE	19.212			-	-	193	1.583	5	-5
Río Magdalena	SANTO TOMÁS	16.367			-	-	164	1.345	4	-4
Río Magdalena	**SOLEDAD**	361.179	20		20	7.300	3.620	29.684	96	-76
Río Magdalena	CAMPO DE LA CRUZ	8.994			-	-	90	738	2	-2
Río Magdalena	CANDELARIA	7.089			-	-	71	582	2	-2
Río Magdalena	SUAN	5.667			-	-	57	467	2	-2
Total Río Magdalena		**518.316**	**20**	**-**	**20**	**7.300**	**5.195**	**42.598**	**137**	**-117**
Total general		**1.536.812**	**319**	**24**	**343**	**125.195**	**15.402**	**126.296**	**409**	**-66**

Fuente: cálculos del autor a partir de REPS, SISPRO, Minsalud; Registro Departamental de Prestadores y DANE.

La población adulta del departamento cuenta con 343 camas de psiquiatría, 93% de las cuales son red privada,que generan 125.195 estancias al año. Estimando la demanda potencial a razón de 10,02 ingresos por 1.000 MEF, con una estancia media de 8,2 días, se esperan 15.402 ingresos al año, que demandarán unas 126.296 estancias. Esta demanda puede ser satisfecha con 409 camas, por lo que se presenta un déficit de 66 camas.

7.3.4 Análisis de suficiencia de camas de cuidado mental agudo

NODO RED PRESTADORA	MUNICIPIO	CAMAS DE CUIDADO MENTAL AGUDO								
		Población Adulta	Camas Cuidado Mental Agudo (Privada)	Camas Cuidado Mental Agudo (Pública)	Total Camas Cuidado Mental Agudo	Estancias disponibles	Ingresos esparados	Estancias demandadas	CAMAS NECESARIAS	Camas existentes - Camas necesarias
Cordialidad Centro	BARANOA	36.187			-	-	363	1.271	4	-4
Cordialidad Centro	GALAPA	23.991			-	-	240	1.968	6	-6
Cordialidad Centro	POLO NUEVO	9.567			-	-	96	787	3	-3
Cordialidad Centro	USIACURÍ	5.875			-	-	59	484	2	-2
Cordialidad Centro	LURUACO	15.630			-	-	157	1.287	4	-4
Cordialidad Centro	MANATÍ	10.123			-	-	101	828	3	-3
Cordialidad Centro	REPELÓN	14.741			-	-	148	1.214	4	-4
Cordialidad Centro	SABANALARGA	58.048	2		2	730	582	4.772	15	-13
Cordialidad Centro	SANTA LUCÍA	6.833			-	-	68	558	2	-2
Total Cordialidad Centro		**180.995**	**2**	**-**	**2**	**730**	**1.814**	**13.169**	**43**	**-41**
Mar Caribe	JUAN DE ACOSTA	10.259			-	-	103	845	3	-3
Mar Caribe	PIOJÓ	2.976			-	-	30	246	1	-1
Mar Caribe	PUERTO COLOMBIA	18.002	7		7	2.555	180	1.476	5	2
Mar Caribe	TUBARÁ	7.103			-	-	71	582	2	-2
Mar Caribe	**BARRANQUILLA**	799.161	16	48	64	23.360	8.009	65.674	212	-148
Total Mar Caribe		**837.501**	**23**	**48**	**71**	**25.915**	**8.393**	**68.823**	**223**	**-152**
Río Magdalena	MALAMBO	71.464			-	-	716	5.871	19	-19
Río Magdalena	PALMAR DE VARELA	15.695			-	-	157	1.287	4	-4
Río Magdalena	PONEDERA	12.649			-	-	127	1.041	3	-3
Río Magdalena	SABANAGRANDE	19.212			-	-	193	1.583	5	-5
Río Magdalena	SANTO TOMÁS	16.367			-	-	164	1.345	4	-4
Río Magdalena	**SOLEDAD**	361.179	20		20	7.300	3.620	29.684	96	-76
Río Magdalena	CAMPO DE LA CRUZ	8.994			-	-	90	738	2	-2
Río Magdalena	CANDELARIA	7.089			-	-	71	582	2	-2
Río Magdalena	SUAN	5.667			-	-	57	467	2	-2
Total Río Magdalena		**518.316**	**20**	**-**	**20**	**7.300**	**5.195**	**42.598**	**137**	**-117**
Total general		**1.536.812**	**45**	**48**	**93**	**33.945**	**15.402**	**124.590**	**403**	**-310**

Fuente: cálculos del autor a partir de REPS, SISPRO, Minsalud; Registro Departamental de Prestadores y DANE.

La población adulta del departamento cuenta con 93 camas decuidado mental agudo, que generan 33.945 estancias al año. Estimando la demanda potencial a razón de 5,59 ingresos por 1.000 MEF, con una estancia media de 3,5 días, se esperan 15.402 ingresos al año, que demandarán unas 124.590 estancias. Esta demanda puede ser satisfecha con 403 camas, por lo que se presenta un déficit de 310 camas.

7.3.5 Análisis de suficiencia de camas de cuidados intermedios mentales

		CAMAS DE CUIDADOS MENTALES INTERMEDIOS								
NODO RED PRESTADORA	MUNICIPIO	Población Adulta	Camas Cuidado Mental Intermedio (Privada)	Camas Cuidado Mental Intermedio (Pública)	Total Camas Cuidado Mental Intermedio	Estancias disponibles	Ingresos esparados	Estancias demandadas	CAMAS NECESARIAS	Camas existentes - Camas necesarias
Cordialidad Centro	BARANOA	36.187			-	-	651	2.279	7	-7
Cordialidad Centro	GALAPA	23.991			-	-	431	3.534	11	-11
Cordialidad Centro	POLO NUEVO	9.567			-	-	172	1.410	5	-5
Cordialidad Centro	USIACURÍ	5.875			-	-	106	869	3	-3
Cordialidad Centro	LURUACO	15.630			-	-	281	2.304	7	-7
Cordialidad Centro	MANATÍ	10.123			-	-	182	1.492	5	-5
Cordialidad Centro	REPELÓN	14.741			-	-	265	2.173	7	-7
Cordialidad Centro	SABANALARGA	58.048	5		5	1.825	1.044	8.561	28	-23
Cordialidad Centro	SANTA LUCÍA	6.833			-	-	123	1.009	3	-3
Total Cordialidad Centro		**180.995**	**5**	**-**	**5**	**1.825**	**3.255**	**23.631**	**76**	**-71**
Mar Caribe	JUAN DE ACOSTA	10.259			-	-	184	1.509	5	-5
Mar Caribe	PIOJÓ	2.976			-	-	54	443	1	-1
Mar Caribe	PUERTO COLOMBIA	18.002			-	-	324	2.657	9	-9
Mar Caribe	TUBARÁ	7.103			-	-	128	1.050	3	-3
Mar Caribe	**BARRANQUILLA**	799.161	23	60	83	30.295	14.367	117.809	380	-297
Total Mar Caribe		**837.501**	**23**	**60**	**83**	**30.295**	**15.057**	**123.468**	**398**	**-315**
Río Magdalena	MALAMBO	71.464			-	-	1.285	10.537	34	-34
Río Magdalena	PALMAR DE VARELA	15.695			-	-	282	2.312	7	-7
Río Magdalena	PONEDERA	12.649			-	-	227	1.861	6	-6
Río Magdalena	SABANAGRANDE	19.212			-	-	345	2.829	9	-9
Río Magdalena	SANTO TOMÁS	16.367			-	-	294	2.411	8	-8
Río Magdalena	**SOLEDAD**	361.179			-	-	6.493	53.243	172	-172
Río Magdalena	CAMPO DE LA CRUZ	8.994			-	-	162	1.328	4	-4
Río Magdalena	CANDELARIA	7.089			-	-	127	1.041	3	-3
Río Magdalena	SUAN	5.667			-	-	102	836	3	-3
Total Río Magdalena		**518.316**	**-**	**-**	**-**	**-**	**9.317**	**76.398**	**246**	**-246**
Total general		**1.536.812**	**28**	**60**	**88**	**32.120**	**27.629**	**223.497**	**720**	**-632**

Fuente: cálculos del autor a partir de REPS, SISPRO, Minsalud; Registro Departamental de Prestadores y DANE.

La población adulta del departamento cuenta con sólo 88 camas decuidado mental intermedio, que generan 32.120 estancias al año. Estimando la demanda potencial a razón de 17,89 ingresos por 1.000 MEF, con una estancia media de 2,5 días, se esperan 27.629 ingresos al año, que demandarán unas 223.497 estancias. Esta demanda puede ser satisfecha con 720 camas, por lo que se presenta un déficit de 632 camas.

7.3.6 Análisis de suficiencia de la red de farmacodependencia

NODO RED PRESTADORA	MUNICIPIO	CAMAS DE FARMACODEPENDENCIA								
		Población Adulta	Camas de Farmacodependencia (Privada)	Camas de Farmacodependencia (Pública)	Total camas de Farmacodependencia	Estancias disponibles	Ingresos esparados	Estancias demandadas	CAMAS NECESARIAS	Camas existentes - Camas necesarias
Cordialidad Centro	BARANOA	36.187	30		30	10.950	651	2.279	7	23
Cordialidad Centro	GALAPA	23.991			-	-	431	3.534	11	-11
Cordialidad Centro	POLO NUEVO	9.567			-	-	172	1.410	5	-5
Cordialidad Centro	USIACURÍ	5.875			-	-	106	869	3	-3
Cordialidad Centro	LURUACO	15.630			-	-	281	2.304	7	-7
Cordialidad Centro	MANATÍ	10.123			-	-	182	1.492	5	-5
Cordialidad Centro	REPELÓN	14.741			-	-	265	2.173	7	-7
Cordialidad Centro	SABANALARGA	58.048	3		3	1.095	1.044	8.561	28	-25
Cordialidad Centro	SANTA LUCÍA	6.833			-	-	123	1.009	3	-3
Total Cordialidad Centro		**180.995**	**33**	**-**	**33**	**12.045**	**3.255**	**23.631**	**76**	**-43**
Mar Caribe	JUAN DE ACOSTA	10.259			-	-	184	1.509	5	-5
Mar Caribe	PIOJÓ	2.976			-	-	54	443	1	-1
Mar Caribe	PUERTO COLOMBIA	18.002	11		11	4.015	324	2.657	9	2
Mar Caribe	TUBARÁ	7.103			-	-	128	1.050	3	-3
Mar Caribe	**BARRANQUILLA**	799.161	32	24	56	20.440	14.367	117.809	380	-324
Total Mar Caribe		**837.501**	**43**	**24**	**67**	**24.455**	**15.057**	**123.468**	**398**	**-331**
Río Magdalena	MALAMBO	71.464			-	-	1.285	10.537	34	-34
Río Magdalena	PALMAR DE VARELA	15.695			-	-	282	2.312	7	-7
Río Magdalena	PONEDERA	12.649			-	-	227	1.861	6	-6
Río Magdalena	SABANAGRANDE	19.212			-	-	345	2.829	9	-9
Río Magdalena	SANTO TOMÁS	16.367			-	-	294	2.411	8	-8
Río Magdalena	**SOLEDAD**	361.179	20		20	7.300	6.493	53.243	172	-152
Río Magdalena	CAMPO DE LA CRUZ	8.994			-	-	162	1.328	4	-4
Río Magdalena	CANDELARIA	7.089			-	-	127	1.041	3	-3
Río Magdalena	SUAN	5.667			-	-	102	836	3	-3
Total Río Magdalena		**518.316**	**20**	**-**	**20**	**7.300**	**9.317**	**76.398**	**246**	**-226**
Total general		**1.536.812**	**96**	**24**	**120**	**43.800**	**27.629**	**223.497**	**720**	**-600**

Fuente: cálculos del autor a partir de REPS, SISPRO, Minsalud; Registro Departamental de Prestadores y DANE.

La población adulta del departamento cuenta con sólo 120 camas de farmacodepndencia, que generan 43.800 estancias al año. Estimando la demanda potencial a razón de 3,22 ingresos por 1.000 MEF, con una estancia media de 21 días, se esperan 27.629 ingresos al año, que demandarán unas 223.497 estancias. Esta demanda puede ser satisfecha con 720 camas, por lo que se presenta un déficit de 600 camas.

8 CONCLUSIONES

1. La geografía, el tamaño del departamento y la malla vial que lo recorre a lo largo y ancho son factores facilitadores de la integración de los servicios en red y del funcionamiento del sistema de referencia y contrarreferencia
2. Tanto en el departamento como en el distrito de Barranquilla, la oferta de camas en más de un 80% la constituye la red privada, por lo que no se puede planificar sin tomar en cuenta esta oferta existente.
3. En vista de que los registros individuales de prestación de servicios sólo registran las atenciones prestadas efectivamente y no la necesidad no demandada, ni la necesidad demandada insatisfecha, es preferible planificar y dimensionar la red hospitalaria a partir de indicadores ideales, estandarizados, que representen el deber ser de la atención en salud, para minimizar el sesgo de la demanda no atendida.
4. El departamento se encuentra en transición demográfica
5. La transición demográfica está generando una transición epidemiológica
6. Existe una alta prevalencia de enfermedades cardiovasculares y la mortalidad por causas cardiovasculares en los municipios del departamento oscila entre 35 y el 55%, lo cual está por encima de la media nacional de mortalidad por causas cardio-cerebro-vasculares (40%)
7. A pesar de que el departamento es recorrido en su margen derecha por el río Magdalena, navegable en toda su extensión, esta ventaja no se está aprovechando para el sistema de referencia y contrarreferencia de pacientes, muestras y estudios. El departamento no cuenta ni con ambulancias marítimas ni fluviales
8. De los 40.000 nacidos vivos de 2012 en el departamento, según DANE, sólo 8600 nacieron en la red pública (productividad SIHO), a pesar de que se cuenta con 31 mesas de parto (25 de nivel 1 y 6 de nivel 2), lo que refleja la poca capacidad resolutiva de los servicios de obstétrica de nivel 1.

9. Otro detalle interesante de la atención obstétrica en el departamento es la reportada por el DANE para 2012, que indica que el 73% de los partos se atendieron por cesárea.
10. En el departamento ninguna institución pública de primer nivel cuenta con quirófano, por lo que todas las cirugías se llevan a cabo en los niveles 2 y 3; aunque bien pudieran realizarse cirugías de los grupos 1 a 6 en Hospitales Locales.
11. No se realizan consultas especializadas en primer nivel, aunque bien puieran contratarse especialistas para fortalecer la gestión de riesgos epidemiológicos en los programas de atención primaria en salud.
12. Según el SIHO, en el primer nivel público, el índice ocupacional es de 27% y la estancia media es de 1,06, lo que denota su poca capacidad resolutiva y la desmotivación de los usuarios por utilizar las camas pedíatricas, de adulto y obstétricas con que cuentan.
13. A pesar de que la mayoría de las ESE del departamento están en riesgo fiscal, se observa una tendencia de muchas a comprometer gastos por encima del 90 de los ingresos reconocidos
14. En 2012 el estado de resultados de las siguientes ESE arrojaron pérdidas: Palmar de Varela (-226.709.904); Galapa (-178.968.450); Tubará (-126.692.609); Santa Lucia (-372.593.953); Malambo (-936.250.407); Suan (-112.033.334) y Piojó (-20.509.090)
15. En 2012 las siguientes ESE comprometieron gastos por encima de los ingresos reconocido son: Palmar de Varela (304.062.891); Galapa (45.845.910); Tubará (151.275.256); Santa Lucia (183.089.127); Candelaria (80.367.000); Puerto Colombia (800.322.405); Luruaco (4.171.074); Malambo (1.335.920.883); Sabanagrande (266.586.526) y Piojó (77.865.997).
16. El nivel de recaudo de todas las ESE de nivel 2 y 3 es malo y va del 49% al 65%.
17. Las ESE de niveles 2 y 3 comprometen gastos por encima del 90% de los ingresos reconocidos, lo que les deja poca probabilidad de tener un ahorro corriente significativo como para realizar inversiones para el desarrollo hospitalario y la ampliación del portafolio de servicios.

18. Durante 2012, las ESE de niveles 2 y 3 sólo pagaron el 42% de los gastos comprometidos de la vigencia, los cuales ascendieron a 133 mil millones, pero sólo se pagaron 55.800 millones, acumulándose un pasivo de 77 mil millones para la vigencia 2013, lo cual es muy grave.
19. Un análisis del balance a marzo de 2013 muestra que las ESE de nivel 1 de Santa Lucía y Piojó tienen patrimonio negativo, por lo que incluso pudieran estar incursas en causales de liquidación. No obstante, esta decisión es de los respectivos concejos y alcaldes municipales. El departamento no tiene competencia para esa decisión sobre entidades de primer nivel.
20. Existen 5 ESE de nivel 1 que no reportan información al SIHO, lo que las convierte en entidades de alto riesgo fiscal y financiero (ESE HOSPITAL LOCAL DE LURUACO, ESE HOSPITAL DE PUERTO COLOMBIA, ESE HOSPITAL DE JUAN DE ACOSTA, ESE HOSPITAL DE PONEDERA y ESE HOSPITAL LOCAL DE CAMPO DE LA CRUZ)
21. Son inviables financieramente 12 ESE de nivel 1 (ESE HOSPITAL DE PONEDERA, ESE HOSPITAL DE CANDELARIA, ESE HOSPITAL LOCAL DE CAMPO DE LA CRUZ, ESE HOSPITAL DE PUERTO COLOMBIA, ESE HOSPITAL DE JUAN DE ACOSTA, ESE CENTRO DE SALUD DE TUBARÁ, HOSPITAL VERA JUDITH IMITOLA VILLANUEVA, ESE CENTRO DE SALUD DE USIACURI, E.S.E. CENTRO DE SALUD DE POLONUEVO, HOSPITAL LOCAL DE MANATÍ. ESE, ESE HOSPITAL LOCAL DE LURUACO). Llama la atención que toda la red de primer nivel de Mar Caribe es inviable.
22. El departamento cuenta con un 54% de población joven, de menos de 30 años. El 26% son mujeres en edad fértil y el 37% son población pediátrica.
23. Se observa que cada vez menos mujeres se atienden el parto en la red de primer de nivel 1. De 10729 partos vaginales, sólo 836 (7,8%) se atendieron en las ESE municipales. Esto pudiera deberse a las malas condiciones de habilitación de los servicios de obstetricia de estas entidades.
24. En mortalidad intra-hospitalaria después de 48 horas, el departamento del Atlántico se encuentra en un deshonroso segundo puesto sólo superado por Boyacá. La media nacional es de 12,21 muertes por cada 1000 ingresos y el departamento presenta una tasa de 20,55. Esto denota precariedad en la calidad de la atención y en la gestión de riesgos intrahospitalarios.
25. En cuanto a mortalidad materna a 42 días, aunque el departamento está por debajo de la media nacional (93,82 defunciones maternas antes de 42 días postparto por

1000 NV al año), se observa una preocupante tendencia al crecimiento del indicador (de 64,36 en 2007 a 76 en 2010) de lo cual se infiere un deterioro en la calidad de la atención de los programas de atención prenatal y control de embarazo en el primer nivel de atención.

26. Existe un déficit teórico de 142 consultorios odontológicos en el departamento que no se percibe por las bajas coberturas de los programas de salud oral y la alta deserción de los pacientes que acuden a los centros de salud.
27. Existe un déficit de 44 consultorios de medicina general en el departamento, a expensas de la Sub red de Río Magdalena, lo que refleja la deficiencia resolutiva del primer nivel de atención en Soledad y Malambo, a pesar de que los actuales gerentes están haciendo esfuerzo por incrementar la capacidad instalada.
28. Existe en el departamento una deficiencia de 225 camas de adulto compensadas por una sobre oferta de 1160 camas del Distrito de Barranquilla, lo que al final deja un superávit de camas de adultos de 944 camas.
29. Del déficit de 225 camas de adulto del departamento destacan: Soledad (-136), Malambo (-39) y Luruaco (-12)
30. Existe en el departamento un déficit de 119 camas de UCI de adultos, compensada por un superávit de 111 camas de UCI Adulto del Distrito de Barranquilla, lo que al final deja un faltante de 8 camas en el departamento.
31. Las 8 camas faltantes de UCI de Adultos genera un déficit de 2.920 estancias, es decir que impide el acceso al servicio de 679 pacientes al año (57 al mes) empeorando los problemas de mortalidad cardio cerebro vascular, por falta de acceso a la atención.
32. Existe en el departamento un déficit de 59 camas de cuidados intermedios de adultos, compensada por un superávit de 42 camas de UCI Adulto del Distrito de Barranquilla, lo que al final deja un faltante de 17 camas en el departamento.
33. Las 17 camas faltantes de C.I. de Adultos genera un déficit de 6205 estancias, es decir que impide el acceso al servicio de 443 pacientes al año (37 al mes) empeorando los problemas de mortalidad cardio cerebro vascular, por falta de acceso a la atención.
34. Existe un déficit de 1 cama de UCI quemado adulto en el departamento

35. Existe un déficit de 109 camas pediátricas en el departamento, que son compensadas por un superávit de 185 camas de pediatría del Distrito de Barranquilla, lo que al final deja un sobrante de camas en el departamento de 76 camas pediátricas. Dentro del déficit departamental de 109 destacan Soledad (-59) y Malambo (-21)
36. Existe un gráve déficit de camas de UCI Pediátrica en el departamento (-150) y en el Distrito de Barranquilla (-88) que suma en total -238 camas de UCI Pediátrica.
37. Existe un gráve déficit de camas de C.I. Pediátricos en el departamento (-69) y en el Distrito de Barranquilla (-39) que suma en total -108 camas de C. Intermedios Pediátricos.
38. Existe un déficit de 37 camas de UCIN en el Departamento, compensado por un superávit de 58 camas de UCIN del Distrito de Barranquilla, lo que al final deja un superávit de 21 camas.
39. Existe un déficit de 13 camas de C.Intermedio neonatal en el Departamento, compensado por un superávit de 104 camas de C.I. Neonatal del Distrito de Barranquilla, lo que al final deja un superávit de 91 camas.
40. Tanto en el departamento como en Barranquilla existe una sobre oferta de camas obstétricas de 197. No obstante en la Sub Red de Río Magdalena (Soledad) hay un faltante de 20 camas obstétricas.
41. Salud mental es un problema tanto para el departamento como para el Distrito, pues presenta déficit de todos los tipos de camas: Psiquiatría (-66); cuidado mental agudo (-310); Cuidados Intermedios Mentales (-632); Farmacodependencia (-600)
42. Existe un déficit de 53 consultorios de urgencia: departamento (-26) y distrito (-27). El déficit del departamento está en Soledad (-19) y Malambo (-4)
43. El problema resolutivo de las urgencias se empeora por la ausencia de una sala de urgencia pública de tercer nivel.

9 PROPUESTA DE AJUSTE A LA RED HOSPITALARIA

9.1 Primer nivel de atención

Para el fortalecimiento del primer nivel de atención se proponen las siguientes estrategias:

9.1.1 Estrategia de Redes integradas de servicios

Esta estrategia se desarrollará mediante 4 ejes estratégicos: 1.) la conformación de equipos básicos de atención primaria en salud; 2) La suscripción de Convenios de asociación para la gestión de riesgos epidemiológicos; 3) La suscripción de Convenios de asociación para el desarrollo del talento humano en salud y 4) La suscripción de Convenios de asociación para la integración del sistema de información.

1. **Equipos Básicos de Atención en Salud**

Atendiendo a los principales problemas detectados en el diagnóstico epidemiológico, se dará asistencia técnica a las ESE de primer nivel para que se diseñen dos programas específicos de gestión de riesgos; uno de **Gestión de Riesgos Cardiovasculares** (GRCV), dirigido a la población adulta, el cual manejará en forma integral acciones de educación en salud tanto individual, grupal y comunitaria con participación social, acciones de protección de factores epidemiológicos como la dislipidemia, el sedentarimo, el tabaquismo y la obesidas, el diagnóstico precoz de la diabetes mellitus tipo 2 y la búsqueda activa de los hipertensos, el tratamiento oportuno de la hipertensión y la diabetes, la reducción de secuelas sobre cerebro, riñón, retina y sistema vascular periférico y un programa de farmacovigilancia y adherencia a tratamiento.

Otro programa de **Gestión de Riesgos Obstétricos y Perinatales** (GROP) dirigido al binomio madre hijo con la intención de impactar tanto morbilidad como mortalidad materno – perinatal. Este programa contendrá acciones de promoción de la salud en la embarazada, control prenatal, inducción de la demanda a embarazadas para la adherencia al programa de control prenatal, prevención del embarazo en adolescentes, prevención de la transmisión vertical del VIH, vacunación del binomio madre hijo y salud oral de la embarazada y asesoría a la gestante en el componente alimentario nutricional.

2. Convenios de asociación para la gestión de riesgos epidemiológicos

Con el acompañamiento y asistencia técnica de la Secretaría Departamental de Salud, se suscribirán convenios de asociación entre las ESE de nivel 2 y las correspondientes de nivel 1 según la conformación de las subredes de referencia y contrarreferencia para que de manera conjunta cooperen los equipos de APS del nivel 1 con los especialistas (pediatra, internista y ginecobstetra) del nivel 2.

La cooperación consistirá en:

a) Realización de consultas especializadas en los municipios para los dos programas descritos arriba. Todo paciente de riesgo cardiovascula medio o alto será valorado por internista de la ESE de nivel 2 en la ESE de nivel 1. Toda paciente obstétrica de riesgo medio o alto será valorada por obstetra de la ESE de nivel 2 en cada municipio
b) Capacitación del personal de nivel 1 por los especialistas del nivel 2, en los programas de Gestión de Riesgos Cardiovasculares (GRCV) y Gestión de Riesgos Obstétricos y Perinantales (GROP)
c) Telemedicina del nivel 2 al nivel 1, de modo que las 3 ESE de nivel 2 habilitarán un canal para brindar asistencia, asesoría, interconsulta y realización de juntas médicas virtuales para mejorar la capacidad resolutiva del primer nivel de atención y brindar asistencia técnica permanente
d) Remisión oportuna. Se establece como inadmisible que un embarazo de alto riesgo sea atendido en el primer nivel. El programa deberá identificar de manera precoz la gestante con riesgo y la remitirá oportunamente para que todos los controles los realice el especialista.

3. Convenios de asociación para el desarrollo del talento humano en salud

Consiste en generar un programa de educación continuada del nivel 2 a favor del nivel 1 con la participación de las Universidades con las que se tienen suscritos convenios de asociación para que de manera continua se capacite mediante un diplomado al personal de las ESE municipales en GRCV y GROP

4. Convenios de asociación para la integración del sistema de información.

Consiste en el diseño de un modelo único comunicacional de los programas de GRCV y GROP para simplificar los protocolos de atención y unificar la historia clínica en el departamento

Esta integración en red de los prestadores públicos contará con la asistencia técnica del departamento y podrá asignárseles recursos del SGP de oferta o de Salud Pública en el marco del Plan de Intervenciones Colectivas de Salud Pública Departamental

9.1.2 Desarrollo hospitalario

El documento de red hospitalaria es un instrumento de planeación de la red departamental y orientador del desarrollo hospitalario de la red de primer nivel, cuya competencia es municipal.

En este componente proponemos que el desarrollo de la infraestructura física y la dotación biomédica, tecnológica e industrial de las ESE de nivel 1, enmarcada en los planes bienales de inversiones de cada entidad, permita el crecimiento de la oferta de servicios de salud del departamento, de manera armónica, técnica y acorde con los perfiles socioeconómicos, demográficos y epidmeiológicos de la población usuaria.

Es responsabilidad de cada Gerente de ESE, en el marco de su autonomía, acatar las directrices departamentales e incluir las siguientes recomendaciones tanto en el Plan Bienal de Inversiones, como en sus presupuestos, para asignar las partidas que garanticen la realización de dichas acciones.

Las recomendaciones al primer nivel son:

En los próximos 2 años, la ESE Hospital Local de Malambo habilitará las siguientes camas:

Adultos	20
Pediatría	10

Obstetricia	8

Además remodelará su sala de parto y adquirirá una **Ambulancia para transporte neonatal** medicalizado con incubadora y respirador de trasnporte.

La Empresa Social del Estado Hospital Materno Infantil Ciudadela Metropolitana de Soledad deberá habilitar al menos **un Hospital Local** con la siguiente capacidad

Hospitalización	
Camas adulto	60
Camas Obstetricia	20
Pediatría	20
Apoyo terapéutico	
Quirófanos	2
Terapia física	1
Terapia respiratoria	2
Sala de procedimientos	1
Apoyo diagnóstico	
Rayos X	1
Ecografía obstétrica	1
Laboratorio clínico	1
Urgencia 24 horas	
Consultorio de Urgencia	4
Camas de observación adultos	10
Camas de observación pediátrica	10
Sala de yesos	1
Sala de reanimación	1
Sala de rehidratación	1
Sala ERA	1
Consulta externa	

Consultorios	10

Además, la Empresa Social del Estado Hospital Materno Infantil Ciudadela Metropolitana de Soledad deberá habilitar **dos centros de salud de atención ambulatoria de 12 horas** así:

Consultorio de P y P	2
Vacunación	1
Consultorio de Medicina General	2
Consultorio de Odontología	1
Consultorio otros profesionales	1
Toma de muestras de laboratorio	1
Toma de muestras de citología	1

La vocación principal de la Empresa Social del Estado Hospital Materno Infantil Ciudadela Metropolitana de Soledad será de atención Materno Infantil

La **ESE de Nivel 1 de Luruaco** emprenderá en los próximos años un proyecto de ampliación de 12 camas de adulto.

Las demás ESE de nivel 1 verificarán las tablas de análisis de suficiencia de camas de adulto, obstetricia, pediatría, consultorios de medicina general, odontología y consultorios de urgencia y radicarán ante la Secretaría Departamental de Salud sus proyectos del Plan Bienal de Inversiones según lo diagnósticado en este esudio.

Además todas realizarán los ajustes organizacionales y en sus plantas de personal para la impementación de la estrategia de RISS basada en APS que se describe en este documento.

9.1.3 Saneamiento fiscal y financiero

Para garantizar el saneamiento fiscal y financiero, las ESE de nivel 1 que se encuentren en riesgo medio o tomarán las siguientes medidas, con la asistencia técnica de la Secretaria Departamental de Salud:

1. Medidas de reorganización institucional

2. Fortalecimiento de la gestión de calidad
3. Mejoramiento de los procesos de facturación y recaudo
4. Medidas de racionalización del gasto
5. Optimización de procesos de compra de insumos
6. Restructuración de pasivos
7. Planificación del presupuesto de gastos conforme al flujo de caja y no con los ingresos reconocidos
8. Depuración de la cartera
9. Fortalecimiento de los ingresos por venta de servicios (renegociación de contratos por capitación con EPSS)

9.2 Segundo y Tercer niveles de atención

La propuesta de ajuste al segundo y tercer niveles para el Plan Bienal de Inversiones es la siguiente:

ESE Hospital Departamental de Sabanalarga

Camas de UCI Adulto	8
Camas Cuidados intermedio Adulto	8
Camas de UCI Quemados Adulto	1
Camas de UCI	

ESE Niño Jesús

Además de los servicios que presta, para el próximo Plan Bienal de inversiones, el Hospital Niño Jesús de Barranquilla emprenderá los siguientes proyectos de ampliación:

Camas de UCI Pediátrica	5
Camas de Cuidados intermedios pediátricos	10

ESE Juan Domínguez Romero de Soledad

Además de los servicios que presta, para el próximo Plan Bienal de inversiones, el Hospital Juan Domínguez Romero emprenderá los siguientes proyectos de ampliación:

Camas Cuidados intermedio Adulto (obstétricas)	9
Camas de UCI Pediátrica	10
Camas de Cuidados intermedios pediátricos	10
Camas de Pediatría	50

Hospital Universitario CARI E.S.E.

En vista de que Salud mental es un problema tanto para el departamento como para el Distrito, pues presenta déficit de todos los tipos de camas: Psiquiatría (-66); cuidado mental agudo (-310); Cuidados Intermedios Mentales (-632); Farmacodependencia (-600). El departamento y el Distrito deberán abordar la problemática del déficit de camas de salud mental para definir la participación del Distrito de Barranquilla en la solución.

Mientras tanto, se definen 3 rutas de desarrollo hospitalario del CARI: 1) El fortalecimiento de los servicios de alta complejidad pediátricos; 2) La creación de una central de urgencia y trauma de alta complejidad, que tanta falta hace al departamento y 3) la contribución a la problemática de salud mental con algunas camas, que no alcanzan a cubrir del todo los déficits, pero que ayudan a mejorar la situación:

PROYECTO 1. PEDIATRÍA DE ALTA COMPLEJIDAD

Camas de UCI Pediátrica	10
Camas de Cuidados intermedios pediátricos	10
Camas de Pediatría	50

PROYECTO 2. SALUD MENTAL

Camas de Mental Agudo	10
Camas de Cuidados Intermedios Mentales	10
Camas de Psiquiatría	10

PROYECTO 3. CENTRAL DE UGENCIAS Y TRAUMA DE ALTA COMPLEJIDAD

En vista de que el departamento no cuenta con una central de urgencia y trauma de alta complejidad, se propone el siguiente proyecto:

Camas de Observación hombres	20
Camas de Observación mujeres	20
Camas Sala de reanimación	4
Camas Sala de Trauma	4
Área de triage	2
Consultorio de urgencia	4
Quirófano de urgencias	2

10 ANEXOS DEL ESTUDIO

10.1 ANEXO 1. MARCO NORMATIVO

10.1.1 Constitución Política

ARTICULO 48. La Seguridad Social es un servicio público de carácter obligatorio que se prestará bajo la dirección, coordinación y control del Estado, en sujeción a los principios de eficiencia, universalidad y solidaridad, en los términos que establezca la Ley.

Se garantiza a todos los habitantes el derecho irrenunciable a la Seguridad Social.

No se podrán destinar ni utilizar los recursos de las instituciones de la Seguridad Social para fines diferentes a ella.

ARTICULO 49. <Artículo modificado por el artículo 1 del Acto Legislativo 2 de 2009. El nuevo texto es el siguiente:> La atención de la salud y el saneamiento ambiental son servicios públicos a cargo del Estado. Se garantiza a todas las personas el acceso a los servicios de promoción, protección y recuperación de la salud.

Corresponde al Estado organizar, dirigir y reglamentar la prestación de servicios de salud a los habitantes y de saneamiento ambiental conforme a los principios de eficiencia, universalidad y solidaridad. También, establecer las políticas para la prestación de servicios de salud por entidades privadas, y ejercer su vigilancia y control. Así mismo, establecer las competencias de la Nación, las entidades territoriales y los particulares y determinar los aportes a su cargo en los términos y condiciones señalados en la ley.

Los servicios de salud se organizarán en forma descentralizada, por niveles de atención y con participación de la comunidad.

La ley señalará los términos en los cuales la atención básica para todos los habitantes será gratuita y obligatoria.

Toda persona tiene el deber de procurar el cuidado integral de su salud y de su comunidad.

ARTICULO 287. Las entidades territoriales gozan de autonomía para la gestión de sus intereses, y dentro de los límites de la Constitución y la ley. En tal virtud tendrán los siguientes derechos:

1. Gobernarse por autoridades propias.

2. Ejercer las competencias que les correspondan.

ARTICULO 298. Los departamentos tienen autonomía para la administración de los asuntos seccionales y la planificación y promoción del desarrollo económico y social dentro de su territorio en los términos establecidos por la Constitución.

Los departamentos ejercen funciones administrativas, de coordinación, de complementariedad de la acción municipal, de intermediación entre la Nación y los Municipios y de prestación de los servicios que determinen la Constitución y las leyes.

La ley reglamentará lo relacionado con el ejercicio de las atribuciones que la Constitución les otorga.

ARTICULO 300. <Artículo modificado por el artículo 2o. del Acto Legislativo No. 1 de 1996. El nuevo texto es el siguiente:> Corresponde a las Asambleas Departamentales, por medio de ordenanzas:

1. Reglamentar el ejercicio de las funciones y la prestación de los servicios a cargo del Departamento.

2. Expedir las disposiciones relacionadas con la planeación, el desarrollo económico y social, el apoyo financiero y crediticio a los municipios, el turismo, el transporte, el ambiente, las obras públicas, las vías de comunicación y el desarrollo de sus zonas de frontera.

3. Adoptar de acuerdo con la Ley los planes y programas de desarrollo económico y social y los de obras públicas, con la determinación de las inversiones y medidas que se consideren necesarias para impulsar su ejecución y asegurar su cumplimiento.

7. Determinar la estructura de la Administración Departamental, las funciones de sus dependencias, las escalas de remuneración correspondientes a sus distintas categorías de

empleo; crear los establecimientos públicos y las empresas industriales o comerciales del departamento y autorizar la formación de sociedades de economía mixta.

9. Autorizar al Gobernador del Departamento para celebrar contratos, negociar empréstitos, enajenar bienes y ejercer, pro tempore, precisas funciones de las que corresponden a las Asambleas Departamental.

10. Regular, en concurrencia con el municipio, el deporte, la educación y la salud en los términos que determina la Ley.

ARTICULO 365. Los servicios públicos son inherentes a la finalidad social del Estado. Es deber del Estado asegurar su prestación eficiente a todos los habitantes del territorio nacional.

Los servicios públicos estarán sometidos al régimen jurídico que fije la ley, podrán ser prestados por el Estado, directa o indirectamente, por comunidades organizadas, o por particulares. En todo caso, el Estado mantendrá la regulación, el control y la vigilancia de dichos servicios. Si por razones de soberanía o de interés social, el Estado, mediante ley aprobada por la mayoría de los miembros de una y otra cámara, por iniciativa del Gobierno decide reservarse determinadas actividades estratégicas o servicios públicos, deberá indemnizar previa y plenamente a las personas que en virtud de dicha ley, queden privadas del ejercicio de una actividad lícita.

ARTICULO 366. El bienestar general y el mejoramiento de la calidad de vida de la población son finalidades sociales del Estado. Será objetivo fundamental de su actividad la solución de las necesidades insatisfechas de salud, de educación, de saneamiento ambiental y de agua potable.

10.1.2 Ley 10 de 1990

Artículo 6º.- Responsabilidades en la dirección y prestación de servicios de salud.

A los departamentos, intendencias y comisarías, al Distrito Especial de Bogotá, al Distrito Cultural y Turístico de Cartagena y a las áreas metropolitanas, directamente, o a través de entidades descentralizadas directas, o indirectas, creadas para el efecto, o mediante sistemas asociativos, la dirección y prestación de los servicios de salud del segundo y tercer nivel de atención que comprende los hospitales regionales, universitarios y especializados.

Parágrafo.- Todas las entidades públicas a que se refiere el presente artículo, concurrirán a la financiación de los servicios de salud con sus recursos propios y con los recursos fiscales de que trata el Capítulo V de esta Ley, pudiendo prestar los servicios de salud mediante contratos celebrados para el efecto, con fundaciones o instituciones de utilidad común, corporaciones o asociaciones, sin ánimo de lucro, las entidades de que trata el artículo 22 de la Ley 11 de 1986 o, en general, con otras entidades públicas o personas privadas jurídicas o naturales que presten servicios de salud, en los términos del Capítulo III de la presente Ley.

Parágrafo.- Para el cumplimiento de los objetivos del respectivo contrato o convenio, las entidades contratantes podrán aportar o prestar determinados bienes".

El artículo 22 de la Ley 11/86 dice:

"Las Juntas de Acción Comunal, las Sociedades de Mejora y Ornato, las Juntas y Asociaciones de Recreación, Defensa Civil y Usuarios, constituídas con arreglo a la ley y sin ánimo de lucro, que tengan sede en el respectivo distrito, podrán vincularse al desarrollo y mejoramiento de los municipios mediante su participación en el ejercicio de las funciones y la prestación de los servicios que se hallen a cargo de éstos. Con tal fin, dichas juntas y organizaciones celebrarán con los municipios y sus entidades descentralizadas los convenios, acuerdos o contratos a que hubiere lugar para el cumplimiento o la ejecución de determinadas funciones u obras.

Artículo 7º.- Prestación de servicios de salud por entidades privadas. Las fundaciones o instituciones de utilidad común, las asociaciones y corporaciones, sin ánimo de lucro y, en general, las personas privadas jurídicas, podrán prestar servicios de salud en los niveles de atención y grados de complejidad que autorice el Ministerio de Salud o la entidad territorial delegataria.

10.1.3 Ley 100 de 1993

ARTÍCULO 156. CARACTERÍSTICAS BÁSICAS DEL SISTEMA GENERAL DE SEGURIDAD SOCIAL EN SALUD.

(...)

p) La Nación y las entidades territoriales, a través de las instituciones hospitalarias públicas o privadas en todos los niveles de atención que tengan contrato de prestación de servicios con él para este efecto, garantizarán el acceso al servicio que ellas prestan a quienes no estén amparados por el Sistema General de Seguridad Social en Salud, hasta cuando éste logre la cobertura universal.

ARTÍCULO 168. ATENCIÓN INICIAL DE URGENCIAS. La atención inicial de urgencias debe ser prestada en forma obligatoria por todas las entidades públicas y privadas que presten servicios de salud, a todas las personas, independientemente de la capacidad de pago. Su prestación no requiere contrato ni orden previa. El costo de estos servicios será pagado por el Fondo de Solidaridad y Garantía en los casos previstos en el artículo anterior, o por la Entidad Promotora de Salud al cual esté afiliado, en cualquier otro evento.

ARTÍCULO 174. EL SISTEMA GENERAL DE SEGURIDAD SOCIAL EN SALUD A NIVEL TERRITORIAL. El Sistema General de Seguridad Social en Salud integra, en todos los niveles territoriales, las instituciones de dirección, las entidades de promoción y prestación de servicios de salud, así como el conjunto de acciones de salud y control de los factores de riesgo en su respectiva jurisdicción y ámbito de competencia.

De conformidad con las disposiciones legales vigentes, y en especial la Ley 10 de 1990 y la Ley 60 de 1993, corresponde a los departamentos, distritos y municipios, funciones de dirección y organización de los servicios de salud para garantizar la salud pública y la oferta de servicios de salud por instituciones públicas, por contratación de servicios o por el otorgamiento de subsidios a la demanda.

Para el ejercicio de sus competencias, las entidades territoriales se sujetarán, a partir de la vigencia de esta Ley, al servicio público de salud aquí regulado, que precisa y desarrolla los términos, condiciones principios y reglas de operación de las competencias territoriales de que trata la Ley 60 de 1993 y la Ley 10 de 1990. En desarrollo de lo anterior, la estructura actual de los servicios de salud del subsector oficial en las entidades territoriales se adaptará e integrará progresivamente al Sistema General de Seguridad Social en Salud.

El Sistema General de Seguridad Social en Salud que crea esta Ley amplia la órbita de competencia de los sistemas de dirección en salud de los departamentos, distritos y municipios para garantizar la función social del estado en la adecuada prestación y ampliación de coberturas de los servicios de salud. Las direcciones de salud en los entes territoriales organizarán, de acuerdo con las disposiciones de la presente Ley, el sistema de subsidios a la población más pobre y vulnerable, realizando contratos para la atención de los afiliados de salud con las Entidades Promotoras de Salud que funcionen en su territorio y promoviendo la creación de empresas solidarias de salud, así mismo, apoyarán la creación de Entidades públicas Promotoras de Salud y la transformación, de acuerdo con lo dispuesto en esta Ley, de los hospitales en Instituciones Prestadoras de Servicios con capacidad de ofrecer servicios a las diferentes Entidades Promotoras de Salud.

La oferta pública de servicios de salud organizada por niveles de complejidad y por niveles territoriales, contribuye a la realización de los propósitos del Sistema General de Seguridad Social en Salud, a su organización y a su adecuado funcionamiento.

En el Sistema General de Seguridad Social en Salud los recursos de destinación especial para la salud que arbitre cualquiera de los niveles de gobierno en los términos de la presente Ley, concurren a la financiación de los subsidios para la población más pobre y vulnerable de cada entidad territorial.

PARÁGRAFO. Durante el período de transición requerido para lograr la cobertura universal de seguridad social en salud, los hospitales públicos y aquellos privados con quienes exista contrato para ello continuarán prestando servicios a las personas pobres y vulnerables que no estén afiliados al Sistema General de Seguridad Social en Salud.

ARTÍCULO 175. CONSEJOS TERRITORIALES DE SEGURIDAD SOCIAL EN SALUD. Las entidades territoriales de los niveles seccional, distrital y local, podrán crear un Consejo Territorial de Seguridad Social en Salud que asesore a las Direcciones de Salud de la respectiva jurisdicción, en la formulación de los planes, estrategias, programas y proyectos de salud y en la orientación de los sistemas Territoriales de Seguridad Social en Salud, que desarrollen las políticas definidas por el Consejo Nacional de Seguridad Social en Salud

ARTÍCULO 185. INSTITUCIONES PRESTADORAS DE SERVICIOS DE SALUD. Son funciones de las Instituciones Prestadoras de Servicios de Salud prestar los servicios en su nivel de atención correspondiente a los afiliados y beneficiarios dentro de los parámetros y principios señalados en la presente Ley.

Las Instituciones Prestadoras de Servicios deben tener como principios básicos la calidad y la eficiencia, y tendrán autonomía administrativa, técnica y financiera. Además propenderán por la libre concurrencia en sus acciones, proveyendo información oportuna, suficiente y veraz a los usuarios, y evitando el abuso de posición dominante en el sistema. Están prohibidos todos los acuerdos o convenios entre Instituciones Prestadoras de Servicios de Salud, entre asociaciones o sociedades científicas, y de profesionales o auxiliares del sector salud, o al interior de cualquiera de los anteriores, que tengan por objeto o efecto impedir, restringir o falsear el juego de la libre competencia dentro del mercado de servicios de salud, o impedir, restringir o interrumpir la prestación de los servicios de salud.

Para que una entidad pueda constituirse como Institución Prestadora de Servicios de salud deberá cumplir con los requisitos contemplados en las normas expedidas por el Ministerio de Salud<1>.

PARÁGRAFO. Toda Institución Prestadora de Servicios de Salud contará con un sistema contable que permita registrar los costos de los servicios ofrecidos. Es condición para la aplicación del régimen único de tarifas de que trata el Artículo 241 de la presente Ley, adoptar dicho sistema contable. Esta disposición deberá acatarse a más tardar al finalizar el primer año de vigencia de la presente Ley. A partir de esta fecha será de obligatorio cumplimiento para contratar servicios con las Entidades Promotoras de Salud o con las entidades territoriales, según el caso, acreditar la existencia de dicho sistema.

ARTÍCULO 191. DE LAS PRIORIDADES DE DOTACIÓN HOSPITALARIA. Los municipios darán prioridad en su asignación de recursos de inversión para la salud al fortalecimiento del sistema de centros y puestos de salud, de forma tal que se fortalezca la dotación básica de equipo y de personal que defina el Ministerio de Salud y amplíe, progresivamente y de acuerdo con la demanda, sus horarios de atención al público, hasta llegar a tener disponibilidad las 24 horas de Centros de Salud bien dotados. El servicio social obligatorio de los profesionales del área de la salud se desempeñará prioritariamente en la atención de los centros y puestos de salud del área rural.

Los requerimientos de dotación que tendrán los puestos, centros de salud y los hospitales oficiales de cualquier nivel de atención, así como la red de servicios a nivel territorial serán establecidos por el Ministerio de Salud. El Ministerio ejercerá el control técnico sobre la dotación de tales entidades, directamente o a través de una autoridad delegada.

ARTÍCULO 194. NATURALEZA. La prestación de servicios de salud en forma directa por la nación o por las entidades territoriales, se hará principalmente a través de las Empresas Sociales del Estado, que constituyen una categoría especial de entidad pública descentralizada, con personería jurídica, patrimonio propio y autonomía administrativa, creadas por la Ley o por las asambleas o concejos, según el caso, sometidas al régimen jurídico previsto en este capítulo.

10.1.4 Ley 715 de 2001

ARTÍCULO 42. COMPETENCIAS EN SALUD POR PARTE DE LA NACIÓN. Corresponde a la Nación la dirección del sector salud y del Sistema General de Seguridad Social en Salud en el territorio nacional, de acuerdo con la diversidad regional y el ejercicio de las siguientes competencias, sin perjuicio de las asignadas en otras disposiciones:

42.14. Definir, implantar y evaluar la Política de Prestación de Servicios de Salud. En ejercicio de esta facultad regulará la oferta pública y privada de servicios, estableciendo las normas para controlar su crecimiento, mecanismos para la libre elección de prestadores por parte de los usuarios y la garantía de la calidad; así como la promoción de la organización de redes de prestación de servicios de salud, entre otros.

42.15. Establecer, dentro del año siguiente a la vigencia de la presente ley, el régimen para la habilitación de las instituciones prestadoras de servicio de salud en lo relativo a la construcción, remodelación y la ampliación o creación de nuevos servicios en los ya existentes, de acuerdo con la red de prestación de servicios pública y privada existente en el ámbito del respectivo departamento o distrito, atendiendo criterios de eficiencia, calidad y suficiencia.

42.22 <Numeral adicionado por el artículo 5 de la Ley 1438 de 2011. El nuevo texto es el siguiente:> Aprobar los Planes Bienales de Inversiones Públicas, para la prestación de los servicios de salud, de los departamentos y distritos, en los términos que determine el Ministerio de la Protección Social, de acuerdo con la política de prestación de servicios de salud.

42.23 <Numeral adicionado por el artículo 5 de la Ley 1438 de 2011. El nuevo texto es el siguiente:> Diseñar indicadores para medir logros en salud, determinar la metodología para su aplicación, así como la distribución de recursos de conformidad con estos, cuando la ley así lo autorice. Los indicadores deberán medir los logros del Sistema General de Segundad Social en Salud, frente a todos los actores del sistema.

ARTÍCULO 43. COMPETENCIAS DE LOS DEPARTAMENTOS EN SALUD. Sin perjuicio de las competencias establecidas en otras disposiciones legales, corresponde a los departamentos, dirigir, coordinar y vigilar el sector salud y el Sistema General de Seguridad Social en Salud en el territorio de su jurisdicción, atendiendo las disposiciones nacionales sobre la materia. Para tal efecto, se le asignan las siguientes funciones:

43.1. De dirección del sector salud en el ámbito departamental.

43.1.1. Formular planes, programas y proyectos para el desarrollo del sector salud y del Sistema General de Seguridad Social en Salud en armonía con las disposiciones del orden nacional.

43.1.2. Adoptar, difundir, implantar, ejecutar y evaluar, en el ámbito departamental las normas, políticas, estrategias, planes, programas y proyectos del sector salud y del Sistema General de Seguridad Social en Salud, que formule y expida la Nación o en armonía con éstas.

43.1.3. Prestar asistencia técnica y asesoría a los municipios e instituciones públicas que prestan servicios de salud, en su jurisdicción.

43.1.4. Supervisar y controlar el recaudo y la aplicación de los recursos propios, los cedidos por la Nación y los del Sistema General de Participaciones con destinación específica para salud, y administrar los recursos del Fondo Departamental de Salud.

43.1.5. Vigilar y controlar el cumplimiento de las políticas y normas técnicas, científicas y administrativas que expida el Ministerio de Salud, así como las actividades que desarrollan los municipios de su jurisdicción, para garantizar e l logro de las metas del sector salud y del Sistema General de Seguridad Social en Salud, sin perjuicio de las funciones de inspección y vigilancia atribuidas a las demás autoridades competentes.

43.1.6. Adoptar, implementar, administrar y coordinar la operación en su territorio del sistema integral de información en salud, así como generar y reportar la información requerida por el Sistema.

43.1.7. Promover la participación social y la promoción del ejercicio pleno de los deberes y derechos de los ciudadanos en materia de salud y de seguridad social en salud.

43.1.8. <Numeral modificado por el artículo 2 de la Ley 1446 de 2011. El nuevo texto es el siguiente:> Financiar los Tribunales Seccionales de Ética Médica y Odontológica y los Tribunales Departamentales y Distritales Éticos de Enfermería y vigilar la correcta utilización de los recursos.

43.1.9. Promover planes, programas, estrategias y proyectos en salud para su inclusión en los planes y programas nacionales.

43.1.10. Ejecutar las acciones inherentes a la atención en salud de las personas declaradas por vía judicial como inimputables por trastorno mental o inmadurez psicológica, con los recursos nacionales de destinación específica que para tal efecto transfiera la Nación.

43.2. De prestación de servicios de salud

43.2.1. Gestionar la prestación de los servicios de salud, de manera oportuna, eficiente y con calidad a la población pobre en lo no cubierto con subsidios a la demanda, que resida en su jurisdicción, mediante instituciones prestadoras de servicios de salud públicas o privadas.

43.2.2. Financiar con los recursos propios, si lo considera pertinente, con los recursos asignados por concepto de participaciones y demás recursos cedidos, la prestación de servicios de salud a la población pobre en lo no cubierto con subsidios a la demanda y los servicios de salud mental.

43.2.3. Adoptar, difundir, implantar, ejecutar y evaluar la Política de Prestación de Servicios de Salud, formulada por la Nación.

43.2.4. Organizar, dirigir, coordinar y administrar la red de Instituciones Prestadoras de Servicios de Salud públicas en el departamento.

43.2.5. Concurrir en la financiación de las inversiones necesarias para la organización funcional y administrativa de la red de instituciones prestadoras de servicios de salud a su cargo.

43.2.6. Efectuar en su jurisdicción el registro de los prestadores públicos y privados de servicios de salud, recibir la declaración de requisitos esenciales para la prestación de los servicios y adelantar la vigilancia y el control correspondiente.

43.2.7. <Numeral modificado por el artículo 5 de la Ley 1438 de 2011. El nuevo texto es el siguiente:> Avalar los Planes Bienales de Inversiones Públicas en Salud, de los municipios de su jurisdicción, en los términos que defina el Ministerio de la Protección Social, de acuerdo con la política de prestación de servidos de salud, cuyo consolidado constituye el Plan Bienal de Inversiones Públicas Departamentales.

43.2.8. Vigilar el cumplimiento de las normas técnicas dictadas por la Nación para la construcción de obras civiles, dotaciones básicas y mantenimiento integral de las instituciones prestadoras de servicios de salud y de los centros de bienestar de anciano.

ARTÍCULO 54. ORGANIZACIÓN Y CONSOLIDACIÓN DE REDES. El servicio de salud a nivel territorial deberá prestarse mediante la integración de redes que permitan la articulación de las unidades prestadoras de servicios de salud, la utilización adecuada de la oferta en salud y la racionalización del costo de las atenciones en beneficio de la población, así como la optimización de la infraestructura que la soporta.

La red de servicios de salud se organizará por grados de complejidad relacionados entre sí mediante un sistema de referencia y contrarreferencia que provea las normas técnicas y administrativas con el fin de prestar al usuario servicios de salud acordes con sus necesidades, atendiendo los requerimientos de eficiencia y oportunidad, de acuerdo con la reglamentación que para tales efectos expida el Ministerio de Salud.

PARÁGRAFO 1o. <Aparte tachado INEXEQUIBLE> Para garantizar la efectiva organización y operación de los servicios de salud a través de redes, los planes de inversión de las instituciones prestadoras de salud públicas deberán privilegiar la integración de los servicios. Para el conjunto de servicios e instalaciones que el Ministerio de Salud defina como de control especial de oferta, las Instituciones Prestadoras de Salud, sean públicas o privadas, requerirán de la aprobación de sus proyectos de inversión por el Ministerio de Salud.

Corte Constitucional - Apartes tachados declarados INEXEQUIBLE por la Corte Constitucional mediante Sentencia C-974-02 de 13 de noviembre de 2002, Magistrado Ponente Dr. Rodrigo Escobar Gil.

ARTÍCULO 65. PLANES BIENALES DE INVERSIONES EN SALUD. <Apartes tachados INEXEQUIBLES> Las secretarías de salud departamentales y distritales prepararán cada dos años un plan bienal de inversiones públicas y privadas en salud, en el cual se incluirán las destinadas a infraestructura, dotación o equipos biomédicos que el Ministerio de Salud determine que sean de control especial.

Estos planes se iniciarán con la elaboración de un inventario completo sobre la oferta existente en la respectiva red, y deberán presentarse a los Consejos Territoriales de Seguridad Social en Salud. Los Planes bienales deberán contar con la aprobación del Ministerio de Salud, para que se pueda iniciar cualquier obra o proceso de adquisición de bienes o servicios contemplado en ellos.

No podrán realizarse inversiones en infraestructura, dotación o equipos, que no se encuentren en el plan bienal de inversiones en salud. Sin perjuicio de las sanciones administrativas a que hubiere lugar, la institución pública que realice inversiones por fuera del plan bienal, no podrá financiar con recursos del Sistema General de

Participaciones el costo de la inversión o el de operación y funcionamiento de los nuevos servicios. Cuando las instituciones privadas realicen inversiones por fuera del plan bienal, no podrán ser contratadas con recursos del Sistema General de Seguridad Social en Salud.

El plan bienal de inversiones definirá la infraestructura y equipos necesarios en las áreas que el Ministerio de Salud defina como de control de oferta. Las instituciones públicas o privadas que realicen inversiones en estas áreas no previstas en el plan bienal, serán sancionadas. Los gerentes y las juntas directivas de las instituciones públicas podrán ser destituidos por mala conducta y las instituciones privadas no podrán ser contratadas con recursos del Sistema General de Seguridad Social en Salud.

Apartes tachados declarados INEXEQUIBLES por la Corte Constitucional mediante Sentencia C-615-02 8 de agosto de 2002, Magistrado Ponente Dr. Marco Gerardo Monroy Cabra.

ARTÍCULO 74. COMPETENCIAS DE LOS DEPARTAMENTOS EN OTROS SECTORES. Los Departamentos son promotores del desarrollo económico y social dentro de su territorio y ejercen funciones administrativas, de coordinación, de complementariedad de la acción municipal, de intermediación entre la Nación y los Municipios y de prestación de los servicios.

Sin perjuicio de las establecidas en otras normas, corresponde a los Departamentos el ejercicio de las siguientes competencias:

74.1. Planificar y orientar las políticas de desarrollo y de prestación de servicios públicos en el departamento y coordinar su ejecución con los municipios.

74.2. Promover, financiar o cofinanciar proyectos nacionales, departamentales o municipales de interés departamental.

74.3. Administrar los recursos cedidos por la Nación, atendiendo su destinación legal cuando la tengan.

74.4. Promover la armonización de las actividades de los Municipios entre sí, con el Departamento y con la Nación.

74.5. Asesorar y prestar asistencia técnica, administrativa y financiera a los Municipios y a las instituciones de prestación de servicios para el ejercicio de las competencias asignadas por la ley, cuando a ello haya lugar.

74.6. Realizar el seguimiento y la evaluación de la acción de los municipios y de la prestación de los servicios a cargo de estos e informar los resultados de la evaluación y seguimiento a la Nación, autoridades locales y a la comunidad.

74.7. Promover y fomentar la participación de las entidades privadas, comunitarias y sin ánimo de lucro en la prestación de los servicios que deben prestarse en el departamento.

74.8. Adelantar la construcción y la conservación de todos los componentes de la infraestructura de transporte que les corresponda.

74.9 Desarrollar y ejecutar programas y políticas para el mantenimiento del medio ambiente y los recursos naturales renovables.

74.10. Coordinar y dirigir con la colaboración de las Corporaciones Autónomas Regionales, las actividades de control y vigilancia ambientales intermunicipales, que se realicen en el territorio del departamento.

74.11. Organizar sistemas de coordinación de las entidades prestadoras de servicios públicos y promover, cuando razones técnicas y económicas lo aconsejen, la organización de asociaciones de municipios para la prestación de servicios públicos, o la celebración de convenios para el mismo efecto.

74.12. Coordinar acciones entre los municipios orientadas a desarrollar programas y actividades que permitan fomentar la práctica del deporte, la recreación y el aprovechamiento del tiempo libre en el territorio departamental.

74.13. Coordinar acciones entre los municipios orientadas a desarrollar programas y actividades que permitan fomentar las artes en todas sus expresiones y demás manifestaciones simbólicas expresivas.

ARTÍCULO 88. PRESTACIÓN DE SERVICIOS, ACTIVIDADES ADMINISTRATIVAS Y CUMPLIMIENTO DE COMPETENCIAS EN FORMA CONJUNTA O ASOCIADA. Las entidades territoriales podrán suscribir convenios de asociación con objeto de adelantar acciones de propósito común, para la prestación de servicios, para la realización de proyectos de inversión, en cumplimiento de las funciones asignadas o para la realización de actividades administrativas. La ejecución de dichos convenios para la prestación conjunta de los servicios correspondientes deberá garantizar la disminución de los gastos de funcionamiento de las entidades territoriales asociadas y la racionalización de los procesos administrativos.

La prestación de los servicios en forma asociada tendrá un término mínimo de cinco años durante los cuales la gestión, administración y prestación de los servicios, estará a cargo de una unidad administrativa sin personería jurídica con jurisdicción interterritorial.

10.1.5 Ley 1122 de 2007

ARTÍCULO 20. PRESTACIÓN DE SERVICIOS DE SALUD A LA POBLACIÓN POBRE EN LO NO CUBIERTO POR SUBSIDIOS A LA DEMANDA. <Artículo CONDICIONALMENTE exequible> Las Entidades territoriales contratarán con Empresas Sociales del Estado debidamente habilitadas, la atención de la población pobre no asegurada y lo no cubierto por subsidios a la demanda. Cuando la oferta de servicios no exista o sea insuficiente en el municipio o en su área de influencia, la entidad territorial, previa autorización del Ministerio de la Protección Social o por quien delegue, podrá contratar con otras Instituciones Prestadoras de Servicios de Salud debidamente habilitadas.

PARÁGRAFO. Se garantiza a todos los colombianos la atención inicial de urgencias en cualquier IPS del país. Las EPS o las entidades territoriales responsables de la atención a la población pobre no cubierta por los subsidios a la demanda, no podrán negar la prestación y pago de servicios a las IPS que atiendan sus afiliados, cuando estén causados por este tipo de servicios, aún sin que medie contrato. El incumplimiento de esta disposición, será sancionado por la Superintendencia Nacional de Salud con multas, por una sola vez o sucesivas, hasta de 2.000 salarios mínimos legales mensuales vigentes (smlmv) por cada multa, y en caso de reincidencia podrá conllevar hasta la pérdida o cancelación del registro o certificado de la institución.

ARTÍCULO 26. DE LA PRESTACIÓN DE SERVICIOS POR PARTE DE LAS INSTITUCIONES PÚBLICAS. La prestación de servicios de salud por parte de las instituciones públicas solo se hará a través de Empresas Sociales del Estado (ESE) que podrán estar constituidas por una o varias sedes o unidades prestadoras de servicios de salud. En todo caso, toda unidad prestadora de servicios de salud de carácter público deberá hacer parte de una Empresa Social del Estado, excepto las unidades de prestación de servicios de salud que hacen parte de las empresas industriales y comerciales del Estado y de aquellas entidades públicas cuyo objeto no es la prestación de servicios de salud. En cada municipio existirá una ESE o una unidad prestadora de servicios integrante de una ESE.

PARÁGRAFO 1o. Cuando por las condiciones del mercado de su área de influencia, las ESE no sean sostenibles financieramente en condiciones de eficiencia, las entidades territoriales podrán transferir recursos que procuren garantizar los servicios básicos requeridos por la población, en las condiciones y requisitos que establezca el reglamento.

PARÁGRAFO 2o. La Nación y las entidades territoriales promoverán los servicios de Telemedicina para contribuir a la prevención de enfermedades crónicas, capacitación y a la disminución de costos y mejoramiento de la calidad y oportunidad de prestación de servicios como es el caso de las imágenes diagnósticas. Especial interés tendrán los departamentos de Amazonas, Casanare, Caquetá, Guaviare, Guainía, Vichada y Vaupés.'

Artículo 30. Del fortalecimiento de Asociaciones y/o Cooperativas de las ESE. El Gobierno Nacional, departamental y municipal promoverán la creación y el fortalecimiento de asociaciones y/o cooperativas de las ESE, que tengan como objetivo fortalecer la red pública hospitalaria.

Estas asociaciones y/o cooperativas ofrecerán servicios y/o podrán proveer insumos, siempre y cuando beneficien a las entidades con economía de escala, calidad, oportunidad, eficiencia y transparencia.

Artículo 31. Prohibición en la prestación de servicios de salud. En ningún caso se podrán prestar servicios asistenciales de salud directamente por parte de los Entes Territoriales.

10.1.6 Ley 1438 de 2011

ARTÍCULO 58. HABILITACIÓN DE PRESTADORES DE SERVICIOS DE SALUD. Las Entidades Promotoras de Salud, los prestadores de servicios de salud, las Administradoras de Riesgos Profesionales deberán contar con las condiciones necesarias para prestar un servicio de calidad; para tal fin los reglamentos que el Ministerio de la Protección Social expida, deberán garantizar la verificación de dichas condiciones y su periódica revisión. Las Direcciones Territoriales de Salud deberán garantizar la verificación de los servicios que lo requieran en el plazo que establezca el reglamento. La actividad de habilitación, para ser realizada oportuna y en los términos establecidos, puede ser contratada por las entidades territoriales con terceros especializados en la materia.

REDES INTEGRADAS DE SERVICIOS DE SALUD.

ARTÍCULO 60. DEFINICIÓN DE REDES INTEGRADAS DE SERVICIOS DE SALUD. Las redes integradas de servicios de salud se definen como el conjunto de organizaciones o redes que prestan servicios o hacen acuerdos para prestar servicios de salud individuales y/o colectivos, más eficientes, equitativos, integrales, continuos a una población definida, dispuesta conforme a la demanda.

ARTÍCULO 61. DE LAS REDES INTEGRADAS DE SERVICIOS DE SALUD. La prestación de servicios de salud dentro del Sistema General de Seguridad Social en Salud se hará a través de las redes integradas de servicios de salud ubicadas en un espacio poblacional determinado.

Las redes de atención que se organicen dispensarán con la suficiencia técnica, administrativa y financiera requerida, los servicios en materia de promoción de la salud, prevención de la enfermedad, diagnóstico, tratamiento, rehabilitación que demande el cumplimiento eficaz de los planes de beneficios.

Las Entidades Promotoras de Salud deberán garantizar, y ofrecer los servicios a sus afiliados de manera integral, continua, coordinada y eficiente, con portabilidad, calidad y oportunidad, a través de las redes.

ARTÍCULO 62. CONFORMACIÓN DE REDES INTEGRADAS DE SERVICIOS DE SALUD. Las entidades territoriales, municipios, distritos, departamentos y la Nación, según corresponda, en coordinación con las Entidades Promotoras de Salud a través de los Consejos Territoriales de Seguridad Social en Salud, organizarán y conformarán las redes integradas incluyendo prestadores públicos, privados y mixtos que presten los servicios de acuerdo con el Plan de Beneficios a su cargo. Las redes se habilitarán de acuerdo con la reglamentación que expida el Ministerio de la Protección Social, quien podrá delegar en los departamentos y distritos. La implementación de la estrategia de Atención Primaria en Salud consagrada en la presente ley será la guía para la organización y funcionamiento de la red.

Las instituciones prestadoras de servicios de salud podrán asociarse mediante Uniones Temporales, consorcios u otra figura jurídica con Instituciones Prestadoras de Salud, públicas, privadas o mixtas. En ejercicio de su autonomía determinarán la forma de integración y podrán hacer uso de mecanismos administrativos y financieros que las hagan eficientes, observando los principios de libre competencia.

ARTÍCULO 63. CRITERIOS DETERMINANTES PARA LA CONFORMACIÓN DE LAS REDES INTEGRADAS DE SERVICIOS DE SALUD. La reglamentación para la habilitación de las redes integradas de servicios de salud se realizará a partir de los siguientes criterios:

63.1 Población y territorio a cargo, con conocimiento de sus necesidades y preferencias en salud, que defina la oferta de servicios a la demanda real y potencial de la población a atender, tomando en consideración la accesibilidad geográfica, cultural y económica.

63.2 Oferta de servicios de salud existente para la prestación de servicios de promoción, prevención, diagnóstico, tratamiento, rehabilitación, integrando tanto los servicios de salud individual como los servicios de salud colectiva.

63.3 Modelo de atención primaria en salud centrado en la persona, la familia y la comunidad, teniendo en cuenta las particularidades culturales, raciales y de género.

63.4 Recurso humano suficiente, valorado, competente y comprometido.

63.5 Adecuada estructuración de los servicios de baja complejidad de atención fortalecida y multidisciplinaria que garantice el acceso al sistema, con la capacidad resolutiva para atender las demandas más frecuentes en la atención de la salud de la población a cargo.

63.6 Mecanismos efectivos de referencia y contrarreferencia para garantizar la integralidad y continuidad de la atención del usuario en los diferentes niveles de atención y escenarios intramurales y extramurales.

63.7 Red de transporte y comunicaciones.

63.8 Acción intersectorial efectiva.

63.9 Esquemas de participación social amplia.

63.10 Gestión integrada de los sistemas de apoyo administrativo, financiero y logístico.

63.11 Sistema de información único e integral de todos los actores de la red, con desglose de los datos por sexo, edad, lugar de residencia, origen étnico y otras variables pertinentes.

63.12 Financiamiento adecuado y mecanismos de seguimiento y evaluación de resultados.

63.13 Cumplimiento de estándares de habilitación por parte de cada uno de los integrantes de la red conforme al sistema obligatorio de garantía de la calidad.

ARTÍCULO 64. ARTICULACIÓN DE LAS REDES INTEGRADAS. La articulación de la red estará a cargo de las entidades territoriales en coordinación con las Entidades Promotoras de Salud, a través de los Consejos Territoriales de la Seguridad Social en Salud; en el caso de los municipios no certificados la entidad territorial será el departamento, sin vulneración del ejercicio de la autonomía de los actores de las redes existentes en el espacio poblacional determinado, buscará que el servicio de salud se brinde de forma precisa, oportuna y pertinente, para garantizar su calidad, reducir complicaciones, optimizar recursos y lograr resultados clínicos eficaces y costo-efectivos. La función de coordinación será esencialmente un proceso del ámbito clínico y administrativo, teniendo como objetivos y componentes:

64.1 La identificación de la población a atender y la determinación del riesgo en salud.

64.2 La identificación de factores de riesgo y factores protectores.

64.3 Consenso en torno a la implementación de la estrategia de Atención Primaria en Salud.

64.4 Consenso en torno al modelo de atención centrado en la intervención de los factores de riesgo y el perfil de la población.

64.5 El desarrollo de un proceso de vigilancia epidemiológica, que incluya la notificación y la aplicación de medidas que sean de su competencia en la prestación de servicios y en la evaluación de resultados.

64.6 La articulación de la oferta de servicios de los prestadores que la conforman y la información permanente y actualizada a los usuarios sobre los servicios disponibles, en el espacio poblacional determinado.

64.7 La garantía de un punto de primer contacto, que serán los equipos básicos de salud, con capacidad de acceder a la información clínica obtenida en los diferentes escenarios de atención y de proporcionarla a estos mismos.

64.8 La coordinación y desarrollo conjunto de sistemas de gestión e información.

64.9 Las condiciones de acceso y los principales indicadores de calidad que se establezcan en el reglamento técnico de la red.

64.10 La coordinación de esquemas de comunicación electrónica, servicios de telemedicina, asistencia y atención domiciliaria y las demás modalidades que convengan a las condiciones del país y a las buenas prácticas en la materia.

PARÁGRAFO. La coordinación de las redes basadas en el modelo de atención y riesgo poblacional, será reglamentada por el Ministerio de la Protección Social con el acompañamiento de las direcciones territoriales para el cumplimiento de las funciones administrativas y clínicas anteriormente nombradas.

10.1.7 Ley 1454 de 2011

ARTÍCULO 16. PROVINCIAS ADMINISTRATIVAS Y DE PLANIFICACIÓN. Dos o más municipios geográficamente contiguos de un mismo departamento podrán constituirse mediante ordenanza en una provincia administrativa y de planificación por solicitud de los alcaldes municipales, los gobernadores o del diez por ciento (10%) de los ciudadanos que componen el censo electoral de los respectivos municipios, con el propósito de organizar conjuntamente la prestación de servicios públicos, la ejecución de obras de ámbito regional y la ejecución de proyectos de desarrollo integral, así como la gestión ambiental.

Lo anterior no implicará que municipios que no guarden continuidad geográfica y que pertenezcan a diferentes departamentos puedan desarrollar alianzas estratégicas de orden económico con el fin de comercializar sus bienes y servicios a nivel nacional e internacional.

PARÁGRAFO. Corresponde a las Asambleas Departamentales crear las provincias, previa autorización de los respectivos Concejos Municipales.

PARÁGRAFO. Los municipios que conformen la PAP deberán tener en cuenta para su financiación y funcionamiento los parámetros establecidos en la Ley 617 de 2000 y 819 de 2003 para los municipios que la conformen.

En ningún caso las provincias administrativas y de planificación podrán constituir circunscripción electoral especial dentro de la División Político Administrativa Territorial del país.

El financiamiento de las Provincias Administrativas y de Planificación no generará cargos ni al Presupuesto General de la Nación, ni al Sistema General de Participaciones, ni al Sistema General de Regalías.

ARTÍCULO 17. NATURALEZA Y FUNCIONAMIENTO DE LOS ESQUEMAS ASOCIATIVOS. Las asociaciones de departamentos, las provincias y las asociaciones de distritos y de municipios son entidades administrativas de derecho público, con personería jurídica y patrimonio propio e independiente de los entes que la conforman.

Las asociaciones de departamentos podrán constituirse en regiones administrativas y de planificación, previa autorización de sus asambleas departamentales.

En ningún caso las entidades territoriales que se asocien podrán generar gastos de funcionamiento adicionales con cargo a su presupuesto o al presupuesto general de la Nación, ni incrementar la planta burocrática de las respectivas entidades que las conformen.

PARÁGRAFO. En concordancia con lo previsto en el artículo 95 de la Ley 489 de 1998, las Entidades Territoriales podrán continuar asociándose mediante la celebración de convenios interadministrativos o mediante la conformación de personas jurídicas de derecho público o derecho privado.

ARTÍCULO 18. CONTRATOS O CONVENIOS PLAN. La Nación podrá contratar o convenir con las entidades territoriales, con las asociaciones de entidades territoriales y con las áreas metropolitanas, la ejecución asociada de proyectos estratégicos de desarrollo territorial. En los contratos plan que celebren las partes, se establecerán los aportes que harán así como las fuentes de financiación respectivas.

La Nación también podrá contratar con las asociaciones de entidades territoriales y las áreas metropolitanas la ejecución de programas del Plan Nacional de Desarrollo, cuando lo considere pertinente y el objeto para el cual fueron creadas dichas asociaciones lo permita; previa aprobación de su órgano máximo de administración, atendiendo los principios consagrados en la presente ley.

Se priorizarán con el Fondo de Desarrollo Regional los esquemas asociativos, así como las entidades territoriales que desarrollen contratos o convenios plan de acuerdo con los numerales 6, 8 y 10 del artículo 3o de la presente ley.

ARTÍCULO 19. REGIONES DE PLANEACIÓN Y GESTIÓN. En virtud de lo estipulado en el artículo 285 de la Constitución Política, créanse las Regiones de Planeación y Gestión (RPG). Para los efectos previstos en esta ley, se consideran regiones de Planeación y Gestión las instancias de asociación de entidades territoriales que permitan promover y aplicar de manera armónica y sostenible los principios de complementariedad, concurrencia y subsidiariedad en el desarrollo y ejecución de las competencias asignadas a las entidades territoriales por la Constitución y la ley.

Las asociaciones entre entidades territoriales podrán conformar libremente entre sí diversas Regiones de Planeación y Gestión, podrán actuar como bancos de proyectos de inversión estratégicos de impacto regional durante el tiempo de desarrollo y ejecución de los mismos. Solo se podrán asociar las entidades territoriales afines, de acuerdo con los principios expuestos en la presente ley.

Las Regiones de Planeación y Gestión serán los mecanismos encargados de planear y ejecutar la designación de los recursos del Fondo de Desarrollo Regional.

ARTÍCULO 20. DELEGACIÓN. La Nación y los diferentes órganos del nivel central podrán delegar en las entidades territoriales o en los diferentes esquemas asociativos territoriales y en las áreas metropolitanas, por medio de convenios o contratos plan, atribuciones propias de los organismos y entidades públicas de la Nación, así como de las entidades e institutos descentralizados del orden nacional.

En la respectiva delegación se establecerán las funciones y los recursos para el adecuado cumplimiento de los fines de la Administración Pública a cargo de estas.

10.1.8 Decreto Ley 019 de 2012

ARTÍCULO 118. HABILITACIÓN DE PRESTADORES DE SERVICIOS DE SALUD. El parágrafo del artículo 58 de la Ley 1438 de 2011, quedará así:

"Parágrafo. Toda nueva Institución Prestadora de Salud para el inicio de actividades y, por ende, para acceder a contratar servicios de salud, deberá tener verificación de condiciones de habilitación expedida por la autoridad competente, que dispondrá de seis (6) meses desde la presentación de la solicitud para realizar la verificación. La verificación deberá ser previa cuando se trate de servicios de urgencias y servicios de alta complejidad. Los servicios oncológicos deberán tener habilitación y verificación previa por parte del Ministerio de Salud y Protección Social, entidad que para desarrollar estas funciones, podrá celebrar convenios interadministrativos".

10.2 ANEXO 2. LISTADO DE IPS PRIVADAS DEL DEPARTAMENTO

Tabla 46 Lista de prestadores privados del departamento del Atlántico 2013

MUNICIPIO	Cód.Habilitación	RAZÓN SOCIAL
1. BARANOA	0807800111	CLINICA LABIMED LTDA
2. BARANOA	0807800097	FUNDEMOS IPS S.A.S.
3. BARRANQUILLA	0800103235	ABIANTUN LTDA
4. BARRANQUILLA	0800101113	ADVANCE CARDIOLOGY IPS SAS CARDIOIMAGENES
5. BARRANQUILLA	0800101094	ANGIOLAB LTDA.
6. BARRANQUILLA	0800101108	ASOCIACION CLINICA BAUTISTA
7. BARRANQUILLA	0800101212	ASOSIACION PRO-BIENESTAR DE LA FAMILIA COLOMBIANA PROFAMILIA
8. BARRANQUILLA	0800102787	ATENCION MEDICA ESPECIALIZADA - AME - CARIBE S.A
9. BARRANQUILLA	0800101299	ATLANTIC UNIDAD MEDICA ESPECIALIZADA LTDA
10. BARRANQUILLA	0800103198	AUDIOCOM SAS
11. BARRANQUILLA	0800103112	AVANZA IPS LIMITADA
12. BARRANQUILLA	0800102351	BIENESTAR IPS S.A.S.
13. BARRANQUILLA	0800103186	BIOMELAB LIMITADA
14. BARRANQUILLA	0800103127	CARDIO SUR BARRANQUILLA LTDA
15. BARRANQUILLA	0800102280	CARDIOCENTER BARRANQUILLA LTDA
16. BARRANQUILLA	0800100308	CARDIODIAGNOSTICO S.A
17. BARRANQUILLA	0800102419	CARDIOMEDICS LTDA. MEDICOS CARDIOVASCULARES
18. BARRANQUILLA	0800103068	CEDIFETAL S.A.
19. BARRANQUILLA	0800100135	CEDIUL S.A.
20. BARRANQUILLA	0800103251	CENTRO AVANZADO PARA EL MANEJO DE HERIDAS Y OSTEOMIAS
21. BARRANQUILLA	0800100623	CENTRO CANCEROLOGICO DEL CARIBE CECAC LTDA
22. BARRANQUILLA	0800100624	CENTRO DE CIRUGIA AMBULATORIA IPS S.A.S. CECAM
23. BARRANQUILLA	0800103227	CENTRO DE DIAGNOSTICO PSICOSENSOMETRICO COSTA NORTE
24. BARRANQUILLA	0800102449	CENTRO DE DIAGNOSTICO Y REHABILITACION I.P.S LTDA.
25. BARRANQUILLA	0800100651	CENTRO DE DIALISIS SANTA MARGARITA
26. BARRANQUILLA	0800100150	CENTRO DE ENFERMEDADES MAMARIAS DEL CARIBE LTDA.
27. BARRANQUILLA	0800103199	CENTRO DE ORTOPEDIA ESPECIALIZADA Y RECONSTRUCCION ARTICULAR CORA S.A.S.
28. BARRANQUILLA	0800103027	CENTRO DE RECONOCIMIENTO DEL LITORAL IPS LIMITADA SIGLA CERTILITORAL IPS LTDA.
29. BARRANQUILLA	0800100652	CENTRO DE VIDEO ENDOSCOPIA DIGESTIVA-CEVIED
30. BARRANQUILLA	0800100479	CENTRO DIAGNOSTICO CARDIOLOGICO CEDICARDIO LIMITADA
31. BARRANQUILLA	0800100873	CENTRO DIAGNOSTICO LTDA
32. BARRANQUILLA	0800103225	CENTRO EDUCATIVO CRECIENDO JUNTOS E.U
33. BARRANQUILLA	0800103123	Centro especializado en radiología e intervencionismo diagnóstico Y terapéutico S.A. CERID S.A.
34. BARRANQUILLA	0800103232	CENTRO INTEGRAL DE REUMATOLOGIA CIRCARIBE S.A.S.
35. BARRANQUILLA	0800101220	Centro Medico 54 Y Cia Ltda
36. BARRANQUILLA	0800100088	CENTRO MEDICO EXCELSIOR SAS
37. BARRANQUILLA	0800103149	CENTRO MEDICO INTEGRAL BAB S.A.S
38. BARRANQUILLA	0800103024	CENTRO MEDICO INTEGRAL DE LA MUJER LTDA.
39. BARRANQUILLA	0800103070	CENTRO NEUROLOGICO DEL NORTE
40. BARRANQUILLA	0800103174	CENTRO ODONTOLOGICO ORAL KIDS L/TADA
41. BARRANQUILLA	0800100929	CENTRO OFTALMOLOGICO CARRIAZO S.A.
42. BARRANQUILLA	0800101107	CENTRO OFTALMOLOGICO OCUCENTRO S.A.S
43. BARRANQUILLA	0800103057	CERTILITORAL IPS ZONA NORTE LTDA
44. BARRANQUILLA	0800101344	CLINICA ALTOS DE SAN VICENTE
45. BARRANQUILLA	0800102355	CLINICA CENTRO S.A
46. BARRANQUILLA	0800101374	CLINICA COLSANITAS S. A
47. BARRANQUILLA	0800100259	CLINICA DE FRACTURAS CENTRO DE ORTOPEDIA Y TRAUMATOLOGIA S.A
48. BARRANQUILLA	0800100278	CLINICA DE LA COSTA LTDA
49. BARRANQUILLA	0800103161	CLINICA DE LASER DE PIEL S.A.
50. BARRANQUILLA	0800100689	CLINICA DEL ROSARIO LTDA
51. BARRANQUILLA	0800102970	CLINICA DENTICENTER S.A.
52. BARRANQUILLA	0800100118	CLINICA JALLER LTDA
53. BARRANQUILLA	0800101232	CLINICA LA MERCED BARRANQUILLA SAS
54. BARRANQUILLA	0800100531	CLINICA MEDIESP S.A.S.
55. BARRANQUILLA	0800102835	CLINICA MURILLO - INVERCLINICAS S.A.
56. BARRANQUILLA	0800102322	CLINICA NATURIZZA BARRANQUILLA
57. BARRANQUILLA	0800100951	CLINICA OFTALMOLOGICA DEL CARIBE LTDA
58. BARRANQUILLA	0800101222	CLINICA OFTALMOLOGICA UNIDAD LASER DEL ATLANTICA S.A
59. BARRANQUILLA	0800103250	CLINICA SAN MARTIN BARRANQUILLA
60. BARRANQUILLA	0800103229	CLINICA VIDA IPS S.A.S.

MUNICIPIO	Cód.Habilitación	RAZÓN SOCIAL
61. BARRANQUILLA	0800100856	CLINICA VILLA COUNTRY S.A.
62. BARRANQUILLA	0800101224	CLINICAS ATENAS LTDA IPS
63. BARRANQUILLA	0800103245	CLIVELAM I.P.S. S.A.S.
64. BARRANQUILLA	0800102466	COLMEDICA MEDICINA PREPAGADA S.A.
65. BARRANQUILLA	0800101106	Congregación de hnas Franciscanas misioneras de María Auxiliadora CLINICA LA ASUNCION
66. BARRANQUILLA	0800102535	CONSULTORES PROFESIONALES EN SALUD CONPROSALUD LTDA
67. BARRANQUILLA	0800100871	COOMEVA EPS
68. BARRANQUILLA	0800101708	COOMEVA MEDICINA PREPAGADA
69. BARRANQUILLA	0800100231	Cooperativa de trabajo asociado de Oftalmólogos del Atlántico -OFTALMOCOOP. C.T.A
70. BARRANQUILLA	0800102691	COOPERATIVA INTEGRAL EN SALUD -CONSALUD- UNIDAD EN SERVICIOS INTEGRALES
71. BARRANQUILLA	0800103018	COOPERATIVA MEDICA DE TRABAJO ASOCIADO DE SALUD COOMEDISALUD CTA
72. BARRANQUILLA	0800102886	COPERATIVA DE TRABAJO ASOCIADO ANESTESIOLOGOS PERMANENTES
73. BARRANQUILLA	0800103172	CORPORACION IPS SALUDCOOP
74. BARRANQUILLA	0800103013	DENTI ESTHETICS PLUS LTDA
75. BARRANQUILLA	0800103139	DENTYCLINIC LTDA
76. BARRANQUILLA	0800102165	DIAGNOSTICOS Y ASISTENCIA MEDICA DINAMICA S.A
77. BARRANQUILLA	0800103107	DIAGNOSTIPASE S.A
78. BARRANQUILLA	0800103126	DISAMA MEDIC S.A.S.
79. BARRANQUILLA	0800102700	DORAL MEDICAL DE COLOMBIA LTDA
80. BARRANQUILLA	0800102665	ERICH HELLER Y CIA EN C
81. BARRANQUILLA	0800101210	FASALUD LTDA IPS
82. BARRANQUILLA	0800101391	FRESENIUS MEDICAL CARE COLOMBIA S.A.
83. BARRANQUILLA	0800103222	FUNDACION CENTRO MEDICO CAMPBELL
84. BARRANQUILLA	0800103201	FUNDACION DEL CARIBE PARA LA INVESTIGACION BIOMEDICA (FUNDACION BIOS)
85. BARRANQUILLA	0800101378	FUNDACION GRABIELLA WILLE DE LOPEZ ?FUNDABELA?
86. BARRANQUILLA	0800103141	FUNDACION INTEGRAL DE SALUD
87. BARRANQUILLA	0800101300	FUNDACION MEDICO PREVENTIVA PARA EL BIENESTAR SOCIAL S.A.
88. BARRANQUILLA	0800100950	FUNDACION OFTALMOLOGICA DEL CARIBE
89. BARRANQUILLA	0800103187	FUNDACION PARA LA SALUD PREVENIR PROLONGA LA VIDA
90. BARRANQUILLA	0800103043	FUNDACION PARA TODOS APRENDO
91. BARRANQUILLA	0800102880	FUNDACION REINA CATALINA
92. BARRANQUILLA	0800102513	FUNDACION RENAL DE COLOMBIA Unidad Renal Joaquin Diaz Granados Almazora
93. BARRANQUILLA	0800103208	FUNDACION SOCIAL UNAMONOS
94. BARRANQUILLA	0800102644	FUNDAVISION
95. BARRANQUILLA	0800101126	GASTROPED S.A.S
96. BARRANQUILLA	0800103116	GESTION INTEGRAL DEL CUIDADO LTDA
97. BARRANQUILLA	0800103206	HERNANDEZ ACOSTA E HIJOS LTDA
98. BARRANQUILLA	0800102606	HOME NURSE & CIA LTDA
99. BARRANQUILLA	0800102904	HOSPITAL EN CASA S.A
100. BARRANQUILLA	0800103113	I.P.S CLINICA CARLOS LIMITADA
101. BARRANQUILLA	0800103136	I.P.S. PROSALUD DE LA COSTA LTDA
102. BARRANQUILLA	0800100130	INFECTOLOGOS ASOCIADOS LTDA.
103. BARRANQUILLA	0800103152	INGENIERIA, SEGURIDAD y SALUD OCUPACIONAL Ltda.
104. BARRANQUILLA	0800101149	INSTITUTO COLOMBIANO DE NEUROPEDAGOGÍA SAS
105. BARRANQUILLA	0800100036	INSTITUTO DE LA VISION DEL NORTE & CIA. LTDA.
106. BARRANQUILLA	0800103209	INSTITUTO DE NEUROCIENCIAS CLINICA DEL SOL LIMITADA
107. BARRANQUILLA	0800100287	INSTITUTO DE REHABILITACIÓN ISSA ABUCHAIBE LTDA
108. BARRANQUILLA	0800100127	Instituto de reproducción Humana PROCREAR S.A.
109. BARRANQUILLA	0800102191	INSTITUTO DE TRANSPLANTE DE MEDULA OSEA DE LA COSTA LTDA
110. BARRANQUILLA	0800103218	INSTITUTO DEL SUEÑO S.A.
111. BARRANQUILLA	0800100795	INSTITUTO ONCOHEMTALOGICO BETANIA S.A "BIO BETANIA S.A."
112. BARRANQUILLA	0800100220	INSTITUTO UROLOGICO DEL NORTE
113. BARRANQUILLA	0800103118	INTERNACION DOMICILIARIA BARRAZA LTDA
114. BARRANQUILLA	0800102605	INVERSALUD DE LAS AMERICAS S.A.
115. BARRANQUILLA	0800103212	INVERSALUD IPS
116. BARRANQUILLA	0800100855	Inversiones Cabello Y CIA Ltda
117. BARRANQUILLA	0800102456	INVERSIONES DAMASALUD S.A. - CLINICA DENTAL SONRIA - RECREO
118. BARRANQUILLA	0800101118	INVERSIONES DENTALES DEL CARIBE S.A
119. BARRANQUILLA	0800102443	INVERSIONES EN RECREACION DEPORTE Y SALUD INVERDESA S.A
120. BARRANQUILLA	0800102655	INVERSIONES GONAZLEZ LAGARES E.U.
121. BARRANQUILLA	0800100058	INVERSIONES IMÁGENES VITALES DE LA COSTA S.A
122. BARRANQUILLA	0800100084	INVERSIONES RADIOLOGOS ECOGRAFISTAS DEL CARIBE S.A.
123. BARRANQUILLA	0800102686	INVERSIONES Y COMERCIALIZADORA DIAKA Y CIA S. EN C.
124. BARRANQUILLA	0800102732	INVERSIPNES DAMA SALUD S.A.
125. BARRANQUILLA	0800100620	IPS ASOCIACION MEDICA DE MEDICINA NUCLEAR LTDA-NUCLEAR 2000 LTDA
126. BARRANQUILLA	0800100650	IPS CENTRO DE REUMATOLOGIA Y ORTOPEDIA LTDA

MUNICIPIO	Cód.Habilitación	RAZÓN SOCIAL
127. BARRANQUILLA	0800102564	IPS CENTRO OPTICO RIOMAR
128. BARRANQUILLA	0800102260	IPS CIRUJANOS & PEDIATRAS ASOCIADOS
129. BARRANQUILLA	0800101937	IPS CLINICA DEL CARIBE
130. BARRANQUILLA	0800101387	IPS CLINICA GENERAL EL RECREO LTDA
131. BARRANQUILLA	0800100789	IPS CLINICA REINA CATALINA & CIA LTDA
132. BARRANQUILLA	0800100328	IPS CLINICA SAN IGNACIO LTDA
133. BARRANQUILLA	0800101327	IPS CLINICA SANTA MONICA S.A.S.
134. BARRANQUILLA	0800102936	IPS COMUNAL CARRIZAL
135. BARRANQUILLA	0800103197	IPS CONVIVENCIA SOCIAL
136. BARRANQUILLA	0800100280	IPS CORPORACION CENTRO SAN CAMILO
137. BARRANQUILLA	0800103249	IPS ESPECIALIZADA S.A.
138. BARRANQUILLA	0800102717	IPS GRUPO ODONTOLOGICO SOLUCION ORAL E.U.
139. BARRANQUILLA	0800101328	IPS HEROSAN LTDA- CLINICA SAN JOAQUIN
140. BARRANQUILLA	0800100869	IPS LABORATORIO QUIMICO CLINICO SAS
141. BARRANQUILLA	0800100655	IPS MAXIVISION LTDA
142. BARRANQUILLA	0800100947	IPS MORILLO ODONTOLOGOS
143. BARRANQUILLA	0800102492	IPS OPTICOSTA LTDA
144. BARRANQUILLA	0800102482	IPS PENAGOS SANCHEZ Y CIA S EN C.S.
145. BARRANQUILLA	0800100494	IPS PEREZ RADIOLOGOS S.A.S.
146. BARRANQUILLA	0800101099	IPS PREVENIR DEL CARIBE / MEDIHEAL
147. BARRANQUILLA	0800100082	IPS SALUD DEL CARIBE
148. BARRANQUILLA	0800100552	IPS SALUD PLENA LTDA
149. BARRANQUILLA	0800103188	IPS SALVATORE GOMEZ ODONTOLOGIA ESPECIALIZADA LTDA
150. BARRANQUILLA	0800102902	IPS SANTA MARÍA DE JESÚS LTDA
151. BARRANQUILLA	0800100266	IPS SOCIEDAD DE MEDICINA NUCLEAR S.A SOMENUCLEAR S.A.
152. BARRANQUILLA	0800100030	LABORATORIO ABBA CLINICO MICROBIOLOGICO E INDUSTRIAL LTDA
153. BARRANQUILLA	0800103042	LABORATORIO CARDIOLOGICO LIMITADA " CARDIOLAB "
154. BARRANQUILLA	0800100151	LABORATORIO CARDIOVASCULAR LTDA
155. BARRANQUILLA	0800100971	LABORATORIO CLINICO ANA-MED LTDA
156. BARRANQUILLA	0800100105	LABORATORIO CLINICO CONTINENTAL SAS
157. BARRANQUILLA	0800100026	LABORATORIO CLINICO FALAB S.A.S
158. BARRANQUILLA	0800101229	LABORATORIO CLINICO KHENEYZIR
159. BARRANQUILLA	0800103242	LABORATORIO CLINICO LANDSTEINER IPS E.U.
160. BARRANQUILLA	0800100052	LABORATORIO CLINICO Y BACTERIOLOGICO BARRANQUILLA
161. BARRANQUILLA	0800103202	LABORATORIO DE ANALISIS ADB LTDA
162. BARRANQUILLA	0800100910	LABORATORIO HARPER LTDA
163. BARRANQUILLA	0800102656	LABORATORIOS PREVENTION DE COLOMBIA LTDA
164. BARRANQUILLA	0800102248	LABYSYSTEMS LABORATORIO CLINICO E.U.
165. BARRANQUILLA	0800102756	LINDE COLOMBIA
166. BARRANQUILLA	0800102645	M.R.P Y CIA LTDA
167. BARRANQUILLA	0800102988	MAXIMED MEDICAL GROUP S.A.S
168. BARRANQUILLA	0800102929	MEDICAMENTOS ESPECIALIZADOS S.A.
169. BARRANQUILLA	0800102457	MEDICINA ALTA COMPLEJIDAD S.A
170. BARRANQUILLA	0800102397	MEDICINA DEPORTIVA Y REHABILITACION LIMITADA. CEMEDER
171. BARRANQUILLA	0800102609	MEDICSANAR NORTE IPS LTDA.
172. BARRANQUILLA	0800103150	MI FISICO LTDA
173. BARRANQUILLA	0800102928	MILLENIUM IPS CLINICA DE CIRUGIA AMBULATORIA LTDA
174. BARRANQUILLA	0800102728	MISION MEDICA LIMITADA
175. BARRANQUILLA	0800100872	NEUROCENTRO LTDA
176. BARRANQUILLA	0800103028	NOVA VITAL SAS
177. BARRANQUILLA	0800100930	NOVAVISION CLINICA LASER S.A.
178. BARRANQUILLA	0800102524	ODONMEDIC LTDA IPS
179. BARRANQUILLA	0800103158	ODONTO ESTHETIC DEL CARIBE LTDA
180. BARRANQUILLA	0800101089	ODONTODIAG LTDA
181. BARRANQUILLA	0800101009	OIR GABINTETE AUDIOLOGICO E.U
182. BARRANQUILLA	0800103122	ONCOLOGOS QUIRURGICOS DEL CARIBE LIMITADA
183. BARRANQUILLA	0800101341	ONCOVIHDA IPS LTDA
184. BARRANQUILLA	0800103207	ÓPTICA VISUAL DE LA COSTA ATLANTICA S.A.S.
185. BARRANQUILLA	0800103228	ÓPTICAS GMO Colombia S.A.S.
186. BARRANQUILLA	0800103021	OPTIMUS DE CARIBE LTDA
187. BARRANQUILLA	0800100544	ORGANIZACION CLINICA BONNADONA PREVENIR S.A.
188. BARRANQUILLA	0800100037	ORGANIZACIÓN CLINICA GENERAL DEL NORTE S.A
189. BARRANQUILLA	0800102826	ORTOTRIPCIA S.A.
190. BARRANQUILLA	0800103160	PAMEC&SO
191. BARRANQUILLA	0800100027	PASTEUR LABORATORIO CLINICO DE COLOMBIA S.A.
192. BARRANQUILLA	0800102774	PCOPREM DENTAL AND MEDICAL CENTER LTDA

MUNICIPIO	Cód.Habilitación	RAZÓN SOCIAL
193. BARRANQUILLA	0800100882	PREVENTIO LTDA
194. BARRANQUILLA	0800101236	PROFESIONALES INTEGRADOS EN SALUD I.P.S, S.A.S "PROINSALUD IPS"
195. BARRANQUILLA	0800102800	PROLIFICOS S.A.S
196. BARRANQUILLA	0800101358	QUIMIO SALUD LTDA
197. BARRANQUILLA	0800101218	RADIOLOGOS ASOCIADOS LTDA
198. BARRANQUILLA	0800101235	REGAMA DEL CARIBE LTDA
199. BARRANQUILLA	0800100104	RESURGIR CASA DE REPOSO LTDA.
200. BARRANQUILLA	0800101124	RTS SUCURSAL BARRANQUILLA
201. BARRANQUILLA	0800101213	SABBAG RADIOLOGOS S.A
202. BARRANQUILLA	0800101211	SALUD COMEDICOSTA
203. BARRANQUILLA	0800102240	SALUD FAMILIAR S.A I.P.S
204. BARRANQUILLA	0800102736	SALUD GRUPAL IPS LTDA
205. BARRANQUILLA	0800101400	SALUD TOTAL EPS S.A.
206. BARRANQUILLA	0800102348	SER SOCIAL IPS LTDA
207. BARRANQUILLA	0800102294	SERCICIOS DE ATENCION DOMICILIARIA S.A.D LTDA
208. BARRANQUILLA	0800103192	SERVICIO DE SALUD OCUPACIONAL MEDICO PREVENTIVA LIMITADA
209. BARRANQUILLA	0800102995	SERVICIOS DE ATENCION MEDICA DOMICILIARIA SANARPLUS LTDA
210. BARRANQUILLA	0800100613	SERVICIOS DE SALUD IPS SURAMERICANA S.A.
211. BARRANQUILLA	0800100112	SERVICIOS INTEGRADOS ESPECIALIZADOS EN ODONTOLOGIA SIEO LIMITADA
212. BARRANQUILLA	0800103140	SERVICIOS INTEGRALES MEDIKAN LTDA
213. BARRANQUILLA	0800103224	SERVICIOS MEDICO QUIRURGICOS S.A.S.
214. BARRANQUILLA	0800100253	SERVICIOS MÉDICOS OLIMPUS IPS LTDA
215. BARRANQUILLA	0800101092	SERVICIOS ODONTOMEDICOS DEL CARIBE LTDA
216. BARRANQUILLA	0800103058	SMILE CENTER CENTRO DE ORTODONCIA Y REHABILITACIÓN ORAL LIMITADA.
217. BARRANQUILLA	0800102874	SOCIEDAD DE INFECTOLOGOS DE LA COSTA ATLANTICA COLOMBIANA S.A.S.
218. BARRANQUILLA	0800101127	TAMARA IMÁGENES DIAGNOSTICAS S.A.S
219. BARRANQUILLA	0800103189	TE OIGO, CENTRO AUDIOLOGICO S.A.S.
220. BARRANQUILLA	0800102507	TIMED S.A.
221. BARRANQUILLA	0800101353	UNIDAD DE GASTROENTEROLOGIA Y ENDOSCOPIA DIGESTIVA S.A UGASEND S.A
222. BARRANQUILLA	0800101367	UNIDAD DE ODONTOLOGIA INTEGRAL
223. BARRANQUILLA	0800100277	UNIDAD DE ONCOLOGIA MEDICA ONCOMEDIC LTDA
224. BARRANQUILLA	0800101362	UNIDAD MEDICA DE REHABILITACION INTEGRAL UMRI LTDA
225. BARRANQUILLA	0800103241	UNIDAD MEDICA INTEGRAL DE TRANSTORNOS DE SOBREPESO Y OBESIDAD - UNIMSOB LTDA
226. BARRANQUILLA	0800102999	UNIDAD ODONTOLOGICA DEL SUR
227. BARRANQUILLA	0800102429	UNIDAD VISUAL ÓPTICARIBE S.A
228. BARRANQUILLA	0800100996	UNIGASTRO LIMITADA
229. BARRANQUILLA	0800102559	UNIVER PLUS S.A
230. BARRANQUILLA	0800103055	URGEMEDIC SERVICIO DE AMBULANCIA S.A.
231. BARRANQUILLA	0800100085	UROCENTRO LTDA
232. BARRANQUILLA	0800100018	UROLIT B.B.S. LTDA.
233. BARRANQUILLA	0800102674	UROLOGIA INTEGRAL DEL NORTE - CENTRO URINORTE S.A.S.
234. BARRANQUILLA	0800103204	UROMAX 3D
235. BARRANQUILLA	0800103005	UROPRADO S.A.S
236. BARRANQUILLA	0800103128	UROVITAL LTDA
237. BARRANQUILLA	0800103137	VIDACOOP IPS LTDA
238. BARRANQUILLA	0800103210	VIHONCO IPS COSTA SAS
239. BARRANQUILLA	0800100224	VILLA 76 INSTITUTO DE PSICOTERAPIAS
240. BARRANQUILLA	0800102522	VISION DEL LITORAL S.A.S
241. BARRANQUILLA	0800100172	VISUCENTRO LIMITADA
242. BARRANQUILLA	0800102810	VITAL PLUS COLOMBIA LTDA
243. BARRANQUILLA	0800100484	VITAL SALUD DEL CARIBE IPS S.A.
244. BARRANQUILLA	0800101370	YEPES PORTO OFTALMOLOGIA LTDA
245. BARRANQUILLA	0800101371	YEPES RESTREPO & CIA S EN S
246. GALAPA	0829600337	EMPRESA DE SALUD HUMANES CIA LTDA IPS
247. JUAN DE ACOSTA	0837200528	CLINICA LOS ANGELES JUAN DE ACOSTA LIMITADA
248. JUAN DE ACOSTA	0837200662	IPS MARIA DEL MAR
249. LURUACO	0842100631	CLINICA LURUACO IPS LTDA
250. MALAMBO	0843300664	FUNDACION COMUNIDAD VIVA
251. MALAMBO	0843300632	FUNDACION PARA LA SALUD SAN MIGUEL ARCANGEL
252. MALAMBO	0843300184	PRONTASALUD
253. MALAMBO	0843300236	SERVICIOS MEDICOS OLIMPUS IPS LTDA SEDE MALAMBO
254. MALAMBO	0843300085	Sociedad de profesionales de la salud para el desarrollo integral del hombre EFISALUD IPS LTDA
255. MALAMBO	0843300482	UNIDAD MEDICA DEL SUR LTDA IPS
256. PTO. COLOMBIA	0857300576	CENTRO NACIONAL DE EQUINOTERAPIA - ARPECA LTDA
257. PTO. COLOMBIA	0857300567	CORPORACION HOGARES CREA DE COLOMBIA
258. PTO. COLOMBIA	0857300530	FUNDACION GRUPO INTEGRA

MUNICIPIO	Cód.Habilitación	RAZÓN SOCIAL
259. PTO. COLOMBIA	0857300611	FUNDACION HOGAR REENCONTRARSE
260. PTO. COLOMBIA	0857300014	IPS UNIDAD MEDICA ETICA E.U
261. PTO. COLOMBIA	0857300010	ORGANIZACIÓN CLINICA GENERAL DEL NORTE
262. PTO. COLOMBIA	0857300236	SERVICIOS MEDICOS OLIMPUS IPS LTDA
263. REPELÓN	0860600327	CENTRO MEDICO SAN ANTONIO EU
264. SABANAGRANDE	0863400411	SERVICIOS MEDICOS OLIMPUS IPS LTDA
265. SABANALARGA	0863800637	BERBOJ SALUD LIMITADA
266. SABANALARGA	0863800650	CENTRO DE REHABILITACION EN FISIOTERAPIA LOS ANGELES E.U.
267. SABANALARGA	0863800496	CENTRO DE REHABILITACION INTEGRAL DE SABANALARGA
268. SABANALARGA	0863800315	CENTRO MEDICO SAN JUAN EU
269. SABANALARGA	0863800612	CENTRO REHAFIS E.U.
270. SABANALARGA	0863800606	CLIDENTAL LTDA
271. SABANALARGA	0863800629	CLINICA COLOMBIANA DEL RIÑON S.A
272. SABANALARGA	0863800503	CLINICA DE OJOS DE SABANALARGA LIMITADA
273. SABANALARGA	0863800217	CLINICA SAN RAFAEL LTDA
274. SABANALARGA	0863800398	COOMEVA EPS SA
275. SABANALARGA	0863800010	ORGANIZACIÓN CLINICA GENERAL DEL NORTTE
276. SABANALARGA	0863800636	PROMOTORES DE LA SALUD DE LA COSTA PROMOCOSTA S.A.S
277. SABANALARGA	0863800646	SALUD FAMILIAR S.A. I.P.S.
278. SABANALARGA	0863800439	SALUD TOTAL EPS S.A
279. SABANALARGA	0863800236	SERVICIOS MEDICOS OLIMPUS IPS LTDA
280. SANTO TOMÁS	0868500214	FUNDACION GRUPO DE ESTUDIO BARRANQUILLA
281. SANTO TOMÁS	0868500514	FUNDACION LA TRINIDAD IPS
282. SANTO TOMÁS	0868500660	I P S DEL ORIENTE & CIA. LTDA.
283. SANTO TOMÁS	0868500010	ORGANIZACIÓN CLINICA GENERAL DEL NORTE S.A
284. SOLEDAD	0875800344	ASOCIACION DE EXALUMNOS DEL LICEO CERVANTES IPS
285. SOLEDAD	0875800644	ASOCIACION CENTRO DE CAPACITACION ESPECIAL CENCAES
286. SOLEDAD	0875800588	AVIONES DEL CÉSAR S.A.S. "AVIOCESAR"
287. SOLEDAD	0875800601	BIO-TEST IPS LIMITADA
288. SOLEDAD	0875800310	CENTRO DE SALUD AGRUPASALUD IPS LIMITADA
289. SOLEDAD	0875800523	CLINICA DARSALUD LIMITADA
290. SOLEDAD	0875800066	CLINICA LOS ALMENDROS S.A.
291. SOLEDAD	0875800316	CLINICA SAN CARLOS
292. SOLEDAD	0875800319	CORPORACION IPS COSTA ATLANTICA
293. SOLEDAD	0875800645	CORPORACIÓN IPS SALUDCOOP
294. SOLEDAD	0875800624	FUNDACION INTERNACIONAL PARA EL DESARROLLO DE LAS COMUNIDADES FIDEC
295. SOLEDAD	0875800649	FUNDACION SOCIAL DE DESARROLLO INTEGRAL SION
296. SOLEDAD	0875800656	HERMA NORTE IPS LTDA
297. SOLEDAD	0875800013	HOSPITAL UNIVERSIDAD DEL NORTE
298. SOLEDAD	0875800003	INVERSIONES RADIOLOGOS ECOGRAFISTAS DEL CARIBE S. A. VITALDIAGNOSTICA
299. SOLEDAD	0875800583	IPS CLINICENTRO LAS MARGARITAS LTDA
300. SOLEDAD	0875800667	IPS ASESORIAS HORIZONTES DEL NORTE LTDA
301. SOLEDAD	0875800117	METROCLINICA GAMAR LTDA
302. SOLEDAD	0875800501	NOVASALUD CARIBE I.P.S. S.A.
303. SOLEDAD	0875800010	ORGANIZACIÓN CLINICA GENERAL DEL NORTE S.A
304. SOLEDAD	0875800619	S.A. MEDIC S. EN C.
305. SOLEDAD	0875800383	SALUD TOTAL EPS S.A
306. SOLEDAD	0875800533	SERVICIOS MEDICOS OLIMPUS IPS LTDA
307. SOLEDAD	0875800036	SERVICIOS MEDICOS INTEGRALES BERNARDO HOUSSAY LTDA IPS
308. SOLEDAD	0875800006	SOLEDAD DE SALUD INSTITUCION PRESTADORA DE SALUD S.A.S SOLESALUD IPS
309. SOLEDAD	0875800627	VIVA 1A IPS S.A

10.3 ANEXO 3. CAMAS HOSPITALARIA POR MUNICIPIO

Tabla 47. Camas hospitalarias Baranoa

TIPO DE CAMA	Privada		Pública		Total	Total %
	Cantidad	%	Cantidad	%	Cantidad	
ADULTOS	18	40,00%	6	50,00%	24	42,11%
CUIDADO INTERMEDIO NEONATAL	4	8,89%		0,00%	4	7,02%
OBSTETRICIA	13	28,89%	3	25,00%	16	28,07%
PEDIATRICAS	10	22,22%	3	25,00%	13	22,81%
Total general	45	100,00%	12	100,00%	57	100,00%

Fuente: REPS Departamental (julio 2013)

Tabla 48. Camas hospitalarias Campo de la Cruz

TIPO DE CAMA	Pública		Total	Total %
	Cantidad	%	Cantidad	
ADULTOS	2	20,00%	2	20,00%
OBSTETRICIA	8	80,00%	8	80,00%
Total general	10	100,00%	10	100,00%

Fuente: REPS Departamental (julio 2013)

Tabla 49. Camas hospitalarias Candelaria

TIPO DE CAMA	Pública		Total	Total %
	Cantidad	%	Cantidad	
ADULTOS	2	33,33%	2	33,33%
OBSTETRICIA	2	33,33%	2	33,33%
PEDIATRICAS	2	33,33%	2	33,33%
Total general	6	100,00%	6	100,00%

Fuente: REPS Departamental (julio 2013)

Tabla 50. Camas hospitalarias Galapa

TIPO DE CAMA	Pública		Total	Total %
	Cantidad	%	Cantidad	
ADULTOS	9	50,00%	9	50,00%
OBSTETRICIA	3	16,67%	3	16,67%
PEDIATRICAS	6	33,33%	6	33,33%
Total general	18	100,00%	18	100,00%

Fuente: REPS Departamental (julio 2013)

Tabla 51. Camas hospitalarias Juan de Acosta

TIPO DE CAMA	Pública		Total	Total %
	Cantidad	%	Cantidad	
ADULTOS	6	50,00%	6	50,00%
OBSTETRICIA	3	25,00%	3	25,00%
PEDIATRICAS	3	25,00%	3	25,00%
Total general	12	100,00%	12	100,00%

Fuente: REPS Departamental (julio 2013)

Tabla 52. Camas hospitalarias Luruaco

TIPO DE CAMA	Pública		Total	Total %
	Cantidad	%	Cantidad	
OBSTETRICIA	3	100,00%	3	100,00%
Total general	3	100,00%	3	100,00%

Fuente: REPS Departamental (julio 2013)

Tabla 53. Camas hospitalarias Malambo

TIPO DE CAMA	Pública		Total	Total %
	Cantidad	%	Cantidad	
ADULTOS	10	45,45%	10	45,45%
OBSTETRICIA	8	36,36%	8	36,36%
PEDIATRICAS	4	18,18%	4	18,18%
Total general	22	100,00%	22	100,00%

Fuente: REPS Departamental (julio 2013)

Tabla 54. Camas hospitalarias Manatí

TIPO DE CAMA	Pública		Total	Total %
	Cantidad	%	Cantidad	
ADULTOS	5	55,56%		0,0%
CUIDADO INTERMEDIO ADULTO	4	44,44%		0,0%
OBSTETRICIA		0,00%	2	100%
Total general	9	100,00%	2	100%

Fuente: REPS Departamental (julio 2013)

Tabla 55. Camas hospitalarias Palmar de Varela

TIPO DE CAMA	Pública		Total	Total %
	Cantidad	%	Cantidad	
ADULTOS	4	44,44%	4	44,44%
OBSTETRICIA	2	22,22%	2	22,22%
PEDIATRICAS	3	33,33%	3	33,33%
Total general	9	100,00%	9	100,00%

Fuente: REPS Departamental (julio 2013)

Tabla 56. Camas hospitalarias Piojó

TIPO DE CAMA	Pública		Total	Total %
	Cantidad	%	Cantidad	
OBSTETRICIA	1	100,00%	1	100,00%
Total general	1	100,00%	1	100,00%

Fuente: REPS Departamental (julio 2013)

Tabla 57. Camas hospitalarias Polo Nuevo

TIPO DE CAMA	Pública		Total	Total %
	Cantidad	%	Cantidad	
ADULTOS	2	33,33%	2	33,33%
OBSTETRICIA	2	33,33%	2	33,33%
PEDIATRICAS	2	33,33%	2	33,33%
Total general	6	100,00%	6	100,00%

Fuente: REPS Departamental (julio 2013)

Tabla 58. Camas hospitalarias Ponedera

TIPO DE CAMA	Pública		Total	Total %
	Cantidad	%	Cantidad	
OBSTETRICIA	3	100,00%	3	100,00%
Total general	3	100,00%	3	100,00%

Fuente: REPS Departamental (julio 2013)

Tabla 59. Camas hospitalarias de Puerto Colombia

TIPO DE CAMA	Privada		Pública		Total Cantidad	Total %
	Cantidad	%	Cantidad	%		
ADULTOS	25	9,23%	4	44,44%	29	10,36%
CUIDADO AGUDO MENTAL	7	2,58%		0,00%	7	2,50%
CUIDADO INTENSIVO ADULTO	3	1,11%		0,00%	3	1,07%
CUIDADO INTENSIVO NEONATAL	2	0,74%		0,00%	2	0,71%
CUIDADO INTENSIVO PEDIATRICO	3	1,11%		0,00%	3	1,07%
CUIDADO INTERMEDIO NEONATAL	4	1,48%		0,00%	4	1,43%
FARMACODEPENDENCIA	56	20,66%		0,00%	56	20,00%
OBSTETRICIA	6	2,21%	3	33,33%	9	3,21%
PEDIATRICAS	5	1,85%	2	22,22%	7	2,50%
SALUD MENTAL PSIQUIATRIA	160	59,04%		0,00%	160	57,14%
Total general	271	100,00%	9	100,00%	280	100,00%

Fuente: REPS Departamental (julio 2013)

Tabla 60. Camas hospitalarias Repelón

TIPO DE CAMA	Pública		Total Cantidad	Total %
	Cantidad	%		
OBSTETRICIA	4	100,00%	4	100,00%
Total general	4	100,00%	4	100,00%

Fuente: REPS Departamental (julio 2013)

Tabla 61. Camas hospitalarias Sabanagrande

TIPO DE CAMA	Pública		Total Cantidad	Total %
	Cantidad	%		
ADULTOS	2	33,33%	2	33,33%
OBSTETRICIA	3	50,00%	3	50,00%
PEDIATRICAS	1	16,67%	1	16,67%
Total general	6	100,00%	6	100,00%

Fuente: REPS Departamental (julio 2013)

Tabla 62. Camas hospitalarias Sabanalarga

TIPO DE CAMA	Privada		Pública		Total Cantidad	Total %
	Cantidad	%	Cantidad	%		
ADULTOS	15	14,02%	55	57,89%	70	34,65%
CUIDADO AGUDO MENTAL	2	1,87%		0,00%	2	0,99%
CUIDADO INTENSIVO ADULTO	18	16,82%		0,00%	18	8,91%
CUIDADO INTENSIVO ADULTOS	6	5,61%		0,00%	6	2,97%
CUIDADO INTENSIVO NEONATAL	14	13,08%		0,00%	14	6,93%
CUIDADO INTENSIVO PEDIATRICO	7	6,54%		0,00%	7	3,47%
CUIDADO INTERMEDIO ADULTO	2	1,87%		0,00%	2	0,99%
CUIDADO INTERMEDIO ADULTOS	4	3,74%		0,00%	4	1,98%
CUIDADO INTERMEDIO MENTAL	5	4,67%		0,00%	5	2,48%
CUIDADO INTERMEDIO NEONATAL	11	10,28%	5	5,26%	16	7,92%
CUIDADO INTERMEDIO PEDIATRICO	2	1,87%	1	1,05%	3	1,49%
FARMACODEPENDENCIA	3	2,80%		0,00%	3	1,49%
OBSTETRICIA		0,00%	22	23,16%	22	10,89%
PEDIATRICAS	6	5,61%	12	12,63%	18	8,91%
SALUD MENTAL PSIQUIATRIA	12	11,21%		0,00%	12	5,94%
Total general	107	100,00%	95	100,00%	202	100,00%

Fuente: REPS Departamental (julio 2013)

Tabla 63. Camas hospitalarias Santa Lucía

TIPO DE CAMA	Pública		Total Cantidad	Total %
	Cantidad	%		
ADULTOS	4	50,00%	4	50,00%
OBSTETRICIA	3	37,50%	3	37,50%
PEDIATRICAS	1	12,50%	1	12,50%
Total general	8	100,00%	8	100,00%

Fuente: REPS Departamental (julio 2013)

Tabla 64. Camas hospitalarias Santo Tomás

TIPO DE CAMA	Pública		Total Cantidad	Total %
	Cantidad	%		
ADULTOS	3	33,33%	3	33,33%
OBSTETRICIA	3	33,33%	3	33,33%
PEDIATRICAS	3	33,33%	3	33,33%
Total general	9	100,00%	9	100,00%

Fuente: REPS Departamental (julio 2013)

Tabla 65. Camas hospitalarias Soledad

TIPO DE CAMA	Privada		Pública		Total Cantidad	Total %
	Cantidad	%	Cantidad	%		
ADULTOS	112	31,55%	26	36,62%	138	32,39%
CUIDADO AGUDO MENTAL	20	5,63%		0,00%	20	4,69%
CUIDADO INTENSIVO ADULTO	11	3,10%		0,00%	11	2,58%
CUIDADO INTENSIVO ADULTOS	18	5,07%		0,00%	18	4,23%
CUIDADO INTENSIVO NEONATAL	36	10,14%		0,00%	36	8,45%
CUIDADO INTERMEDIO ADULTO	4	1,13%		0,00%	4	0,94%
CUIDADO INTERMEDIO ADULTOS	7	1,97%		0,00%	7	1,64%
CUIDADO INTERMEDIO NEONATAL	15	4,23%	6	8,45%	21	4,93%
FARMACODEPENDENCIA	20	5,63%		0,00%	20	4,69%
OBSTETRICIA	41	11,55%	21	29,58%	62	14,55%
PEDIATRICAS	51	14,37%	18	25,35%	69	16,20%
SALUD MENTAL PSIQUIATRIA	20	5,63%		0,00%	20	4,69%
Total general	355	100,00%	71	100,00%	426	100,00%

Fuente: REPS Departamental (julio 2013)

Tabla 66. Camas hospitalarias Suan

TIPO DE CAMA	Pública		Total Cantidad	Total %
	Cantidad	%		
ADULTOS	4	57,14%	4	57,14%
OBSTETRICIA	2	28,57%	2	28,57%
PEDIATRICAS	1	14,29%	1	14,29%
Total general	7	100,00%	7	100,00%

Fuente: REPS Departamental (julio 2013)

Tabla 67. Camas hospitalarias Tubará

TIPO DE CAMA	Pública		Total Cantidad	Total %
	Cantidad	%		
ADULTOS	2	40,00%	2	40,00%
OBSTETRICIA	1	20,00%	1	20,00%
PEDIATRÍA	2	40,00%	2	40,00%
Total general	5	100,00%	5	100,00%

Fuente: REPS Departamental (julio 2013)

Tabla 68. Camas hospitalarias Usiacurí

TIPO DE CAMA	Pública		Total Cantidad	Total %
	Cantidad	%		
OBSTETRICIA	2	100,00%	2	100,00%
Total general	2	100,00%	2	100,00%

Fuente: REPS Departamental (julio 2013)

10.4 ANEXO 4. PRODUCCIÓN DE SERVICIOS POR NIVEL DE ATENCIÓN

10.4.1 Producción de servicios 2012 - Primer nivel

Tabla 69. Producción de cirugías en primer nivel

ENTIDAD	2010	2011	2012	PROMEDIO
E.S.E. Nivel 1 de Baranoa	0	0	0	0
E.S.E. Nivel 1 de Campo de la Cruz	0	0	0	0
E.S.E. Nivel 1 de Candelaria	0	0	0	0
E.S.E. Nivel 1 de Galapa	0	0	0	0
E.S.E. Nivel 1 de Juan de Acosta	0	0	0	0
E.S.E. Nivel 1 de Luruaco	0	0	0	0
E.S.E. Nivel 1 de Malambo	0	0	0	0
E.S.E. Nivel 1 de Manatí	0	0	0	0
E.S.E. Nivel 1 de Palmar de Varela	0	0	0	0
E.S.E. Nivel 1 de Piojó	0	0	0	0
E.S.E. Nivel 1 de Polonuevo	0	0	0	0
E.S.E. Nivel 1 de Ponedera	0	0	0	0
E.S.E. Nivel 1 de Puerto Colombia	0	0	0	0
E.S.E. Nivel 1 de Repelón	0	0	0	0
E.S.E. Nivel 1 de Sabanagrande	0	0	0	0
E.S.E. Nivel 1 de Sabanalarga	0	0	0	0
E.S.E. Nivel 1 de Santa Lucía	0	0	0	0
E.S.E. Nivel 1 de Santo Tomás	0	0	0	0
E.S.E. Nivel 1 de Soledad	0	0	0	0
E.S.E. Nivel 1 de Suan	0	0	0	0
E.S.E. Nivel 1 de Tubará	0	0	0	0
E.S.E. Nivel 1 de Usiacurí	0	0	0	0
Total general	**0**	**0**	**0**	**0**

Fuente: SIHO

Llama la atención que la red hospitalaria pública de nivel 1 no cuenta con quirófanos pues no existe ningún hospital local con la consecuente congestión de los servicios quirúrgicos de los niveles 2 y 3 que tienen que realizar cirugías de los grupos 1 a 6.

Tabla 70. Acciones extramurales de primer nivel

ENTIDAD	2010	2011	2012	PROMEDIO
E.S.E. Nivel 1 de Baranoa	0	0	0	0
E.S.E. Nivel 1 de Campo de la Cruz	0	0	0	0
E.S.E. Nivel 1 de Candelaria	0	0	0	0
E.S.E. Nivel 1 de Galapa	0	0	0	0
E.S.E. Nivel 1 de Juan de Acosta	0	0	0	0
E.S.E. Nivel 1 de Luruaco	0	0	0	0
E.S.E. Nivel 1 de Malambo	0	0	0	0
E.S.E. Nivel 1 de Manatí	0	0	0	0
E.S.E. Nivel 1 de Palmar de Varela	0	0	0	0
E.S.E. Nivel 1 de Piojó	0	0	0	0
E.S.E. Nivel 1 de Polonuevo	0	0	0	0
E.S.E. Nivel 1 de Ponedera	0	0	0	0

ENTIDAD	2010	2011	2012	PROMEDIO
E.S.E. Nivel 1 de Puerto Colombia	0	0	0	0
E.S.E. Nivel 1 de Repelón	0	0	0	0
E.S.E. Nivel 1 de Sabanagrande	0	0	0	0
E.S.E. Nivel 1 de Sabanalarga	0	0	0	0
E.S.E. Nivel 1 de Santa Lucía	0	0	0	0
E.S.E. Nivel 1 de Santo Tomás	0	0	0	0
E.S.E. Nivel 1 de Soledad	0	0	0	0
E.S.E. Nivel 1 de Suan	0	0	0	0
E.S.E. Nivel 1 de Tubará	0	0	0	0
E.S.E. Nivel 1 de Usiacurí	0	0	0	0
Total	**0**	**0**	**0**	**0**

Fuente: SIHO

Aunque la mayoría de las ESE de nivel 1 contrata acciones del PIC municipal, ninguna está reportando las actividades extramurales de promoción y prevención del plan de intervenciones colectivas.

Tabla 71. Consulta especializada en primer nivel de atención

ENTIDAD	2010	2011	2012	PROMEDIO
E.S.E. Nivel 1 de Baranoa	0	0	0	0
E.S.E. Nivel 1 de Campo de la Cruz	0	0	0	0
E.S.E. Nivel 1 de Candelaria	0	0	0	0
E.S.E. Nivel 1 de Galapa	0	0	0	0
E.S.E. Nivel 1 de Juan de Acosta	0	0	0	0
E.S.E. Nivel 1 de Luruaco	0	0	0	0
E.S.E. Nivel 1 de Malambo	0	0	0	0
E.S.E. Nivel 1 de Manatí	0	0	0	0
E.S.E. Nivel 1 de Palmar de Varela	0	0	0	0
E.S.E. Nivel 1 de Piojó	0	0	0	0
E.S.E. Nivel 1 de Polonuevo	0	0	0	0
E.S.E. Nivel 1 de Ponedera	0	0	0	0
E.S.E. Nivel 1 de Puerto Colombia	0	0	0	0
E.S.E. Nivel 1 de Repelón	0	0	0	0
E.S.E. Nivel 1 de Sabanagrande	0	0	0	0
E.S.E. Nivel 1 de Sabanalarga	0	0	0	0
E.S.E. Nivel 1 de Santa Lucía	0	0	0	0
E.S.E. Nivel 1 de Santo Tomás	0	0	0	0
E.S.E. Nivel 1 de Soledad	0	0	0	0
E.S.E. Nivel 1 de Suan	0	0	0	0
E.S.E. Nivel 1 de Tubará	0	0	0	0
E.S.E. Nivel 1 de Usiacurí	0	0	0	0
PROMEDIO	**0**	**0**	**0**	**0**

Fuente: SIHO

Ninguna ESE de nivel 1 realiza consultas especializadas. Es de notar que algunas ESE de nivel 1 del país contratan pediatras, obstetras y médicos internistas para realizar consultas a paciente de alto riesgo en los programas de promoción y prevención de control de crecimiento y desarrollo, control prenatal y riesgos cardiovasculares del adulto, respectivamente.

Tabla 72. Consulta electiva de medicina general nivel 1

ENTIDAD	2010	2011	2012	Prom Año	Prom Mes	Horas Médico Mes	Médicos Requeridos
E.S.E. Nivel 1 de Baranoa	60.534	59.800	45.060	55.131	4.594	1.531	8,0
E.S.E. Nivel 1 de Campo de la Cruz	10.118	9.504	20.470	13.364	1.114	371	1,9
E.S.E. Nivel 1 de Candelaria	5.061	7.421	9.563	7.348	612	204	1,1
E.S.E. Nivel 1 de Galapa	62.127	65.020	60.360	62.502	5.209	1.736	9,0
E.S.E. Nivel 1 de Juan de Acosta	12.599	13.222	0	8.607	717	239	1,2
E.S.E. Nivel 1 de Luruaco	21.722	27.336	18.455	22.504	1.875	625	3,3
E.S.E. Nivel 1 de Malambo	51.326	64.235	28.267	47.943	3.995	1.332	6,9
E.S.E. Nivel 1 de Manatí	24.897	27.594	27.396	26.629	2.219	740	3,9
E.S.E. Nivel 1 de Palmar de Varela	20.591	22.076	15.399	19.355	1.613	538	2,8
E.S.E. Nivel 1 de Piojó	3.783	2.676	6.517	4.325	360	120	0,6
E.S.E. Nivel 1 de Polonuevo	9.510	10.273	15.038	11.607	967	322	1,7
E.S.E. Nivel 1 de Ponedera	16.963	15.527	10.051	14.180	1.182	394	2,1
E.S.E. Nivel 1 de Puerto Colombia	7.057	13.973	11.422	10.817	901	300	1,6
E.S.E. Nivel 1 de Repelón	19.710	16.759	22.671	19.713	1.643	548	2,9
E.S.E. Nivel 1 de Sabanagrande	21.633	21.906	25.707	23.082	1.924	641	3,3
E.S.E. Nivel 1 de Sabanalarga	64.222	63.198	77.147	68.189	5.682	1.894	9,9
E.S.E. Nivel 1 de Santa Lucía	5.059	8.064	11.746	8.290	691	230	1,2
E.S.E. Nivel 1 de Santo Tomás	21.744	29.070	28.771	26.528	2.211	737	3,8
E.S.E. Nivel 1 de Soledad	61.658	73.326	82.839	72.608	6.051	2.017	10,5
E.S.E. Nivel 1 de Suan	8.294	9.331	10.631	9.419	785	262	1,4
E.S.E. Nivel 1 de Tubará	11.676	10.826	31.690	18.064	1.505	502	2,6
E.S.E. Nivel 1 de Usiacurí	8.786	9.592	11.040	9.806	817	272	1,4
total	**531.080**	**582.740**	**572.252**	**560.013**	**46.668**	**15.556**	**81,0**

Fuente: SIHO y cálculos del autor

Tabla 73. Consultas electivas de paramédicos nivel 1

ENTIDAD	2010	2011	2012	Prom Año	Prom Mes	Horas Paramédico Mes	Paramédicos Requeridos
E.S.E. Nivel 1 de Baranoa	2.753	5.655	2.658	3.689	307	102	0,5
E.S.E. Nivel 1 de Campo de la Cruz	0	0	0	0	0	-	-
E.S.E. Nivel 1 de Candelaria	0	0	0	0	0	-	-
E.S.E. Nivel 1 de Galapa	0	0	0	0	0	-	-
E.S.E. Nivel 1 de Juan de Acosta	0	0	0	0	0	-	-
E.S.E. Nivel 1 de Luruaco	874	0	456	443	37	12	0,1
E.S.E. Nivel 1 de Malambo	1	1.345	1.109	818	68	23	0,1
E.S.E. Nivel 1 de Manatí	0	0	0	0	0	-	-
E.S.E. Nivel 1 de Palmar de Varela	0	0	0	0	0	-	-
E.S.E. Nivel 1 de Piojó	0	0	0	0	0	-	-
E.S.E. Nivel 1 de Polonuevo	0	0	0	0	0	-	-
E.S.E. Nivel 1 de Ponedera	0	0	0	0	0	-	-
E.S.E. Nivel 1 de Puerto Colombia	0	0	0	0	0	-	-
E.S.E. Nivel 1 de Repelón	0	0	0	0	0	-	-
E.S.E. Nivel 1 de Sabanagrande	0	0	0	0	0	-	-
E.S.E. Nivel 1 de Sabanalarga	0	0	0	0	0	-	-
E.S.E. Nivel 1 de Santa Lucía	0	0	0	0	0	-	-
E.S.E. Nivel 1 de Santo Tomás	0	2.078	2.699	1.592	133	44	0,2
E.S.E. Nivel 1 de Soledad	0	4.502	11.131	5.211	434	145	0,8

ENTIDAD	2010	2011	2012	Prom Año	Prom Mes	Horas Paramédico Mes	Paramédicos Requeridos
E.S.E. Nivel 1 de Suan	0	0	0	0	0	-	-
E.S.E. Nivel 1 de Tubará	0	7.736	0	2.579	215	72	0,4
E.S.E. Nivel 1 de Usiacurí	733	664	944	780	65	22	0,1
total	**4.361**	**21.980**	**18.997**	**15.113**	**1.259**	**420**	**2,2**

Fuente: SIHO y cálculos del autor

Tabla 74. Indicadores de hospitalización de nivel 1

ENTIDAD	2010	2011	2012	Prom
E.S.E. Nivel 1 de Baranoa				
...Días estancia egresos obstétricos (Partos, cesáreas y otros obstétricos)	86	57	15	53
...Egresos obstétricos (partos, cesáreas y otros obstétricos)	85	57	15	52
Total de días estancia egresos	86	57	15	53
Total de egresos	85	57	15	52
E.S.E. Nivel 1 de Campo de la Cruz				
...Días estancia egresos No quirúrgicos (No incluye S. Mental, partos, cesáreas y otros obstétricos)	155	0	0	52
...Días estancia egresos obstétricos (Partos, cesáreas y otros obstétricos)	64	7	18	30
...Egresos no quirúrgicos (No incluye S. Mental, partos, cesáreas y otros obstétricos)	61	0	0	20
...Egresos obstétricos (partos, cesáreas y otros obstétricos)	63	7	18	29
Total de días estancia egresos	219	7	18	81
Total de egresos	124	7	18	50
E.S.E. Nivel 1 de Candelaria				
...Días estancia egresos No quirúrgicos (No incluye S. Mental, partos, cesáreas y otros obstétricos)	65	49	82	65
...Días estancia egresos obstétricos (Partos, cesáreas y otros obstétricos)	74	62	79	72
...Egresos no quirúrgicos (No incluye S. Mental, partos, cesáreas y otros obstétricos)	65	49	82	65
...Egresos obstétricos (partos, cesáreas y otros obstétricos)	74	62	79	72
Total de días estancia egresos	139	111	161	137
Total de egresos	139	111	161	137
E.S.E. Nivel 1 de Galapa				
...Días estancia egresos No quirúrgicos (No incluye S. Mental, partos, cesáreas y otros obstétricos)	322	109	383	271
...Días estancia egresos obstétricos (Partos, cesáreas y otros obstétricos)	49	52	50	50
...Egresos no quirúrgicos (No incluye S. Mental, partos, cesáreas y otros obstétricos)	167	106	383	219
...Egresos obstétricos (partos, cesáreas y otros obstétricos)	49	52	50	50
Total de días estancia egresos	371	161	433	322
Total de egresos	216	158	433	269
E.S.E. Nivel 1 de Juan de Acosta				
...Días estancia egresos No quirúrgicos (No incluye S. Mental, partos, cesáreas y otros obstétricos)	67	188	0	85
...Días estancia egresos obstétricos (Partos, cesáreas y otros obstétricos)	62	44	0	35
...Egresos no quirúrgicos (No incluye S. Mental, partos, cesáreas y otros obstétricos)	23	64	0	29
...Egresos obstétricos (partos, cesáreas y otros obstétricos)	56	36	0	31
Total de días estancia egresos	129	232	0	120
Total de egresos	79	100	0	60
E.S.E. Nivel 1 de Luruaco				
...Días estancia egresos No quirúrgicos (No incluye S. Mental, partos, cesáreas y otros obstétricos)	0	28	0	9
...Días estancia egresos obstétricos (Partos, cesáreas y otros obstétricos)	97	94	56	82
...Egresos no quirúrgicos (No incluye S. Mental, partos, cesáreas y otros obstétricos)	0	28	0	9
...Egresos obstétricos (partos, cesáreas y otros obstétricos)	96	94	56	82
Total de días estancia egresos	97	122	56	92
Total de egresos	96	122	56	91
E.S.E. Nivel 1 de Malambo				
...Días estancia egresos No quirúrgicos (No incluye S. Mental, partos, cesáreas y otros obstétricos)	359	325	57	247
...Días estancia egresos obstétricos (Partos, cesáreas y otros obstétricos)	259	361	104	241
...Egresos no quirúrgicos (No incluye S. Mental, partos, cesáreas y otros obstétricos)	103	91	22	72

ENTIDAD	2010	2011	2012	Prom
...Egresos obstétricos (partos, cesáreas y otros obstétricos)	259	361	104	241
Total de días estancia egresos	618	686	161	488
Total de egresos	362	452	126	313
E.S.E. Nivel 1 de Manatí				
...Días estancia egresos obstétricos (Partos, cesáreas y otros obstétricos)	28	11	15	18
...Egresos obstétricos (partos, cesáreas y otros obstétricos)	28	11	15	18
Total de días estancia egresos	28	11	15	18
Total de egresos	28	11	15	18
E.S.E. Nivel 1 de Palmar de Varela				
...Días estancia egresos No quirúrgicos (No incluye S. Mental, partos, cesáreas y otros obstétricos)	4	0	0	1
...Días estancia egresos obstétricos (Partos, cesáreas y otros obstétricos)	38	27	36	34
...Egresos obstétricos (partos, cesáreas y otros obstétricos)	38	27	36	34
Total de días estancia egresos	42	27	36	35
Total de egresos	39	27	36	34
E.S.E. Nivel 1 de Piojó				
...Días estancia egresos No quirúrgicos (No incluye S. Mental, partos, cesáreas y otros obstétricos)	0	2	523	175
...Días estancia egresos obstétricos (Partos, cesáreas y otros obstétricos)	12	6	18	12
...Días estancia egresos salud mental	0	2	0	1
...Egresos no quirúrgicos (No incluye S. Mental, partos, cesáreas y otros obstétricos)	0	2	521	174
...Egresos obstétricos (partos, cesáreas y otros obstétricos)	10	41	25	25
...Egresos salud mental	0	2	0	1
Total de días estancia egresos	12	10	541	188
Total de egresos	10	45	546	200
E.S.E. Nivel 1 de Polonuevo				
...Días estancia egresos No quirúrgicos (No incluye S. Mental, partos, cesáreas y otros obstétricos)	4	24	0	9
...Días estancia egresos obstétricos (Partos, cesáreas y otros obstétricos)	43	31	22	32
...Egresos no quirúrgicos (No incluye S. Mental, partos, cesáreas y otros obstétricos)	4	24	0	9
...Egresos obstétricos (partos, cesáreas y otros obstétricos)	43	31	22	32
Total de días estancia egresos	47	55	22	41
Total de egresos	47	55	22	41
E.S.E. Nivel 1 de Ponedera				
...Días estancia egresos No quirúrgicos (No incluye S. Mental, partos, cesáreas y otros obstétricos)	123	120	0	81
...Días estancia egresos obstétricos (Partos, cesáreas y otros obstétricos)	53	115	69	79
...Egresos no quirúrgicos (No incluye S. Mental, partos, cesáreas y otros obstétricos)	123	120	0	81
...Egresos obstétricos (partos, cesáreas y otros obstétricos)	53	73	28	51
Total de días estancia egresos	177	235	69	160
Total de egresos	177	193	28	133
E.S.E. Nivel 1 de Puerto Colombia				
...Días estancia egresos No quirúrgicos (No incluye S. Mental, partos, cesáreas y otros obstétricos)	20	0	23	14
...Días estancia egresos obstétricos (Partos, cesáreas y otros obstétricos)	24	25	9	19
...Egresos no quirúrgicos (No incluye S. Mental, partos, cesáreas y otros obstétricos)	20	0	23	14
...Egresos obstétricos (partos, cesáreas y otros obstétricos)	24	25	8	19
Total de días estancia egresos	44	25	32	34
Total de egresos	44	25	31	33
E.S.E. Nivel 1 de Repelón				
...Días estancia egresos obstétricos (Partos, cesáreas y otros obstétricos)	114	119	138	124
...Egresos obstétricos (partos, cesáreas y otros obstétricos)	114	119	102	112
Total de días estancia egresos	114	119	138	124
Total de egresos	114	119	102	112
E.S.E. Nivel 1 de Sabanagrande	**276**	**378**	**166**	
...Días estancia egresos No quirúrgicos (No incluye S. Mental, partos, cesáreas y otros obstétricos)	14	33	10	19
...Días estancia egresos obstétricos (Partos, cesáreas y otros obstétricos)	67	85	42	65
...Egresos no quirúrgicos (No incluye S. Mental, partos, cesáreas y otros obstétricos)	4	6	1	4
...Egresos obstétricos (partos, cesáreas y otros obstétricos)	53	65	30	49
Total de días estancia egresos	81	118	52	84

ENTIDAD	2010	2011	2012	Prom
Total de egresos	57	71	31	53
E.S.E. Nivel 1 de Santa Lucía				
...Días estancia egresos obstétricos (Partos, cesáreas y otros obstétricos)	11	2	9	7
...Egresos obstétricos (partos, cesáreas y otros obstétricos)	11	2	9	7
Total de días estancia egresos	11	2	9	7
Total de egresos	11	2	9	7
E.S.E. Nivel 1 de Santo Tomás				
...Días estancia egresos No quirúrgicos (No incluye S. Mental, partos, cesáreas y otros obstétricos)	359	237	277	291
...Días estancia egresos obstétricos (Partos, cesáreas y otros obstétricos)	73	54	62	63
...Egresos no quirúrgicos (No incluye S. Mental, partos, cesáreas y otros obstétricos)	119	98	107	108
...Egresos obstétricos (partos, cesáreas y otros obstétricos)	48	54	55	52
Total de días estancia egresos	432	291	339	354
Total de egresos	167	152	162	160
E.S.E. Nivel 1 de Soledad				
...Días estancia egresos obstétricos (Partos, cesáreas y otros obstétricos)	161	57	140	119
...Egresos obstétricos (partos, cesáreas y otros obstétricos)	161	57	140	119
Total de días estancia egresos	161	57	140	119
Total de egresos	161	57	140	119
E.S.E. Nivel 1 de Suan				
...Días estancia egresos No quirúrgicos (No incluye S. Mental, partos, cesáreas y otros obstétricos)	242	647	2.486	1.125
...Días estancia egresos obstétricos (Partos, cesáreas y otros obstétricos)	31	82	43	52
...Egresos no quirúrgicos (No incluye S. Mental, partos, cesáreas y otros obstétricos)	242	647	2.486	1.125
...Egresos obstétricos (partos, cesáreas y otros obstétricos)	32	84	43	53
Total de días estancia egresos	273	729	2.529	1.177
Total de egresos	274	731	2.529	1.178
E.S.E. Nivel 1 de Tubará				
...Días estancia egresos obstétricos (Partos, cesáreas y otros obstétricos)	7	0	0	2
...Egresos obstétricos (partos, cesáreas y otros obstétricos)	7	0	0	2
Total de días estancia egresos	7	0	0	2
Total de egresos	7	0	0	2
E.S.E. Nivel 1 de Usiacurí	**104**	**80**	**48**	
...Días estancia egresos obstétricos (Partos, cesáreas y otros obstétricos)	26	20	12	19
...Egresos obstétricos (partos, cesáreas y otros obstétricos)	26	20	12	19
Total de días estancia egresos	26	20	12	19
Total de egresos	26	20	12	19

Fuente: SIHO y cálculos del autor

Tabla 75. Imágenes diagnósticas

ENTIDAD	2010	2011	2012	Prom Año	Prom Mes	Horas	Técnico
E.S.E. Nivel 1 de Baranoa	5.372	7.690	3.025	5.362	447	223	1,2
E.S.E. Nivel 1 de Campo de la Cruz	859	667	1.015	847	71	35	0,2
E.S.E. Nivel 1 de Candelaria	135	0	0	45	4	2	0,0
E.S.E. Nivel 1 de Galapa	2.171	1.889	2.006	2.022	169	84	0,4
E.S.E. Nivel 1 de Juan de Acosta	79	525	0	201	17	8	0,0
E.S.E. Nivel 1 de Luruaco	21	7.255	0	2.425	202	101	0,5
E.S.E. Nivel 1 de Malambo	14	2.224	3.862	2.033	169	85	0,4
E.S.E. Nivel 1 de Manatí	1.103	101	189	464	39	19	0,1
E.S.E. Nivel 1 de Palmar de Varela	420	0	0	140	12	6	0,0
E.S.E. Nivel 1 de Piojó	0	0	0	0	0	-	-
E.S.E. Nivel 1 de Polonuevo	209	79	60	116	10	5	0,0
E.S.E. Nivel 1 de Ponedera	1.134	235	457	609	51	25	0,1
E.S.E. Nivel 1 de Puerto Colombia	0	0	506	169	14	7	0,0
E.S.E. Nivel 1 de Repelón	0	0	0	0	0	-	-

ENTIDAD	2010	2011	2012	Prom Año	Prom Mes	Horas	Técnico
E.S.E. Nivel 1 de Sabanagrande	5.356	4.958	3.870	4.728	394	197	1,0
E.S.E. Nivel 1 de Sabanalarga	2.991	3.118	3.271	3.127	261	130	0,7
E.S.E. Nivel 1 de Santa Lucía	0	0	0	0	0	-	-
E.S.E. Nivel 1 de Santo Tomás	2.329	2.754	2.864	2.649	221	110	0,6
E.S.E. Nivel 1 de Soledad	4.107	4.417	6.038	4.854	405	202	1,1
E.S.E. Nivel 1 de Suan	380	511	584	492	41	20	0,1
E.S.E. Nivel 1 de Tubará	0	0	0	0	0	-	-
E.S.E. Nivel 1 de Usiacurí	0	0	0	0	0	-	-
total	**26.680**	**36.423**	**27.747**	**30.283**	**2.524**	**1.262**	**6,6**

Fuente: SIHO y cálculos del autor

Tabla 76. Laboratorio clínico Nivel 1

ENTIDAD	2010	2011	2012	PROM
E.S.E. Nivel 1 de Baranoa	42.953	35.734	35.513	38.067
E.S.E. Nivel 1 de Campo de la Cruz	11.622	12.580	16.524	13.575
E.S.E. Nivel 1 de Candelaria	5.945	6.964	10.951	7.953
E.S.E. Nivel 1 de Galapa	31.349	31.404	37.655	33.469
E.S.E. Nivel 1 de Juan de Acosta	6.512	7.963	-	4.825
E.S.E. Nivel 1 de Luruaco	18.669	9.235	12.322	13.409
E.S.E. Nivel 1 de Malambo	45.847	57.127	42.644	48.539
E.S.E. Nivel 1 de Manatí	6.552	4.896	6.886	6.111
E.S.E. Nivel 1 de Palmar de Varela	3.804	-	50.028	17.944
E.S.E. Nivel 1 de Piojó	2.922	1.563	6.124	3.536
E.S.E. Nivel 1 de Polonuevo	2.252	4.101	4.834	3.729
E.S.E. Nivel 1 de Ponedera	15.998	6.531	27.186	16.572
E.S.E. Nivel 1 de Puerto Colombia	12.111	19.184	5.031	12.109
E.S.E. Nivel 1 de Repelón	3.344	3.088	14.002	6.811
E.S.E. Nivel 1 de Sabanagrande	23.055	27.625	30.762	27.147
E.S.E. Nivel 1 de Sabanalarga	48.882	50.968	53.630	51.160
E.S.E. Nivel 1 de Santa Lucía	1.258	1.524	5.937	2.906
E.S.E. Nivel 1 de Santo Tomás	33.124	27.018	27.137	29.093
E.S.E. Nivel 1 de Soledad	30.342	68.221	109.557	69.373
E.S.E. Nivel 1 de Suan	6.614	9.008	13.562	9.728
E.S.E. Nivel 1 de Tubará	7.584	8.917	28.844	15.115
E.S.E. Nivel 1 de Usiacurí	7.507	8.580	9.534	8.540
PROM	**16.738**	**18.283**	**24.939**	**19.987**

Tabla 77. Partos vaginales

ENTIDAD	2010	2011	2012	Prom Año	Prom Mes	Prom Semana
E.S.E. Nivel 1 de Baranoa	85	57	15	52	4	1
E.S.E. Nivel 1 de Campo de la Cruz	63	2	18	28	2	1
E.S.E. Nivel 1 de Candelaria	74	62	79	72	6	1
E.S.E. Nivel 1 de Galapa	49	52	50	50	4	1
E.S.E. Nivel 1 de Juan de Acosta	47	31	0	26	2	1
E.S.E. Nivel 1 de Luruaco	96	94	56	82	7	2

ENTIDAD	2010	2011	2012	Prom Año	Prom Mes	Prom Semana
E.S.E. Nivel 1 de Malambo	259	361	104	241	20	5
E.S.E. Nivel 1 de Manatí	28	11	15	18	2	0
E.S.E. Nivel 1 de Palmar de Varela	38	27	36	34	3	1
E.S.E. Nivel 1 de Piojó	10	6	16	11	1	0
E.S.E. Nivel 1 de Polonuevo	43	31	22	32	3	1
E.S.E. Nivel 1 de Ponedera	53	73	28	51	4	1
E.S.E. Nivel 1 de Puerto Colombia	24	25	8	19	2	0
E.S.E. Nivel 1 de Repelón	114	119	102	112	9	2
E.S.E. Nivel 1 de Sabanagrande	53	65	30	49	4	1
E.S.E. Nivel 1 de Sabanalarga	0	0	0	0	0	-
E.S.E. Nivel 1 de Santa Lucía	11	2	9	7	1	0
E.S.E. Nivel 1 de Santo Tomás	39	52	53	48	4	1
E.S.E. Nivel 1 de Soledad	161	57	140	119	10	2
E.S.E. Nivel 1 de Suan	29	82	43	51	4	1
E.S.E. Nivel 1 de Tubará	7	0	0	2	0	0
E.S.E. Nivel 1 de Usiacurí	26	20	12	19	2	0
total	**1.309**	**1.229**	**836**	**1.125**	**94**	**23**

Fuente: SIHO y cálculos del autor

Tabla 78. Actividades de P y P Enfermería

ENTIDAD	2010	2011	2012	Prom Año	Prom Mes	Horas Mes	RRHH
E.S.E. Nivel 1 de Baranoa	**45.993**	**39.360**	**38.505**	**41.286**	**3.441**	**1.147**	**5,97**
Citologías cervicovaginales tomadas	6.232	6.741	7.282	6.752	563	188	0,98
Controles de enfermería (At. Prenatal / Crec y Dsrllo)	12.374	7.262	6.152	8.596	716	239	1,24
Dosis de biológico aplicadas	16.677	18.968	17.961	17.869	1.489	496	2,59
Otros controles de enfermería de PyP (≠ a At. Prenatal - Crec y Dsrllo)	10.710	6.389	7.110	8.070	672	224	1,17
E.S.E. Nivel 1 de Campo de la Cruz	**6.793**	**9.077**	**14.811**	**10.227**	**852**	**284**	**1,48**
Citologías cervicovaginales tomadas	140	145	742	342	29	10	0,05
Controles de enfermería (At. Prenatal / Crec y Dsrllo)	2.509	1.198	2.876	2.194	183	61	0,32
Dosis de biológico aplicadas	3.312	6.685	8.583	6.193	516	172	0,90
Otros controles de enfermería de PyP (≠ a At. Prenatal - Crec y Dsrllo)	832	1.049	2.610	1.497	125	42	0,22
E.S.E. Nivel 1 de Candelaria	**13.046**	**11.946**	**11.728**	**12.240**	**1.020**	**340**	**1,77**
Citologías cervicovaginales tomadas	782	813	1.355	983	82	27	0,14
Controles de enfermería (At. Prenatal / Crec y Dsrllo)	4.181	4.194	5.025	4.467	372	124	0,65
Dosis de biológico aplicadas	8.083	6.939	5.348	6.790	566	189	0,98
Otros controles de enfermería de PyP (≠ a At. Prenatal - Crec y Dsrllo)	0	0	0	0	0	0	-
E.S.E. Nivel 1 de Galapa	**31.204**	**42.119**	**33.005**	**35.443**	**2.954**	**985**	**5,13**
Citologías cervicovaginales tomadas	3.271	3.081	2.342	2.898	242	81	0,42
Controles de enfermería (At. Prenatal / Crec y Dsrllo)	8.957	7.203	6.573	7.578	631	210	1,10
Dosis de biológico aplicadas	17.577	25.374	21.206	21.386	1.782	594	3,09
Otros controles de enfermería de PyP (≠ a At. Prenatal - Crec y Dsrllo)	1.399	6.461	2.884	3.581	298	99	0,52
E.S.E. Nivel 1 de Juan de Acosta	**7.333**	**13.12 2**	**0**	**6.818**	**568**	**189**	**0,99**
Citologías cervicovaginales tomadas	496	699	0	398	33	11	0,06
Controles de enfermería (At. Prenatal / Crec y Dsrllo)	1.888	2.481	0	1.456	121	40	0,21
Dosis de biológico aplicadas	4.949	7.735	0	4.228	352	117	0,61
Otros controles de enfermería de PyP (≠ a At. Prenatal - Crec y Dsrllo)	0	2.207	0	736	61	20	0,11
E.S.E. Nivel 1 de Luruaco	**21.667**	**23.913**	**22.831**	**22.804**	**1.900**	**633**	**3,30**
Citologías cervicovaginales tomadas	1.770	1.042	767	1.193	99	33	0,17
Controles de enfermería (At. Prenatal / Crec y Dsrllo)	4.135	5.650	5.692	5.159	430	143	0,75
Dosis de biológico aplicadas	13.472	16.473	16.176	15.374	1.281	427	2,22
Otros controles de enfermería de PyP (≠ a At. Prenatal - Crec y Dsrllo)	2.290	748	196	1.078	90	30	0,16
E.S.E. Nivel 1 de Malambo	**42.410**	**81.599**	**76.844**	**66.951**	**5.579**	**1.860**	**9,69**
Citologías cervicovaginales tomadas	4.955	8.169	3.849	5.658	471	157	0,82
Controles de enfermería (At. Prenatal / Crec y Dsrllo)	15.281	26.266	8.626	16.724	1.394	465	2,42
Dosis de biológico aplicadas	20.525	40.896	53.393	38.271	3.189	1.063	5,54
Otros controles de enfermería de PyP (≠ a At. Prenatal - Crec y Dsrllo)	1.649	6.268	10.976	6.298	525	175	0,91
E.S.E. Nivel 1 de Manatí	**36.686**	**24.998**	**33.882**	**31.855**	**2.655**	**885**	**4,61**
Citologías cervicovaginales tomadas	1.941	1.447	2.182	1.857	155	52	0,27

ENTIDAD	2010	2011	2012	Prom Año	Prom Mes	Horas Mes	RRHH
Controles de enfermería (At. Prenatal / Crec y Dsrllo)	5.330	5.526	4.821	5.226	435	145	0,76
Dosis de biológico aplicadas	14.104	6.517	3.526	8.049	671	224	1,16
Otros controles de enfermería de PyP (≠ a At. Prenatal - Crec y Dsrllo)	15.311	11.508	23.353	16.724	1.394	465	2,42
E.S.E. Nivel 1 de Palmar de Varela	**21.981**	**23.228**	**8.834**	**18.014**	**1.501**	**500**	**2,61**
Citologías cervicovaginales tomadas	1.394	1.192	509	1.032	86	29	0,15
Controles de enfermería (At. Prenatal / Crec y Dsrllo)	5.019	5.303	2.349	4.224	352	117	0,61
Dosis de biológico aplicadas	11.256	11.762	4.632	9.217	768	256	1,33
Otros controles de enfermería de PyP (≠ a At. Prenatal - Crec y Dsrllo)	4.312	4.971	1.344	3.542	295	98	0,51
E.S.E. Nivel 1 de Piojó	**3.686**	**3.907**	**4.770**	**4.121**	**343**	**114**	**0,60**
Citologías cervicovaginales tomadas	324	386	597	436	36	12	0,06
Controles de enfermería (At. Prenatal / Crec y Dsrllo)	1.663	820	1.049	1.177	98	33	0,17
Dosis de biológico aplicadas	989	1.712	1.755	1.485	124	41	0,21
Otros controles de enfermería de PyP (≠ a At. Prenatal - Crec y Dsrllo)	710	989	1.369	1.023	85	28	0,15
E.S.E. Nivel 1 de Polonuevo	**7.559**	**8.801**	**8.282**	**8.214**	**685**	**228**	**1,19**
Citologías cervicovaginales tomadas	561	794	1.082	812	68	23	0,12
Controles de enfermería (At. Prenatal / Crec y Dsrllo)	2.191	2.657	2.202	2.350	196	65	0,34
Dosis de biológico aplicadas	4.378	4.518	4.160	4.352	363	121	0,63
Otros controles de enfermería de PyP (≠ a At. Prenatal - Crec y Dsrllo)	429	832	838	700	58	19	0,10
E.S.E. Nivel 1 de Ponedera	**17.366**	**21.378**	**7.110**	**15.285**	**1.274**	**425**	**2,21**
Citologías cervicovaginales tomadas	1.092	986	390	823	69	23	0,12
Controles de enfermería (At. Prenatal / Crec y Dsrllo)	2.790	5.306	2.902	3.666	306	102	0,53
Dosis de biológico aplicadas	13.484	15.086	3.818	10.796	900	300	1,56
Otros controles de enfermería de PyP (≠ a At. Prenatal - Crec y Dsrllo)	0	0	0	0	0	0	-
E.S.E. Nivel 1 de Puerto Colombia	**16.718**	**11.443**	**10.161**	**12.774**	**1.065**	**355**	**1,85**
Citologías cervicovaginales tomadas	1.708	573	628	970	81	27	0,14
Controles de enfermería (At. Prenatal / Crec y Dsrllo)	1.908	4.193	2.653	2.918	243	81	0,42
Dosis de biológico aplicadas	11.979	6.284	2.029	6.764	564	188	0,98
Otros controles de enfermería de PyP (≠ a At. Prenatal - Crec y Dsrllo)	1.123	393	4.851	2.122	177	59	0,31
E.S.E. Nivel 1 de Repelón	**21.222**	**15.432**	**19.859**	**18.838**	**1.570**	**523**	**2,73**
Citologías cervicovaginales tomadas	1.846	1.192	182	1.073	89	30	0,16
Controles de enfermería (At. Prenatal / Crec y Dsrllo)	6.990	3.440	2.599	4.343	362	121	0,63
Dosis de biológico aplicadas	12.386	9.041	14.653	12.027	1.002	334	1,74
Otros controles de enfermería de PyP (≠ a At. Prenatal - Crec y Dsrllo)	0	1.759	2.425	1.395	116	39	0,20
E.S.E. Nivel 1 de Sabanagrande	**17.717**	**12.540**	**21.108**	**17.122**	**1.427**	**476**	**2,48**
Citologías cervicovaginales tomadas	1.743	1.307	2.288	1.779	148	49	0,26
Controles de enfermería (At. Prenatal / Crec y Dsrllo)	5.242	3.974	5.233	4.816	401	134	0,70
Dosis de biológico aplicadas	10.732	5.058	13.013	9.601	800	267	1,39
Otros controles de enfermería de PyP (≠ a At. Prenatal - Crec y Dsrllo)	0	2.201	574	925	77	26	0,13
E.S.E. Nivel 1 de Sabanalarga	**125.220**	**133.997**	**156.774**	**138.664**	**11.555**	**3.852**	**20,06**
Citologías cervicovaginales tomadas	27.861	25.474	29.246	27.527	2.294	765	3,98
Controles de enfermería (At. Prenatal / Crec y Dsrllo)	25.088	26.089	29.899	27.025	2.252	751	3,91
Dosis de biológico aplicadas	59.226	68.625	78.813	68.888	5.741	1.914	9,97
Otros controles de enfermería de PyP (≠ a At. Prenatal - Crec y Dsrllo)	13.045	13.809	18.816	15.223	1.269	423	2,20
E.S.E. Nivel 1 de Santa Lucía	**5.347**	**8.778**	**15.852**	**9.992**	**833**	**278**	**1,45**
Citologías cervicovaginales tomadas	393	166	509	356	30	10	0,05
Controles de enfermería (At. Prenatal / Crec y Dsrllo)	786	3.374	4.833	2.998	250	83	0,43
Dosis de biológico aplicadas	3.569	708	5.354	3.210	268	89	0,46
Otros controles de enfermería de PyP (≠ a At. Prenatal - Crec y Dsrllo)	599	4.530	5.156	3.428	286	95	0,50
E.S.E. Nivel 1 de Santo Tomás	**14.619**	**16.597**	**18.148**	**16.455**	**1.371**	**457**	**2,38**
Citologías cervicovaginales tomadas	1.277	1.131	1.160	1.189	99	33	0,17
Controles de enfermería (At. Prenatal / Crec y Dsrllo)	3.424	3.488	3.359	3.424	285	95	0,50
Dosis de biológico aplicadas	8.425	9.420	10.903	9.583	799	266	1,39
Otros controles de enfermería de PyP (≠ a At. Prenatal - Crec y Dsrllo)	1.493	2.558	2.726	2.259	188	63	0,33
E.S.E. Nivel 1 de Soledad	**119.115**	**161.544**	**277.256**	**185.972**	**15.498**	**5.166**	**26,91**
Citologías cervicovaginales tomadas	16.250	14.486	38.972	23.236	1.936	645	3,36
Controles de enfermería (At. Prenatal / Crec y Dsrllo)	27.825	30.244	54.692	37.587	3.132	1.044	5,44
Dosis de biológico aplicadas	75.040	106.390	166.998	116.143	9.679	3.226	16,80
Otros controles de enfermería de PyP (≠ a At. Prenatal - Crec y Dsrllo)	0	10.424	16.594	9.006	751	250	1,30
E.S.E. Nivel 1 de Suan	**8.909**	**9.280**	**10.221**	**9.470**	**789**	**263**	**1,37**
Citologías cervicovaginales tomadas	927	455	996	793	66	22	0,11
Controles de enfermería (At. Prenatal / Crec y Dsrllo)	2.088	1.868	5.100	3.019	252	84	0,44
Dosis de biológico aplicadas	5.752	6.957	4.125	5.611	468	156	0,81
Otros controles de enfermería de PyP (≠ a At. Prenatal - Crec y Dsrllo)	142	0	0	47	4	1	0,01
E.S.E. Nivel 1 de Tubará	**5.251**	**6.422**	**11.931**	**7.868**	**656**	**219**	**1,14**
Citologías cervicovaginales tomadas	462	279	851	531	44	15	0,08
Controles de enfermería (At. Prenatal / Crec y Dsrllo)	1.881	1.780	4.922	2.861	238	79	0,41
Dosis de biológico aplicadas	2.573	3.776	6.158	4.169	347	116	0,60
Otros controles de enfermería de PyP (≠ a At. Prenatal - Crec y Dsrllo)	335	587	0	307	26	9	0,04

ENTIDAD	2010	2011	2012	Prom Año	Prom Mes	Horas Mes	RRHH
E.S.E. Nivel 1 de Usiacurí	**5.414**	**7.549**	**8.563**	**7.175**	**598**	**199**	**1,04**
Citologías cervicovaginales tomadas	1.092	813	1.075	993	83	28	0,14
Controles de enfermería (At. Prenatal / Crec y Dsrllo)	2.010	2.060	2.432	2.167	181	60	0,31
Dosis de biológico aplicadas	1.784	3.040	3.091	2.638	220	73	0,38
Otros controles de enfermería de PyP (≠ a At. Prenatal - Crec y Dsrllo)	528	1.636	1.965	1.376	115	38	0,20
total	**595.256**	**687.030**	**810.475**	**697.587**	**58.132**	**19.377**	**100,92**

Fuente: SIHO y cálculos del autor

Tabla 79. Actividades de rehabilitación nivel 1 (Terapias física y respiratoria)

ENTIDAD	2010	2011	2012	Prom Año	Prom Mes	Horas	RRHH
E.S.E. Nivel 1 de Baranoa	13.383	9.360	8.570	10.438	870	435	2,27
E.S.E. Nivel 1 de Campo de la Cruz	1.410	701	878	996	83	42	0,22
E.S.E. Nivel 1 de Candelaria	2.795	1.954	3.323	2.691	224	112	0,58
E.S.E. Nivel 1 de Galapa	0	0	0	0	0	-	-
E.S.E. Nivel 1 de Juan de Acosta	0	0	0	0	0	-	-
E.S.E. Nivel 1 de Luruaco	1.057	3.289	8.513	4.286	357	179	0,93
E.S.E. Nivel 1 de Malambo	5.712	1.374	11.993	6.360	530	265	1,38
E.S.E. Nivel 1 de Manatí	1.649	1.491	2.316	1.819	152	76	0,39
E.S.E. Nivel 1 de Palmar de Varela	0	0	256	85	7	4	0,02
E.S.E. Nivel 1 de Piojó	476	35	109	207	17	9	0,04
E.S.E. Nivel 1 de Polonuevo	1.972	2.890	3.663	2.842	237	118	0,62
E.S.E. Nivel 1 de Ponedera	632	1.303	184	706	59	29	0,15
E.S.E. Nivel 1 de Puerto Colombia	838	228	1.823	963	80	40	0,21
E.S.E. Nivel 1 de Repelón	3.355	2.037	4.472	3.288	274	137	0,71
E.S.E. Nivel 1 de Sabanagrande	692	0	404	365	30	15	0,08
E.S.E. Nivel 1 de Sabanalarga	0	0	0	0	0	-	-
E.S.E. Nivel 1 de Santa Lucía	0	5.760	6.032	3.931	328	164	0,85
E.S.E. Nivel 1 de Santo Tomás	0	0	0	0	0	-	-
E.S.E. Nivel 1 de Soledad	0	7.119	26.554	11.224	935	468	2,44
E.S.E. Nivel 1 de Suan	1.156	1.826	1.178	1.387	116	58	0,30
E.S.E. Nivel 1 de Tubará	1.800	514	0	771	64	32	0,17
E.S.E. Nivel 1 de Usiacurí	540	881	1.269	897	75	37	0,19
total	**37.467**	**40.762**	**81.537**	**53.255**	**4.438**	**2.219**	**11,56**

Fuente: SIHO y cálculos del autor

Tabla 80. Actividades de Salud Oral de nivel 1

ENTIDAD	2010	2011	2012
E.S.E. Nivel 1 de Baranoa	**37.088**	**36.704**	**22.292**
Exodoncias (cualquier tipo)	1.230	2.235	737
Número de sesiones de odontología realizadas	7.321	9.961	7.074
Sellantes aplicados	12.725	4.823	5.360
Superficies obturadas (cualquier material)	6.734	4.419	2.583
Total de consultas de odontología realizadas (valoración)	8.929	15.145	6.370
Total de tratamientos terminados	149	121	168
E.S.E. Nivel 1 de Campo de la Cruz	**18.357**	**11.457**	**17.278**
Exodoncias (cualquier tipo)	479	1.083	1.013
Número de sesiones de odontología realizadas	4.431	5.427	4.530
Sellantes aplicados	2.075	982	5.549
Superficies obturadas (cualquier material)	688	689	625
Total de consultas de odontología realizadas (valoración)	9.638	2.718	5.561

ENTIDAD	2010	2011	2012
Total de tratamientos terminados	1.046	558	0
E.S.E. Nivel 1 de Candelaria	**10.423**	**17.387**	**16.888**
Exodoncias (cualquier tipo)	825	1.848	497
Número de sesiones de odontología realizadas	0	0	0
Sellantes aplicados	1.512	2.144	2.123
Superficies obturadas (cualquier material)	960	1.356	1.140
Total de consultas de odontología realizadas (valoración)	3.756	6.651	9.368
Total de tratamientos terminados	3.370	5.388	3.760
E.S.E. Nivel 1 de Galapa	**37.529**	**139.083**	**136.972**
Exodoncias (cualquier tipo)	844	586	1.105
Número de sesiones de odontología realizadas	0	55.796	53.862
Sellantes aplicados	5.446	7.066	14.271
Superficies obturadas (cualquier material)	3.698	1.995	3.583
Total de consultas de odontología realizadas (valoración)	27.541	26.592	24.748
Total de tratamientos terminados	0	47.048	39.403
E.S.E. Nivel 1 de Juan de Acosta	**6.801**	**11.032**	**0**
Exodoncias (cualquier tipo)	585	677	0
Número de sesiones de odontología realizadas	0	1.519	0
Sellantes aplicados	1.050	2.208	0
Superficies obturadas (cualquier material)	1.991	2.913	0
Total de consultas de odontología realizadas (valoración)	3.175	3.715	0
Total de tratamientos terminados	0	0	0
E.S.E. Nivel 1 de Luruaco	**21.221**	**18.125**	**9.684**
Exodoncias (cualquier tipo)	1.036	1.231	597
Número de sesiones de odontología realizadas	4.796	3.795	0
Sellantes aplicados	530	1.821	2.112
Superficies obturadas (cualquier material)	1.588	2.700	1.850
Total de consultas de odontología realizadas (valoración)	12.749	8.385	4.941
Total de tratamientos terminados	522	193	184
E.S.E. Nivel 1 de Malambo	**40.825**	**52.867**	**46.963**
Exodoncias (cualquier tipo)	1.488	1.343	855
Número de sesiones de odontología realizadas	6.780	11.317	10.577
Sellantes aplicados	7.927	10.372	10.021
Superficies obturadas (cualquier material)	8.014	10.433	5.177
Total de consultas de odontología realizadas (valoración)	8.866	9.115	10.358
Total de tratamientos terminados	7.750	10.287	9.975
E.S.E. Nivel 1 de Manatí	**11.172**	**10.039**	**11.684**
Exodoncias (cualquier tipo)	456	443	938
Número de sesiones de odontología realizadas	1.721	2.022	2.342
Sellantes aplicados	3.581	3.799	2.887
Superficies obturadas (cualquier material)	735	551	1.311
Total de consultas de odontología realizadas (valoración)	3.826	2.590	3.546
Total de tratamientos terminados	853	634	660
E.S.E. Nivel 1 de Palmar de Varela	**9.079**	**4.839**	**11.200**
Exodoncias (cualquier tipo)	493	435	420
Número de sesiones de odontología realizadas	0	0	316
Sellantes aplicados	2.920	0	2.384
Superficies obturadas (cualquier material)	1.431	888	580
Total de consultas de odontología realizadas (valoración)	4.199	3.507	7.409
Total de tratamientos terminados	36	9	91

ENTIDAD	2010	2011	2012
E.S.E. Nivel 1 de Piojó	**4.068**	**2.427**	**4.691**
Exodoncias (cualquier tipo)	351	121	134
Número de sesiones de odontología realizadas	442	607	617
Sellantes aplicados	1.669	1.194	1.170
Superficies obturadas (cualquier material)	512	175	853
Total de consultas de odontología realizadas (valoración)	969	280	1.902
Total de tratamientos terminados	125	50	15
E.S.E. Nivel 1 de Polonuevo	**5.318**	**13.995**	**14.048**
Exodoncias (cualquier tipo)	404	547	626
Número de sesiones de odontología realizadas	989	3.361	2.214
Sellantes aplicados	492	1.990	2.129
Superficies obturadas (cualquier material)	223	519	509
Total de consultas de odontología realizadas (valoración)	1.857	4.056	4.570
Total de tratamientos terminados	1.353	3.522	4.000
E.S.E. Nivel 1 de Ponedera	**33.929**	**10.142**	**3.413**
Exodoncias (cualquier tipo)	3.660	582	419
Número de sesiones de odontología realizadas	10.568	2.631	739
Sellantes aplicados	2.335	1.158	1.128
Superficies obturadas (cualquier material)	3.380	889	99
Total de consultas de odontología realizadas (valoración)	7.757	2.634	669
Total de tratamientos terminados	6.229	2.248	359
E.S.E. Nivel 1 de Puerto Colombia	**12.801**	**18.130**	**20.200**
Exodoncias (cualquier tipo)	810	2	74
Número de sesiones de odontología realizadas	1.145	2.805	4.944
Sellantes aplicados	2.103	5.468	5.461
Superficies obturadas (cualquier material)	2.938	7.160	681
Total de consultas de odontología realizadas (valoración)	5.571	2.416	5.628
Total de tratamientos terminados	234	279	3.412
E.S.E. Nivel 1 de Repelón	**17.695**	**6.860**	**13.081**
Exodoncias (cualquier tipo)	1.400	227	780
Número de sesiones de odontología realizadas	6.216	2.450	4.795
Sellantes aplicados	551	728	1.256
Superficies obturadas (cualquier material)	3.236	962	1.454
Total de consultas de odontología realizadas (valoración)	6.216	2.450	4.795
Total de tratamientos terminados	76	43	1
E.S.E. Nivel 1 de Sabanagrande	**12.995**	**11.463**	**10.879**
Exodoncias (cualquier tipo)	1.345	1.190	1.169
Número de sesiones de odontología realizadas	0	0	0
Sellantes aplicados	4.227	4.055	3.533
Superficies obturadas (cualquier material)	1.775	1.297	1.304
Total de consultas de odontología realizadas (valoración)	5.533	4.778	4.652
Total de tratamientos terminados	115	143	221
E.S.E. Nivel 1 de Sabanalarga	**119.840**	**130.235**	**153.675**
Exodoncias (cualquier tipo)	3.528	3.616	4.408
Número de sesiones de odontología realizadas	35.543	35.303	44.497
Sellantes aplicados	12.970	13.643	17.372
Superficies obturadas (cualquier material)	6.934	17.158	8.074
Total de consultas de odontología realizadas (valoración)	35.543	35.303	44.497
Total de tratamientos terminados	25.322	25.212	34.827
E.S.E. Nivel 1 de Santa Lucía	**16.858**	**11.616**	**20.671**

ENTIDAD	2010	2011	2012
Exodoncias (cualquier tipo)	797	0	157
Número de sesiones de odontología realizadas	10.089	5.280	6.480
Sellantes aplicados	1.231	0	2.046
Superficies obturadas (cualquier material)	363	0	473
Total de consultas de odontología realizadas (valoración)	3.296	6.336	11.515
Total de tratamientos terminados	1.082	0	0
E.S.E. Nivel 1 de Santo Tomás	**14.798**	**19.801**	**19.251**
Exodoncias (cualquier tipo)	570	718	743
Número de sesiones de odontología realizadas	7.850	5.827	5.659
Sellantes aplicados	3.003	3.236	4.053
Superficies obturadas (cualquier material)	2.591	3.831	3.165
Total de consultas de odontología realizadas (valoración)	716	5.499	5.463
Total de tratamientos terminados	68	690	168
E.S.E. Nivel 1 de Soledad	**108.771**	**62.059**	**87.197**
Exodoncias (cualquier tipo)	2.760	2.091	5.468
Número de sesiones de odontología realizadas	0	16	38
Sellantes aplicados	59.830	29.868	58.228
Superficies obturadas (cualquier material)	8.045	4.913	4.966
Total de consultas de odontología realizadas (valoración)	38.136	22.443	11.387
Total de tratamientos terminados	0	2.728	7.110
E.S.E. Nivel 1 de Suan	**20.418**	**26.521**	**34.215**
Exodoncias (cualquier tipo)	1.288	1.624	1.015
Número de sesiones de odontología realizadas	6.493	6.158	18.815
Sellantes aplicados	1.659	1.764	1.135
Superficies obturadas (cualquier material)	2.634	8.523	2.631
Total de consultas de odontología realizadas (valoración)	8.191	7.869	10.391
Total de tratamientos terminados	153	583	228
E.S.E. Nivel 1 de Tubará	**17.423**	**11.986**	**16.966**
Exodoncias (cualquier tipo)	135	98	528
Número de sesiones de odontología realizadas	8.234	139	5.761
Sellantes aplicados	2.616	2.606	4.791
Superficies obturadas (cualquier material)	243	319	2.823
Total de consultas de odontología realizadas (valoración)	6.134	8.743	3.063
Total de tratamientos terminados	61	81	0
E.S.E. Nivel 1 de Usiacurí	**5.694**	**7.314**	**11.433**
Exodoncias (cualquier tipo)	353	429	536
Número de sesiones de odontología realizadas	1.934	2.677	4.816
Sellantes aplicados	1.453	1.673	1.259
Superficies obturadas (cualquier material)	715	689	1.486
Total de consultas de odontología realizadas (valoración)	1.033	1.604	3.148
Total de tratamientos terminados	206	242	188

Fuente: SIHO y cálculos del autor

Tabla 81. Servicios de urgencia de nivel 1

ENTIDAD	2010	2011	2012
E.S.E. Nivel 1 de Baranoa	**22.796**	**23.197**	**16.357**
Consultas de medicina general urgentes realizadas	15.889	16.307	13.585
Pacientes en Observación	6.907	6.890	2.772
E.S.E. Nivel 1 de Campo de la Cruz	**9.405**	**6.790**	**5.972**

ENTIDAD	2010	2011	2012
Consultas de medicina general urgentes realizadas	8.154	5.521	4.720
Pacientes en Observación	1.251	1.269	1.252
E.S.E. Nivel 1 de Candelaria	**6.054**	**6.760**	**11.638**
Consultas de medicina general urgentes realizadas	6.054	6.760	11.638
Pacientes en Observación	0	0	0
E.S.E. Nivel 1 de Galapa	**15.789**	**22.523**	**20.549**
Consultas de medicina general urgentes realizadas	15.789	14.659	20.549
Pacientes en Observación	0	7.864	0
E.S.E. Nivel 1 de Juan de Acosta	**5.838**	**8.088**	**0**
Consultas de medicina general urgentes realizadas	5.838	8.088	0
Pacientes en Observación	0	0	0
E.S.E. Nivel 1 de Luruaco	**10.775**	**17.015**	**16.573**
Consultas de medicina general urgentes realizadas	10.775	17.015	16.573
Pacientes en Observación	0	0	0
E.S.E. Nivel 1 de Malambo	**31.961**	**39.955**	**35.654**
Consultas de medicina general urgentes realizadas	31.961	39.955	35.571
Pacientes en Observación	0	0	83
E.S.E. Nivel 1 de Manatí	**6.236**	**7.728**	**6.246**
Consultas de medicina general urgentes realizadas	5.257	6.443	4.711
Pacientes en Observación	979	1.285	1.535
E.S.E. Nivel 1 de Palmar de Varela	**9.640**	**5.837**	**5.950**
Consultas de medicina general urgentes realizadas	9.640	5.837	5.950
Pacientes en Observación	0	0	0
E.S.E. Nivel 1 de Piojó	**499**	**1.390**	**3.814**
Consultas de medicina general urgentes realizadas	486	588	1.828
Pacientes en Observación	13	802	1.986
E.S.E. Nivel 1 de Polonuevo	**6.716**	**13.101**	**9.432**
Consultas de medicina general urgentes realizadas	3.884	10.629	7.207
Pacientes en Observación	2.832	2.472	2.225
E.S.E. Nivel 1 de Ponedera	**7.868**	**1.355**	**2.510**
Consultas de medicina general urgentes realizadas	5.869	1.015	1.218
Pacientes en Observación	1.999	340	1.292
E.S.E. Nivel 1 de Puerto Colombia	**8.350**	**7.901**	**8.859**
Consultas de medicina general urgentes realizadas	7.898	7.901	8.859
Pacientes en Observación	452	0	0
E.S.E. Nivel 1 de Repelón	**8.968**	**4.489**	**5.324**
Consultas de medicina general urgentes realizadas	8.968	4.489	5.324
Pacientes en Observación	0	0	0
E.S.E. Nivel 1 de Sabanagrande	**17.657**	**18.701**	**20.411**
Consultas de medicina general urgentes realizadas	17.657	18.701	20.411
Pacientes en Observación	0	0	0
E.S.E. Nivel 1 de Sabanalarga	**0**	**0**	**0**
Consultas de medicina general urgentes realizadas	0	0	0
Pacientes en Observación	0	0	0
E.S.E. Nivel 1 de Santa Lucía	**408**	**1.656**	**3.829**
Consultas de medicina general urgentes realizadas	408	216	2.048
Pacientes en Observación	0	1.440	1.781
E.S.E. Nivel 1 de Santo Tomás	**14.222**	**13.221**	**14.775**
Consultas de medicina general urgentes realizadas	14.222	12.987	14.642

ENTIDAD	2010	2011	2012
Pacientes en Observación	0	234	133
E.S.E. Nivel 1 de Soledad	**34.943**	**35.881**	**33.552**
Consultas de medicina general urgentes realizadas	34.943	35.881	31.271
Pacientes en Observación	0	0	2.281
E.S.E. Nivel 1 de Suan	**7.452**	**4.205**	**2.975**
Consultas de medicina general urgentes realizadas	7.452	4.205	2.975
Pacientes en Observación	0	0	0
E.S.E. Nivel 1 de Tubará	**3.049**	**2.518**	**8.198**
Consultas de medicina general urgentes realizadas	3.049	2.518	8.198
Pacientes en Observación	0	0	0
E.S.E. Nivel 1 de Usiacurí	**2.863**	**3.074**	**3.626**
Consultas de medicina general urgentes realizadas	2.728	2.950	3.398
Pacientes en Observación	135	124	228

Fuente: SIHO

10.4.2 Producción de servicios 2012 - Nivel 2

Tabla 82. Producción de cirugías en nivel 2

ENTIDAD	2010	2011	2012	PROM
E.S.E. Hospital Dptal. de Sabanalarga	**1.693**	**1.196**	**1.315**	**1.401**
...Cirugías grupos 11-13	146	-	-	49
...Cirugías grupos 20-23	502	-	-	167
...Cirugías grupos 2-6	2.621	2.081	2.461	2.388
...Cirugías grupos 7-10	963	908	827	899
Total de cirugías realizadas (Sin incluir partos y cesáreas)	4.232	2.989	3.288	3.503
E.S.E. Juan Domínguez Romero	-	-	-	-
...Cirugías grupos 11-13	-	-	-	-
...Cirugías grupos 20-23	-	-	-	-
...Cirugías grupos 2-6	-	-	-	-
...Cirugías grupos 7-10	-	-	-	-
Total de cirugías realizadas (Sin incluir partos y cesáreas)	-	-	-	-
E.S.E. Niño Jesús de Barranquilla	-	**2.305**	**2.638**	**1.648**
...Cirugías grupos 11-13	-	139	156	98
...Cirugías grupos 20-23	-	29	38	22
...Cirugías grupos 2-6	-	3.210	3.624	2.278
...Cirugías grupos 7-10	-	2.384	2.778	1.721
Total de cirugías realizadas (Sin incluir partos y cesáreas)	-	5.762	6.596	4.119
PROM	**564**	**1.167**	**1.318**	**1.016**

Fuente: SIHO

Tabla 83. Consulta especializada en nivel 2

ENTIDAD	2010	2011	2012	PROM
E.S.E. Hospital Dptal. de Sabanalarga	**35.332**	**19.876**	**20.197**	**25.135**
Consultas de medicina especializada electivas realizadas	35.332	19.876	20.197	25.135
E.S.E. Juan Domínguez Romero	-	-	-	-
Consultas de medicina especializada electivas realizadas	-	-	-	-
E.S.E. Niño Jesús de Barranquilla	-	**30.962**	**48.677**	**26.546**
Consultas de medicina especializada electivas realizadas	-	30.962	48.677	26.546
PROM	**11.777**	**16.946**	**22.958**	**17.227**

Fuente: SIHO

Tabla 84. Consulta electiva de medicina general nivel 2

ENTIDAD	2010	2011	2012	PROM
E.S.E. Hospital Dptal. de Sabanalarga	-	-	-	-
E.S.E. Juan Domínguez Romero	-	-	-	-
E.S.E. Niño Jesús de Barranquilla	-	-	-	-
PROM	-	-	-	-

Fuente: SIHO

Tabla 85. Consultas electivas de paramédicos nivel 2 (Incluye Psicología, Nutricionista, Optometría y otras)

ENTIDAD	2010	2011	2012	PROM
E.S.E. Hospital Dptal. de Sabanalarga	3.072	171	303	1.182
E.S.E. Juan Domínguez Romero	-	-	-	-
E.S.E. Niño Jesús de Barranquilla	-	1.648	1.626	1.091
PROM	1.024	606	643	758

Fuente: SIHO

Tabla 86. Indicadores de hospitalización de nivel 2

ENTIDAD	2010	2011	2012	PROM
E.S.E. Hospital Departamental de Sabanalarga	**4.077**	**3.109**	**2.833**	**3.340**
...Días estancia de los egresos No quirúrgicos (No incluye salud mental, partos, cesáreas y otros obstétricos)	13.556	10.927	9.576	11.353
...Días estancia de los egresos obstétricos (Partos, cesáreas y otros obstétricos)	4.577	3.487	3.514	3.859
...Días estancia de los egresos quirúrgicos (Sin Incluir partos, cesáreas y otros obstétricos)	4.657	3.820	2.998	3.825
...Días estancia de los egresos salud mental	-	-	-	-
...Egresos no quirúrgicos (No incluye salud mental, partos, cesáreas, obstétricos)	3.365	2.023	2.234	2.541
...Egresos obstétricos (partos, cesáreas, obstétricos)	3.186	2.259	2.352	2.599
...Egresos quirúrgicos (Sin incluir partos, cesáreas, obstétricos)	3.275	2.358	1.989	2.541
...Egresos salud mental	-	-	-	-
Días estancia Cuidados Intensivos	-	-	-	-
Días estancia Cuidados Intermedios.	-	-	-	-
Pacientes en Cuidados Intermedios	-	-	-	-
Pacientes Unidad Cuidados Intensivos	-	-	-	-
Total de días cama disponibles	-	-	-	-
Total de días cama ocupados	-	-	-	-
Total de días estancia de los egresos	22.790	18.234	16.088	19.037
Total de egresos	9.826	6.640	6.575	7.680

ENTIDAD	2010	2011	2012	PROM
E.S.E. Juan Domínguez Romero	.	.	.	.
...Días estancia de los egresos No quirúrgicos (No incluye salud mental, partos, cesáreas y otros obstétricos)	.	.	.	.
...Días estancia de los egresos obstétricos (Partos, cesáreas y otros obstétricos)	.	.	.	.
...Días estancia de los egresos quirúrgicos (Sin Incluir partos, cesáreas y otros obstétricos)	.	.	.	.
...Días estancia de los egresos salud mental	.	.	.	.
...Egresos no quirúrgicos (No incluye salud mental, partos, cesáreas, obstétricos)	.	.	.	.
...Egresos obstétricos (partos, cesáreas, obstétricos)	.	.	.	.
...Egresos quirúrgicos (Sin incluir partos, cesáreas, obstétricos)	.	.	.	.
...Egresos salud mental	.	.	.	.
Días estancia Cuidados Intensivos	.	.	.	.
Días estancia Cuidados Intermedios.	.	.	.	.
Pacientes en Cuidados Intermedios	.	.	.	.
Pacientes Unidad Cuidados Intensivos	.	.	.	.
Total de días cama disponibles	.	.	.	.
Total de días cama ocupados	.	.	.	.
Total de días estancia de los egresos	.	.	.	.
Total de egresos	.	.	.	.
E.S.E. Niño Jesús de Barranquilla	**-**	**1.941**	**4.825**	**2.255**
...Días estancia de los egresos No quirúrgicos (No incluye salud mental, partos, cesáreas y otros obstétricos)	-	5.525	14.859	6.795
...Días estancia de los egresos obstétricos (Partos, cesáreas y otros obstétricos)	-	4.346	9.185	4.510
...Días estancia de los egresos quirúrgicos (Sin Incluir partos, cesáreas y otros obstétricos)	-	969	1.979	983
...Días estancia de los egresos salud mental	.	.	.	.
...Egresos no quirúrgicos (No incluye salud mental, partos, cesáreas, obstétricos)	-	1.446	3.200	1.549
...Egresos obstétricos (partos, cesáreas, obstétricos)	-	2.109	4.301	2.137
...Egresos quirúrgicos (Sin incluir partos, cesáreas, obstétricos)	-	182	660	281
...Egresos salud mental	.	.	.	.
Días estancia Cuidados Intensivos	-	479	3.062	1.180
Días estancia Cuidados Intermedios.	-	703	4.409	1.704
Pacientes en Cuidados Intermedios	-	497	912	470
Pacientes Unidad Cuidados Intensivos	-	227	442	223
Total de días cama disponibles	.	.	.	.
Total de días cama ocupados	.	.	.	.
Total de días estancia de los egresos	-	10.840	26.023	12.288
Total de egresos	-	3.737	8.161	3.966
PROM	**1.359**	**1.684**	**2.552**	**1.865**

Fuente: SIHO

Tabla 87. Imágenes diagnósticas de nivel 2

ENTIDAD	2010	2011	2012	PROM
E.S.E. Hospital Dptal. de Sabanalarga	16.149	7.991	3.137	9.092
E.S.E. Juan Domínguez Romero	-	-	-	-
E.S.E. Niño Jesús de Barranquilla	-	16.747	26.510	14.419
PROM	**5.383**	**8.246**	**9.882**	**7.837**

Fuente: SIHO

Tabla 88. Obstetricia en nivel 2

ENTIDAD	2010	2011	2012	PROM
E.S.E. Hospital Dptal. de Sabanalarga	**735**	**616**	**638**	**663**
Partos por cesárea	628	562	624	605
Partos vaginales	842	669	651	721
E.S.E. Juan Domínguez Romero	-	-	-	-
Partos por cesárea	-	-	-	-
Partos vaginales	-	-	-	-
E.S.E. Niño Jesús de Barranquilla	-	**1.106**	**2.077**	**1.061**
Partos por cesárea	-	1.560	2.945	1.502
Partos vaginales	-	652	1.209	620
PROM	**245**	**574**	**905**	**575**

Fuente: SIHO

Tabla 89 Exámenes de laboratorio - Nivel 2

ENTIDAD	2010	2011	2012	PROM
E.S.E. Hospital Dptal. de Sabanalarga	81.382	74.287	69.451	75.040
E.S.E. Juan Domínguez Romero	-	-	-	-
E.S.E. Niño Jesús de Barranquilla	-	94.909	158.047	84.319
PROM	**27.127**	**56.399**	**75.833**	**53.120**

Fuente: SIHO

Tabla 90. Actividades de P y P Enfermería en nivel 2

ENTIDAD	2010	2011	2012	PROM
E.S.E. Hospital Dptal. de Sabanalarga	-	-	-	-
E.S.E. Juan Domínguez Romero	-	-	-	-
E.S.E. Niño Jesús de Barranquilla	-	438	933	457
PROM	-	**146**	**311**	**152**

Fuente: SIHO

Tabla 91. Actividades de rehabilitación nivel (Terapias física y respiratoria) en nivel 2

ENTIDAD	2010	2011	2012	PROM
E.S.E. Hospital Dptal. de Sabanalarga	**14.102**	**11.095**	**7.218**	**10.805**
Número de sesiones de otras terapias (sin incluir respiratorias y físicas)	162	-	-	54
Número de sesiones de terapias físicas realizadas	9.159	1.696	2.264	4.373
Número de sesiones de terapias respiratorias realizadas	32.986	31.588	19.389	27.988
E.S.E. Juan Domínguez Romero	-	-	-	-
Número de sesiones de otras terapias (sin incluir respiratorias y físicas) -	-	-	-	-
Número de sesiones de terapias físicas realizadas	-	-	-	-
Número de sesiones de terapias respiratorias realizadas	-	-	-	-
E.S.E. Niño Jesús de Barranquilla	-	**781**	**1.352**	**711**
Número de sesiones de otras terapias (sin incluir respiratorias y físicas)	-	-	-	-
Número de sesiones de terapias físicas realizadas	-	784	2.573	1.119
Número de sesiones de terapias respiratorias realizadas	-	1.558	1.483	1.014
PROM	**4.701**	**3.958**	**2.857**	**3.839**

Fuente: SIHO

Tabla 92. Actividades de Salud Oral de nivel 2

ENTIDAD	2010	2011	2012	PROM
E.S.E. Hospital Dptal. de Sabanalarga	-	-	-	-
E.S.E. Juan Domínguez Romero	-	-	-	-
E.S.E. Niño Jesús de Barranquilla	-	-	-	-
PROM	-	-	-	-

Fuente: SIHO

Tabla 93. Servicios de urgencia de nivel 2

ENTIDAD	2010	2011	2012	PROM
E.S.E. Hospital Dptal. de Sabanalarga	**6.683**	**6.700**	**5.498**	**6.294**
Consultas de medicina especializada urgentes realizadas	-	-	-	-
Consultas de medicina general urgentes realizadas	20.049	15.411	14.770	16.743
Pacientes en Observación	-	4.689	1.725	2.138
E.S.E. Juan Domínguez Romero	-	-	-	-
Consultas de medicina especializada urgentes realizadas	-	-	-	-
Consultas de medicina general urgentes realizadas	-	-	-	-
Pacientes en Observación	-	-	-	-
E.S.E. Niño Jesús de Barranquilla	-	**13.230**	**25.730**	**12.987**
Consultas de medicina especializada urgentes realizadas	-	22.191	45.967	22.719
Consultas de medicina general urgentes realizadas	-	-	-	-
Pacientes en Observación	-	17.499	31.224	16.241
PROM	**2.228**	**6.643**	**10.410**	**6.427**

Fuente: SIHO

10.4.3 Producción de servicios 2012 -Nivel 3

Tabla 94. Producción de cirugías en nivel 3

ENTIDAD	2010	2011	2012	PROM
E.S.E. CARI	**1.900**	**1.871**	**1.925**	**1.899**
...Cirugías grupos 11-13	960	961	1.013	978
...Cirugías grupos 20-23	839	875	714	809
...Cirugías grupos 2-6	679	453	621	584
...Cirugías grupos 7-10	2.273	2.389	2.464	2.375
Total de cirugías realizadas (Sin incluir partos y cesáreas)	4.751	4.678	4.812	4.747
PROM	**1.900**	**1.871**	**1.925**	**1.899**

Tabla 95. Consulta especializada en nivel 3

ENTIDAD	2010	2011	2012	PROM
E.S.E. CARI	**55.763**	**57.584**	**59.055**	**57.467**
Consultas de medicina especializada electivas realizadas	55.763	57.584	59.055	57.467
PROM	**55.763**	**57.584**	**59.055**	**57.467**

Fuente: SIHO

Tabla 96. Consulta electiva de medicina general nivel 3

ENTIDAD	2010	2011	2012	PROM
E.S.E. CARI	**-**	**-**	**-**	**-**
Consultas de medicina general electivas realizadas	-	-	-	-
PROM	**-**	**-**	**-**	**-**

Fuente: SIHO

Tabla 97. Consultas electivas de paramédicos nivel 3

ENTIDAD	2010	2011	2012	PROM
E.S.E. CARI	**19.279**	**15.052**	**20.742**	**18.358**
Incluye Psicología, Nutricionista, Optometria y otras	19.279	15.052	20.742	18.358
PROM	**19.279**	**15.052**	**20.742**	**18.358**

Fuente: SIHO

Tabla 98. Indicadores de hospitalización de nivel 3

ENTIDAD	2010	2011	2012	PROM
E.S.E. CARI	**30.485**	**29.652**	**33.226**	**31.121**
...Días estancia de los egresos No quirúrgicos (No incluye salud mental, partos, cesáreas y otros obstétricos)	39.438	37.738	41.448	39.541
...Días estancia de los egresos obstétricos (Partos, cesáreas y otros obstétricos)	120	25	806	317
...Días estancia de los egresos quirúrgicos (Sin Incluir partos, cesáreas y otros obstétricos)	14.783	21.102	17.943	17.943
...Días estancia de los egresos salud mental	64.821	50.014	65.426	60.087
...Egresos no quirúrgicos (No incluye salud mental, partos, cesáreas y otros egresos obstétricos)	4.818	3.503	4.249	4.190
...Egresos obstétricos (partos, cesáreas y otros egresos obstétricos)	45	14	243	101
...Egresos quirúrgicos (Sin incluir partos, cesáreas y otros egresos obstétricos)	1.438	1.692	1.365	1.498
...Egresos salud mental	1.229	1.246	1.383	1.286
Días estancia Cuidados Intensivos	6.972	8.517	10.326	8.605
Días estancia Cuidados Intermedios.	829	666	2.312	1.269
Pacientes en Cuidados Intermedios	34	174	494	234
Pacientes Unidad Cuidados Intensivos	1.432	1.343	1.616	1.464
Total de días cama disponibles	117.924	122.509	132.304	124.246
Total de días cama ocupados	107.178	110.549	118.834	112.187
Total de días estancia de los egresos	119.162	108.879	125.623	117.888
Total de egresos	7.530	6.455	7.240	7.075
PROM	**30.485**	**29.652**	**33.226**	**31.121**

Fuente: SIHO

Tabla 99. Imágenes diagnósticas de nivel 3

ENTIDAD	2010	2011	2012	PROM
E.S.E. CARI	**25.003**	**23.580**	**22.206**	**23.596**
Número de imágenes diagnósticas tomadas	25.003	23.580	22.206	23.596
PROM	**25.003**	**23.580**	**22.206**	**23.596**

Fuente: SIHO

Tabla 100. Obstetricia en nivel 3

ENTIDAD	2010	2011	2012	PROM
E.S.E. CARI	**14**	**7**	**122**	**48**
Partos por cesárea	27	13	238	93
Partos vaginales	1	1	5	2
PROM	**14**	**7**	**122**	**48**

Fuente: SIHO

Tabla 101. Laboratorio clínico en nivel 3

ENTIDAD	2010	2011	2012	PROM
E.S.E. CARI	214.216	440.808	477.816	377.613

Fuente: SIHO

Tabla 102. Actividades de P y P Enfermería en nivel 3

ENTIDAD	2010	2011	2012	PROM
E.S.E. CARI	-	-	-	-
PROM	-	-	-	-

Fuente: SIHO

Tabla 103. Actividades de rehabilitación nivel (Terapias física y respiratoria) en nivel 3

ENTIDAD	2010	2011	2012	PROM
E.S.E. CARI	**19.515**	**28.195**	**26.439**	**24.716**
Número de sesiones de otras terapias (sin incluir respiratorias y físicas)	7.078	6.671	13.105	8.951
Número de sesiones de terapias físicas realizadas	21.725	39.263	39.990	33.659
Número de sesiones de terapias respiratorias realizadas	29.743	38.650	26.221	31.538
PROM	**19.515**	**28.195**	**26.439**	**24.716**

Fuente: SIHO

Tabla 104. Actividades de Salud Oral de nivel 3

ENTIDAD	2010	2011	2012	PROM
E.S.E. CARI	-	-	-	-
PROM	-	-	-	-

Fuente: SIHO

Tabla 105. Servicios de urgencia de nivel 3

ENTIDAD	2010	2011	2012	PROM
E.S.E. CARI	-	-	-	-
Consultas de medicina especializada urgentes realizadas	-	-	-	-
Consultas de medicina general urgentes realizadas	-	-	-	-
Pacientes en Observación	-	-	-	-
PROM	-	-	-	-

Fuente: SIHO

10.5 ANEXO 5. PERFILES DEMOGRÁFICOS POR MUNICIPIO

Ilustración 5. Tipos de pirámide poblacional

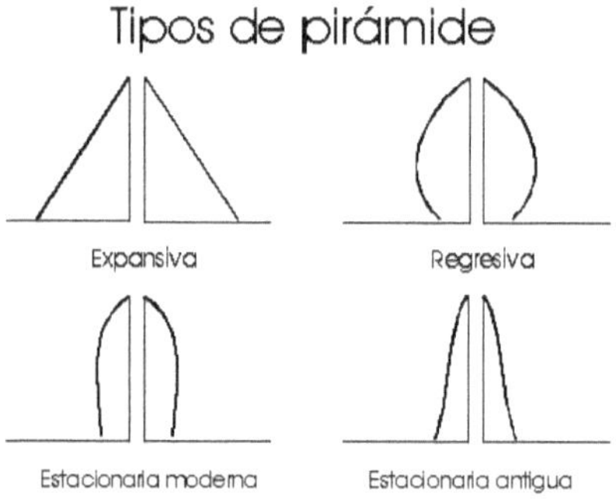

10.5.1 Baranoa

Ilustración 6. Pirámide poblacional 2013 - Baranoa

BARANOA

Grupos de edad	2013		
	Total	Hombres	Mujeres
Total	56.641	28.683	27.958
0-4	5.182	2.644	2.538
5-9	5.170	2.650	2.520
10-14	5.062	2.586	2.476
15-19	5.040	2.589	2.451
20-24	4.920	2.567	2.353
25-29	4.617	2.351	2.266
30-34	4.270	2.138	2.132
35-39	3.662	1.858	1.804
40-44	3.461	1.747	1.714
45-49	3.639	1.847	1.792
50-54	3.141	1.577	1.564
55-59	2.338	1.205	1.133
60-64	1.895	962	933
65-69	1.392	678	714
70-74	1.047	489	558
75-79	881	393	488
80 Y MÁS	924	402	522

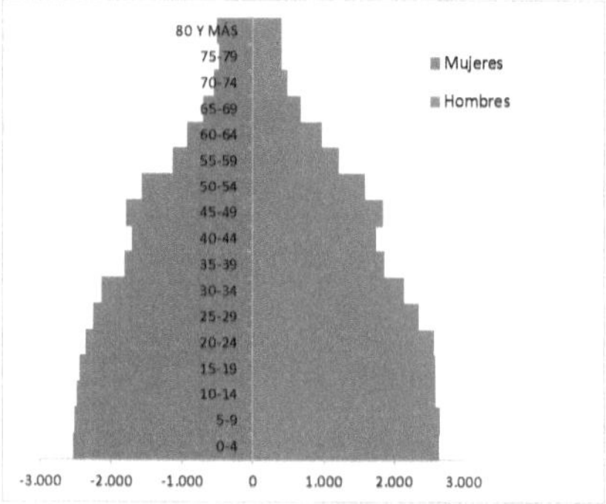

10.5.2 Campo de la Cruz

Ilustración 7. Pirámide poblacional 2013 – Campo de la Cruz

CAMPO DE LA CRUZ

Grupos de edad	2013		
	Total	Hombres	Mujeres
Total	16.618	8.352	8.266
0-4	1.818	932	886
5-9	1.960	1.010	950
10-14	1.935	997	938
15-19	1.911	989	922
20-24	1.695	877	818
25-29	1.237	635	602
30-34	889	452	437
35-39	772	381	391
40-44	777	379	398
45-49	791	385	406
50-54	649	320	329
55-59	482	237	245
60-64	410	197	213
65-69	327	151	176
70-74	301	131	170
75-79	324	137	187
80 Y MÁS	340	142	198

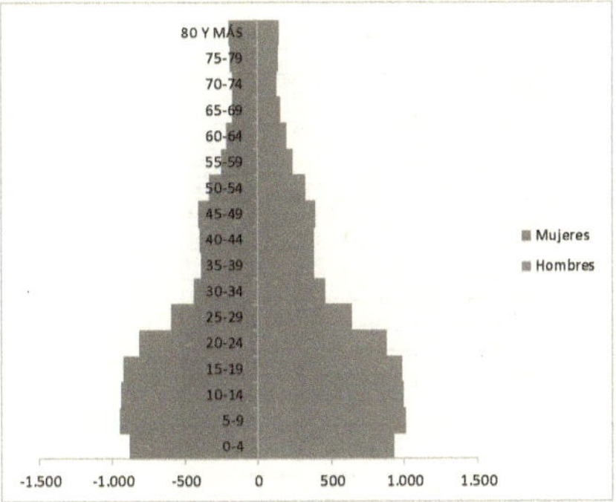

10.5.3 Candelaria

Ilustración 8. Pirámide poblacional 2013 - Candelaria

CANDELARIA

Grupos de edad	2013		
	Total	Hombres	Mujeres
Total	12.413	6.521	5.892
0-4	1.288	673	615
5-9	1.317	693	624
10-14	1.387	734	653
15-19	1.332	705	627
20-24	1.192	640	552
25-29	959	520	439
30-34	715	384	331
35-39	663	352	311
40-44	700	367	333
45-49	676	356	320
50-54	561	294	267
55-59	432	223	209
60-64	347	175	172
65-69	285	139	146
70-74	205	97	108
75-79	167	81	86
80 Y MÁS	187	88	99

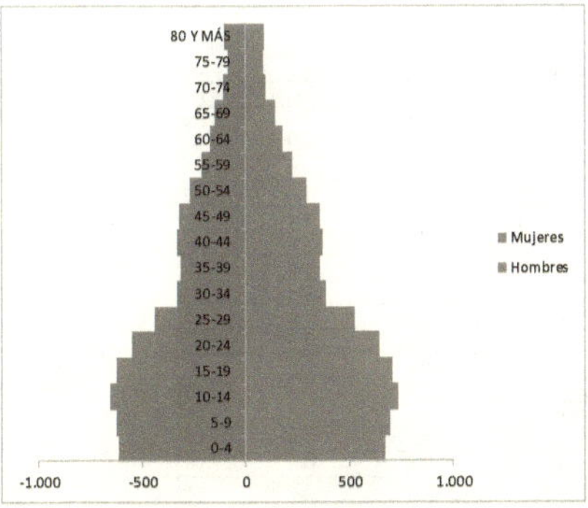

10.5.4 Galapa

Ilustración 9. Pirámide poblacional 2013 - Galapa

GALAPA

Grupos de edad	2013		
	Total	Hombres	Mujeres
Total	40.420	20.695	19.725
0-4	4.135	2.120	2.015
5-9	4.213	2.184	2.029
10-14	4.114	2.138	1.976
15-19	3.967	2.063	1.904
20-24	3.623	1.872	1.751
25-29	3.150	1.602	1.548
30-34	2.938	1.473	1.465
35-39	2.644	1.305	1.339
40-44	2.475	1.232	1.243
45-49	2.383	1.216	1.167
50-54	1.935	1.011	924
55-59	1.437	758	679
60-64	1.101	573	528
65-69	823	426	397
70-74	571	288	283
75-79	447	218	229
80 Y MÁS	464	216	248

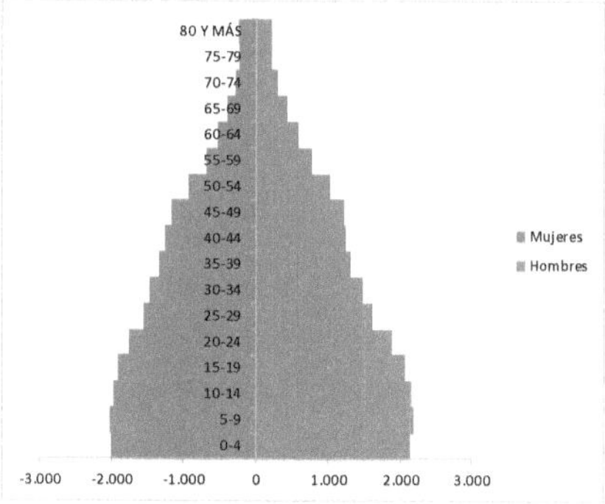

10.5.5 Juan de Acosta

Ilustración 10. Pirámide poblacional 2013 – Juan de Acosta

JUAN DE ACOSTA

Grupos de edad	2013		
	Total	Hombres	Mujeres
Total	16.358	8.513	7.845
0-4	1.522	788	734
5-9	1.490	787	703
10-14	1.559	828	731
15-19	1.528	814	714
20-24	1.459	777	682
25-29	1.347	705	642
30-34	1.204	608	596
35-39	1.123	560	563
40-44	1.050	539	511
45-49	989	525	464
50-54	825	437	388
55-59	648	337	311
60-64	479	246	233
65-69	366	189	177
70-74	283	141	142
75-79	230	111	119
80 Y MÁS	256	121	135

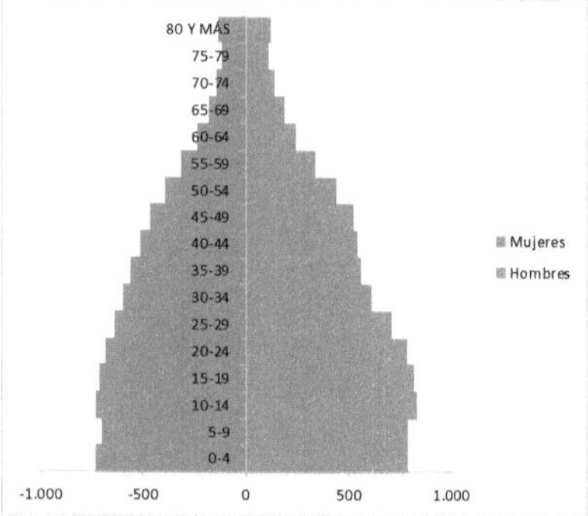

10.5.6 Luruaco

Ilustración 11. Pirámide poblacional 2013 - Luruaco

LURUACO

Grupos de edad	2013		
	Total	Hombres	Mujeres
Total	26.206	13.495	12.711
0-4	2.814	1.443	1.371
5-9	2.745	1.398	1.347
10-14	2.533	1.283	1.250
15-19	2.484	1.264	1.220
20-24	2.436	1.258	1.178
25-29	2.041	1.056	985
30-34	1.768	908	860
35-39	1.628	828	800
40-44	1.551	788	763
45-49	1.488	766	722
50-54	1.198	631	567
55-59	905	484	421
60-64	744	402	342
65-69	597	321	276
70-74	482	257	225
75-79	397	208	189
80 Y MÁS	395	200	195

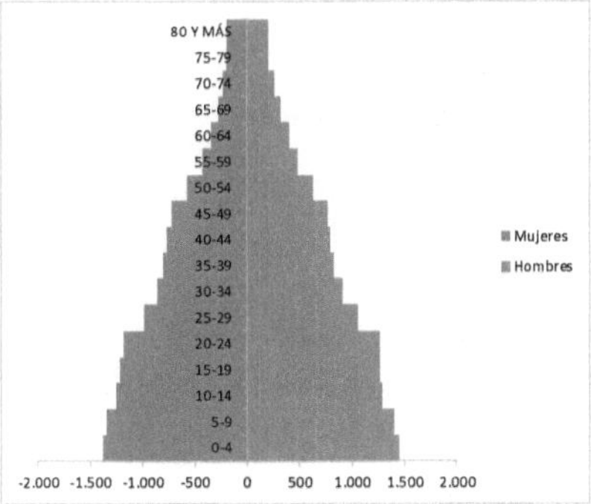

10.5.7 Luruaco

Ilustración 12. Pirámide poblacional 2013 - Malambo

MALAMBO

Grupos de edad	2013		
	Total	Hombres	Mujeres
Total	117.283	59.538	57.745
0-4	11.821	6.064	5.757
5-9	11.635	5.945	5.690
10-14	11.423	5.807	5.616
15-19	10.940	5.711	5.229
20-24	10.819	5.718	5.101
25-29	10.463	5.484	4.979
30-34	9.400	4.872	4.528
35-39	8.028	4.046	3.982
40-44	6.901	3.377	3.524
45-49	6.304	3.090	3.214
50-54	5.481	2.721	2.760
55-59	4.452	2.137	2.315
60-64	3.434	1.681	1.753
65-69	2.322	1.136	1.186
70-74	1.555	737	818
75-79	1.191	534	657
80 Y MÁS	1.114	478	636

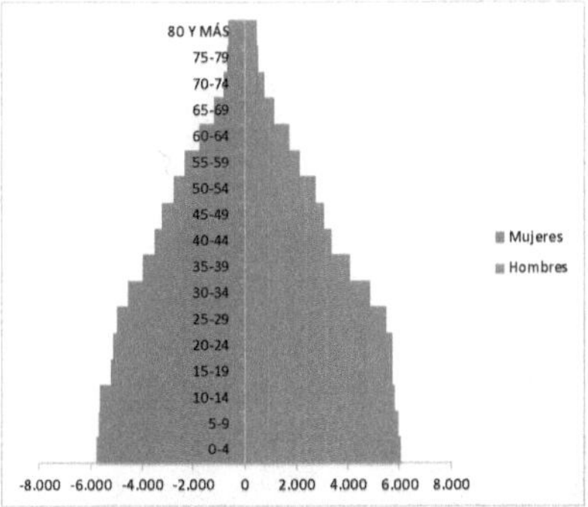

10.5.8 Manatí

Ilustración 13. Pirámide poblacional 2013 - Manatí

MANATÍ

Grupos de edad	2013		
	Total	Hombres	Mujeres
Total	15.338	7.805	7.533
0-4	1.376	709	667
5-9	1.298	678	620
10-14	1.265	659	606
15-19	1.276	668	608
20-24	1.274	665	609
25-29	1.249	637	612
30-34	1.212	603	609
35-39	1.093	549	544
40-44	1.065	538	527
45-49	1.144	579	565
50-54	961	485	476
55-59	641	335	306
60-64	465	234	231
65-69	335	161	174
70-74	250	116	134
75-79	216	95	121
80 Y MÁS	218	94	124

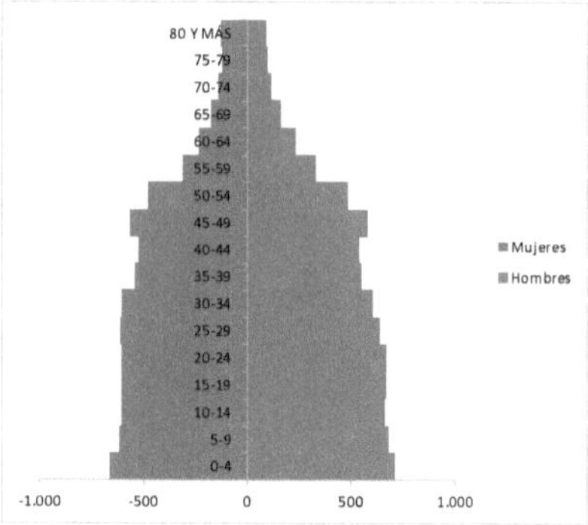

10.5.9 Manatí

Ilustración 14. Pirámide poblacional 2013 – Palmar de Varela

PALMAR DE VARELA

Grupos de edad	2013		
	Total	Hombres	Mujeres
Total	25.037	12.943	12.094
0-4	2.266	1.169	1.097
5-9	2.297	1.185	1.112
10-14	2.395	1.239	1.156
15-19	2.384	1.236	1.148
20-24	2.349	1.228	1.121
25-29	2.140	1.125	1.015
30-34	1.817	949	868
35-39	1.603	830	773
40-44	1.522	783	739
45-49	1.508	775	733
50-54	1.309	673	636
55-59	1.021	524	497
60-64	743	376	367
65-69	549	279	270
70-74	442	222	220
75-79	332	169	163
80 Y MÁS	360	181	179

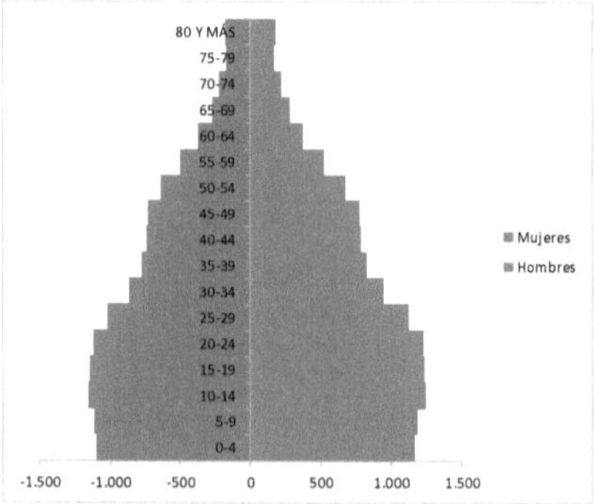

10.5.10 Piojó

Ilustración 15. Pirámide poblacional 2013 - Piojó

PIOJÓ

Grupos de edad	2013		
	Total	Hombres	Mujeres
Total	5.112	2.575	2.537
0-4	557	283	274
5-9	547	273	274
10-14	516	255	261
15-19	516	258	258
20-24	498	254	244
25-29	405	209	196
30-34	334	171	163
35-39	296	150	146
40-44	279	140	139
45-49	272	137	135
50-54	225	114	111
55-59	169	85	84
60-64	140	71	69
65-69	113	57	56
70-74	92	46	46
75-79	75	36	39
80 Y MÁS	78	36	42

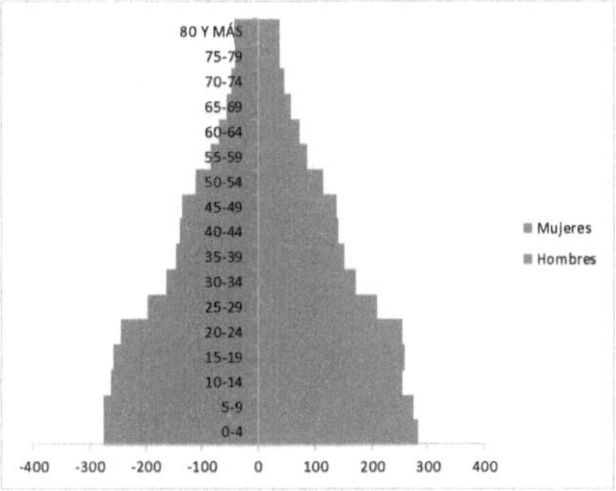

10.5.11 Polonuevo

Ilustración 16. Pirámide poblacional 2013 - Polonuevo

POLONUEVO

Grupos de edad	2013		
	Total	Hombres	Mujeres
Total	15.018	7.582	7.436
0-4	1.384	711	673
5-9	1.375	713	662
10-14	1.349	695	654
15-19	1.343	692	651
20-24	1.312	681	631
25-29	1.230	623	607
30-34	1.144	569	575
35-39	979	494	485
40-44	925	462	463
45-49	967	483	484
50-54	830	408	422
55-59	614	309	305
60-64	487	244	243
65-69	357	172	185
70-74	269	124	145
75-79	226	100	126
80 Y MÁS	227	102	125

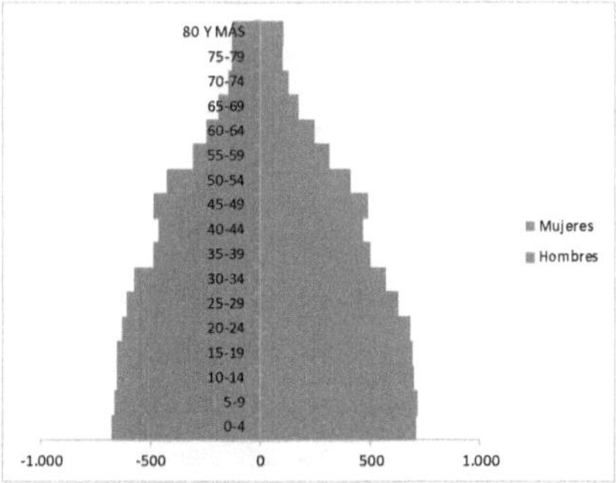

10.5.12 Ponedera

Ilustración 17. Pirámide poblacional 2013 - Ponedera

PONEDERA

Grupos de edad	2013		
	Total	Hombres	Mujeres
Total	21.584	11.201	10.383
0-4	2.349	1.200	1.149
5-9	2.322	1.194	1.128
10-14	2.196	1.132	1.064
15-19	2.068	1.077	991
20-24	2.001	1.058	943
25-29	1.727	916	811
30-34	1.337	705	632
35-39	1.204	625	579
40-44	1.192	620	572
45-49	1.156	597	559
50-54	1.000	519	481
55-59	758	397	361
60-64	672	361	311
65-69	538	286	252
70-74	403	206	197
75-79	335	161	174
80 Y MÁS	326	147	179

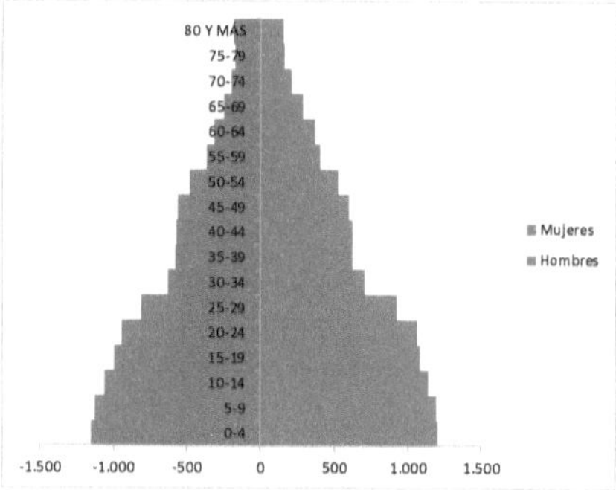

10.5.13 Puerto Colombia

Ilustración 18. Pirámide poblacional 2013 – Puerto Colombia

PUERTO COLOMBIA

Grupos de edad	2013		
	Total	Hombres	Mujeres
Total	27.309	13.852	13.457
0-4	2.226	1.154	1.072
5-9	2.243	1.182	1.061
10-14	2.385	1.277	1.108
15-19	2.453	1.320	1.133
20-24	2.381	1.261	1.120
25-29	2.235	1.144	1.091
30-34	2.069	1.029	1.040
35-39	1.802	864	938
40-44	1.782	847	935
45-49	1.990	968	1.022
50-54	1.701	847	854
55-59	1.234	623	611
60-64	976	477	499
65-69	690	330	360
70-74	442	209	233
75-79	335	157	178
80 Y MÁS	365	163	202

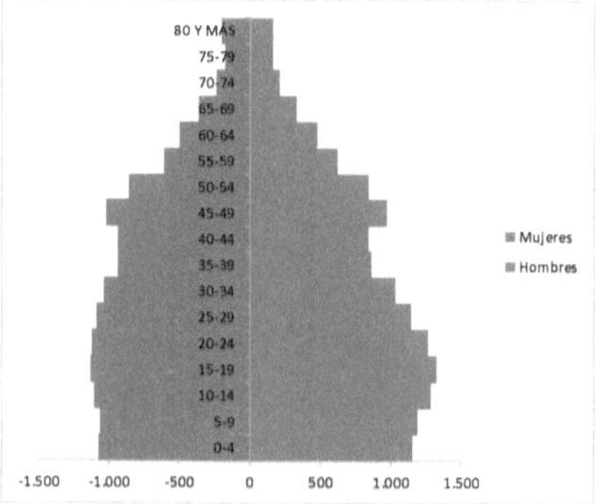

10.5.14 Repelón

Ilustración 19. Pirámide poblacional 2013 - Repelón

REPELÓN

Grupos de edad	2013		
	Total	Hombres	Mujeres
Total	**25.420**	**13.020**	**12.400**
0-4	2.863	1.458	1.405
5-9	2.733	1.392	1.341
10-14	2.584	1.311	1.273
15-19	2.499	1.276	1.223
20-24	2.458	1.268	1.190
25-29	2.110	1.092	1.018
30-34	1.630	843	787
35-39	1.421	729	692
40-44	1.380	711	669
45-49	1.317	670	647
50-54	1.117	569	548
55-59	839	434	405
60-64	732	392	340
65-69	585	314	271
70-74	440	227	213
75-79	362	175	187
80 Y MÁS	350	159	191

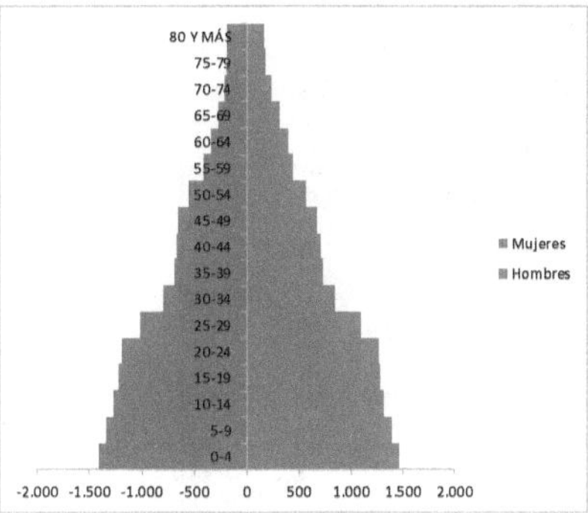

10.5.15 Sabangrande

Ilustración 20. Pirámide poblacional 2013 - Sabanagrande

SABANAGRANDE

Grupos de edad	2013		
	Total	Hombres	Mujeres
Total	**30.362**	**15.646**	**14.716**
0-4	2.751	1.397	1.354
5-9	2.663	1.350	1.313
10-14	2.849	1.464	1.385
15-19	2.887	1.523	1.364
20-24	2.744	1.467	1.277
25-29	2.611	1.380	1.231
30-34	2.417	1.254	1.163
35-39	2.056	1.053	1.003
40-44	1.870	964	906
45-49	1.897	995	902
50-54	1.635	857	778
55-59	1.205	619	586
60-64	922	463	459
65-69	674	328	346
70-74	441	209	232
75-79	352	157	195
80 Y MÁS	388	166	222

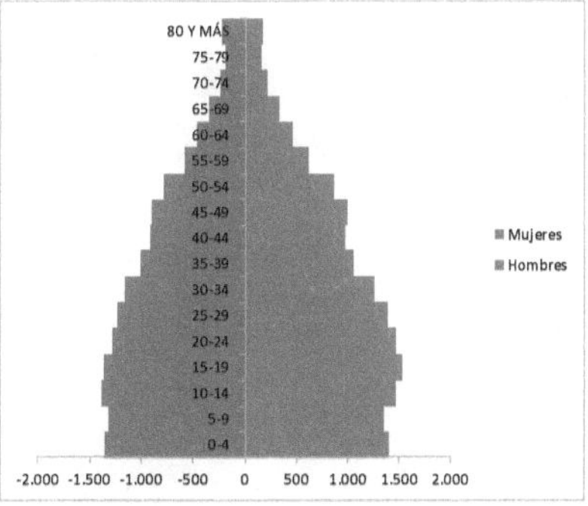

10.5.16 Sabanalarga

Ilustración 21. Pirámide poblacional 2013 - Sabanalarga

SABANALARGA

Grupos de edad	2013		
	Total	Hombres	Mujeres
Total	95.966	48.798	47.168
0-4	9.846	5.052	4.794
5-9	9.987	5.157	4.830
10-14	9.352	4.835	4.517
15-19	8.733	4.498	4.235
20-24	8.418	4.307	4.111
25-29	7.448	3.773	3.675
30-34	6.426	3.209	3.217
35-39	5.658	2.804	2.854
40-44	5.441	2.712	2.729
45-49	5.462	2.775	2.687
50-54	4.709	2.430	2.279
55-59	3.992	2.061	1.931
60-64	3.395	1.732	1.663
65-69	2.396	1.192	1.204
70-74	1.813	888	925
75-79	1.494	716	778
80 Y MÁS	1.396	657	739

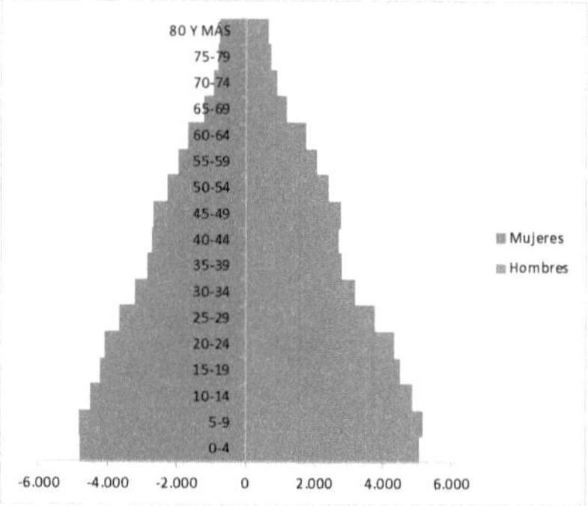

10.5.17 Santa Lucía

Ilustración 22. Pirámide poblacional 2013 – Santa Lucía

SANTA LUCÍA

Grupos de edad	2013		
	Total	Hombres	Mujeres
Total	11.778	6.014	5.764
0-4	1.211	618	593
5-9	1.257	643	614
10-14	1.283	656	627
15-19	1.194	620	574
20-24	1.110	585	525
25-29	940	498	442
30-34	754	395	359
35-39	715	364	351
40-44	647	326	321
45-49	598	304	294
50-54	482	246	236
55-59	331	167	164
60-64	315	155	160
65-69	254	120	134
70-74	221	102	119
75-79	237	110	127
80 Y MÁS	229	105	124

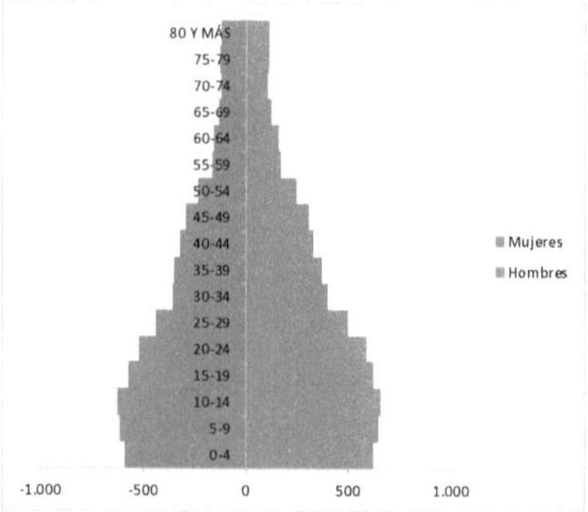

10.5.18 Santo Tomás

Ilustración 23. Pirámide poblacional 2013 – Santo Tomás

SANTO TOMÁS

Grupos de edad	2013		
	Total	Hombres	Mujeres
Total	25.067	12.578	12.489
0-4	2.102	1.073	1.029
5-9	2.067	1.052	1.015
10-14	2.241	1.137	1.104
15-19	2.290	1.165	1.125
20-24	2.233	1.139	1.094
25-29	2.110	1.081	1.029
30-34	1.881	964	917
35-39	1.619	818	801
40-44	1.508	757	751
45-49	1.614	802	812
50-54	1.470	738	732
55-59	1.168	584	584
60-64	868	429	439
65-69	619	292	327
70-74	468	206	262
75-79	378	160	218
80 Y MÁS	431	181	250

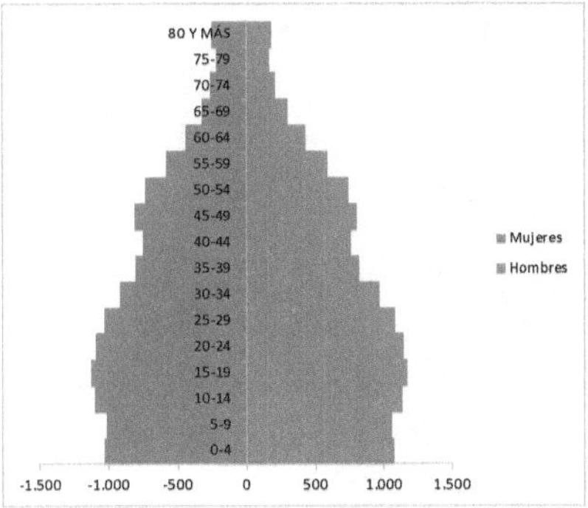

10.5.19 Soledad

Ilustración 24. Pirámide poblacional 2013 - Soledad

SOLEDAD

Grupos de edad	2013		
	Total	Hombres	Mujeres
Total	582.774	288.281	294.493
0-4	55.182	28.211	26.971
5-9	55.728	28.394	27.334
10-14	56.075	28.593	27.482
15-19	54.610	27.824	26.786
20-24	52.716	26.913	25.803
25-29	50.232	25.218	25.014
30-34	45.670	22.151	23.519
35-39	39.450	19.069	20.381
40-44	36.654	17.495	19.159
45-49	36.699	17.453	19.246
50-54	31.515	15.186	16.329
55-59	23.020	11.065	11.955
60-64	16.179	7.764	8.415
65-69	11.276	5.344	5.932
70-74	7.339	3.331	4.008
75-79	5.546	2.387	3.159
80 Y MÁS	4.883	1.883	3.000

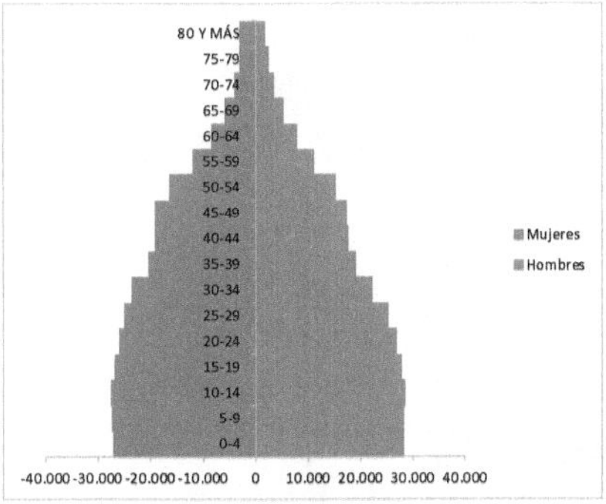

10.5.20 Suan

Ilustración 25. Pirámide poblacional 2013 - Suan

SUAN

Grupos de edad	2013		
	Total	Hombres	Mujeres
Total	8.954	4.601	4.353
0-4	782	403	379
5-9	770	393	377
10-14	862	444	418
15-19	873	455	418
20-24	873	456	417
25-29	784	405	379
30-34	636	329	307
35-39	578	301	277
40-44	530	280	250
45-49	566	301	265
50-54	482	251	231
55-59	334	168	166
60-64	278	132	146
65-69	218	102	116
70-74	138	65	73
75-79	124	58	66
80 Y MÁS	126	58	68

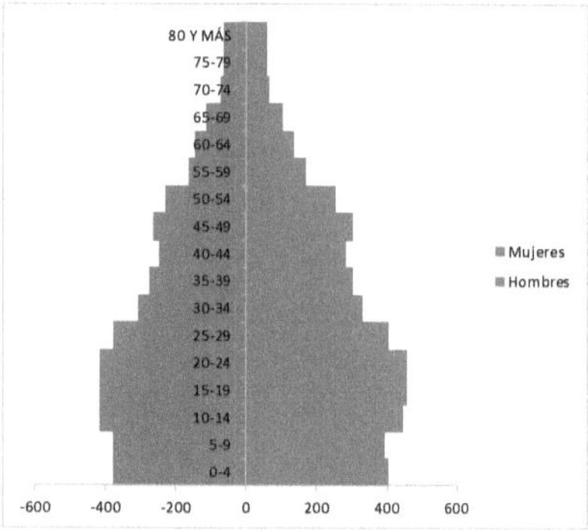

10.5.21 Tubará

Ilustración 26. Pirámide poblacional 2013 - Tubará

TUBARÁ

Grupos de edad	2013		
	Total	Hombres	Mujeres
Total	11.014	5.865	5.149
0-4	999	512	487
5-9	970	503	467
10-14	982	513	469
15-19	960	506	454
20-24	942	502	440
25-29	906	485	421
30-34	830	443	387
35-39	756	405	351
40-44	724	395	329
45-49	688	385	303
50-54	586	326	260
55-59	469	253	216
60-64	364	193	171
65-69	284	151	133
70-74	207	112	95
75-79	156	83	73
80 Y MÁS	191	98	93

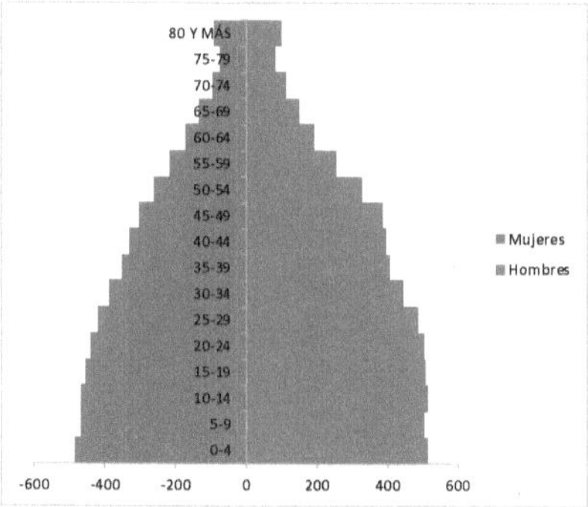

10.5.22 Usiacurí

Ilustración 27. Pirámide poblacional 2013 - Usiacurí

USIACURÍ

Grupos de edad	2013		
	Total	Hombres	Mujeres
Total	9.292	4.834	4.458
0-4	890	454	436
5-9	888	455	433
10-14	831	429	402
15-19	808	425	383
20-24	807	423	384
25-29	732	379	353
30-34	694	357	337
35-39	630	321	309
40-44	563	292	271
45-49	569	299	270
50-54	482	262	220
55-59	384	211	173
60-64	303	166	137
65-69	219	116	103
70-74	175	89	86
75-79	156	77	79
80 Y MÁS	161	79	82

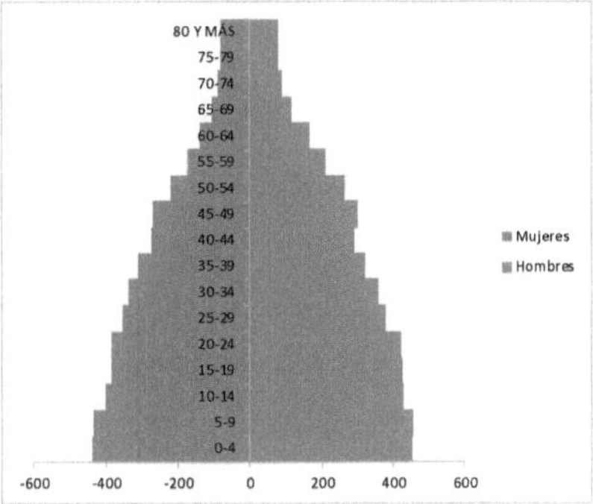

10.6 ANEXO 6. MAPAS DE LOS MUNICIPIOS CON SU MALLA VIAL

10.6.1 División político administrativa

Mapa 7 División político administrativa del Departamento del Atlántico

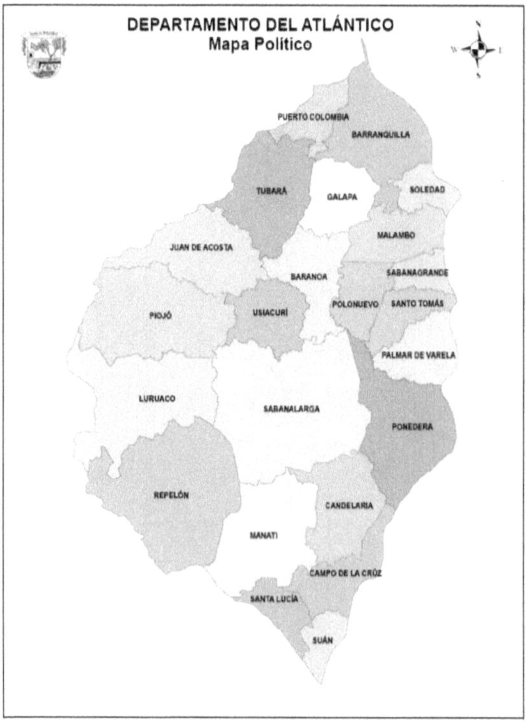

10.6.2 Mapa de Baranoa

Mapa 8 Baranoa

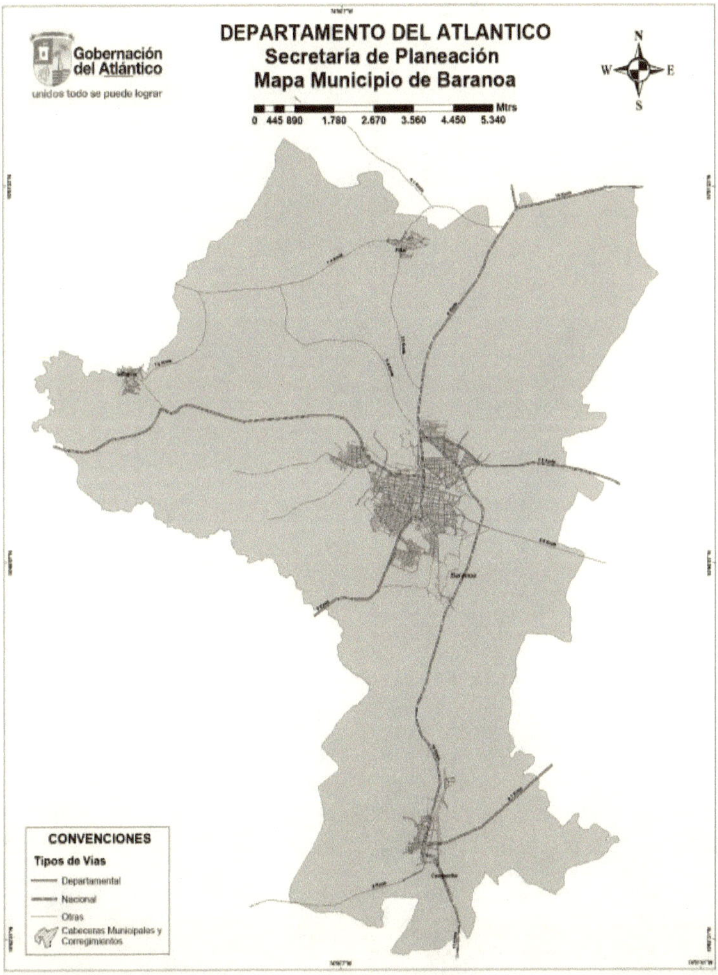

10.6.3 Mapa de Campo de la Cruz

Mapa 9 Campo de la Cruz

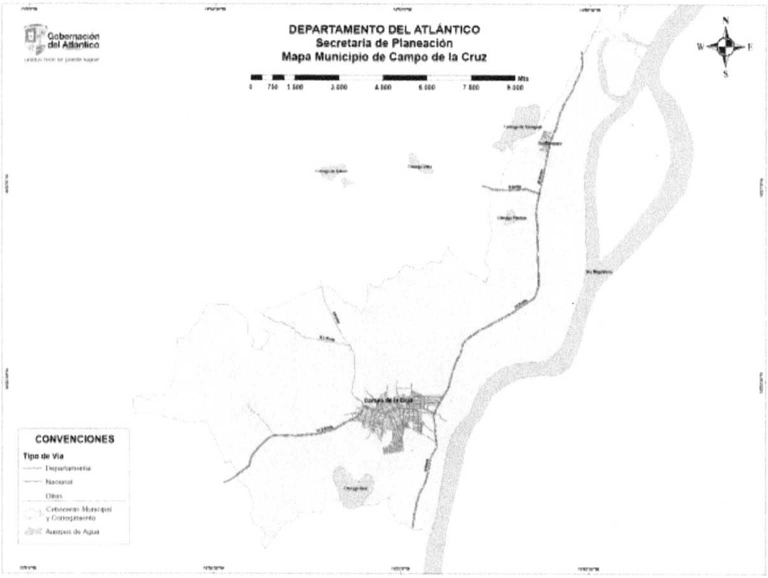

10.6.4 Mapa de Candelaria

Mapa 10 Candelaria

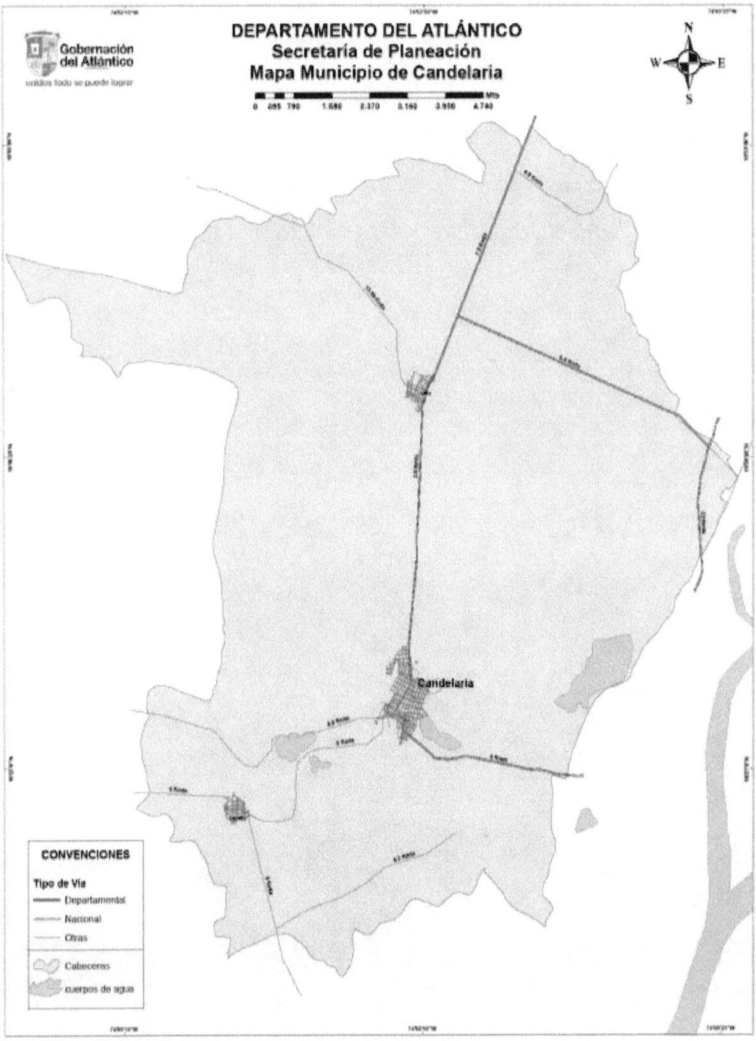

10.6.5 Mapa de Galapa

Mapa 11 Galapa

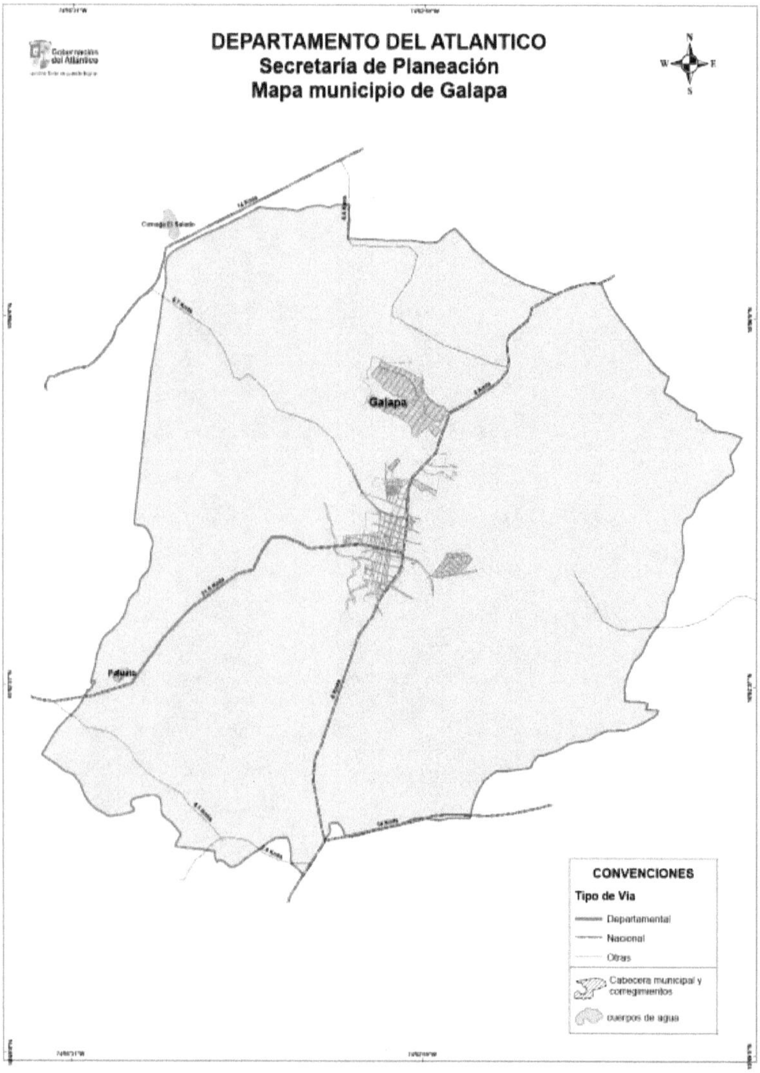

10.6.6 Mapa de Juan de Acosta

Mapa 12 Juan de Acosta

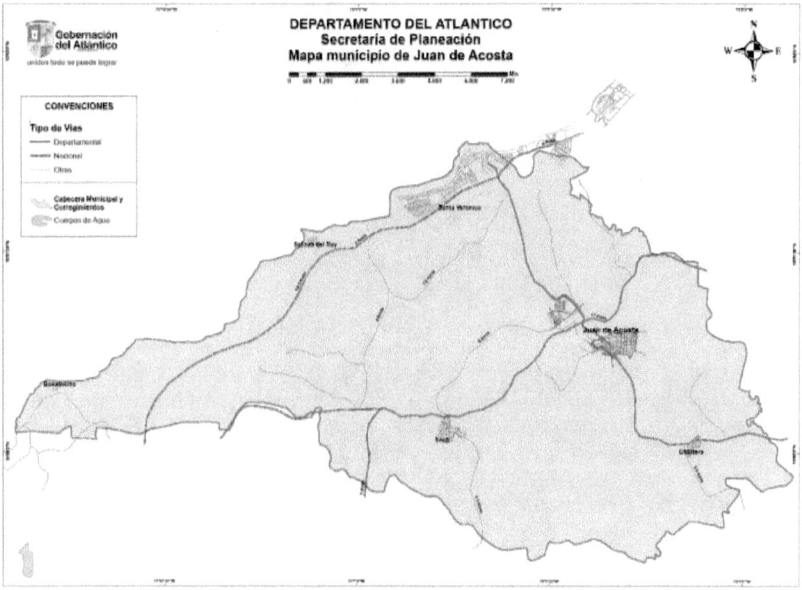

10.6.7 Mapa de Luruaco

Mapa 13 Luruaco

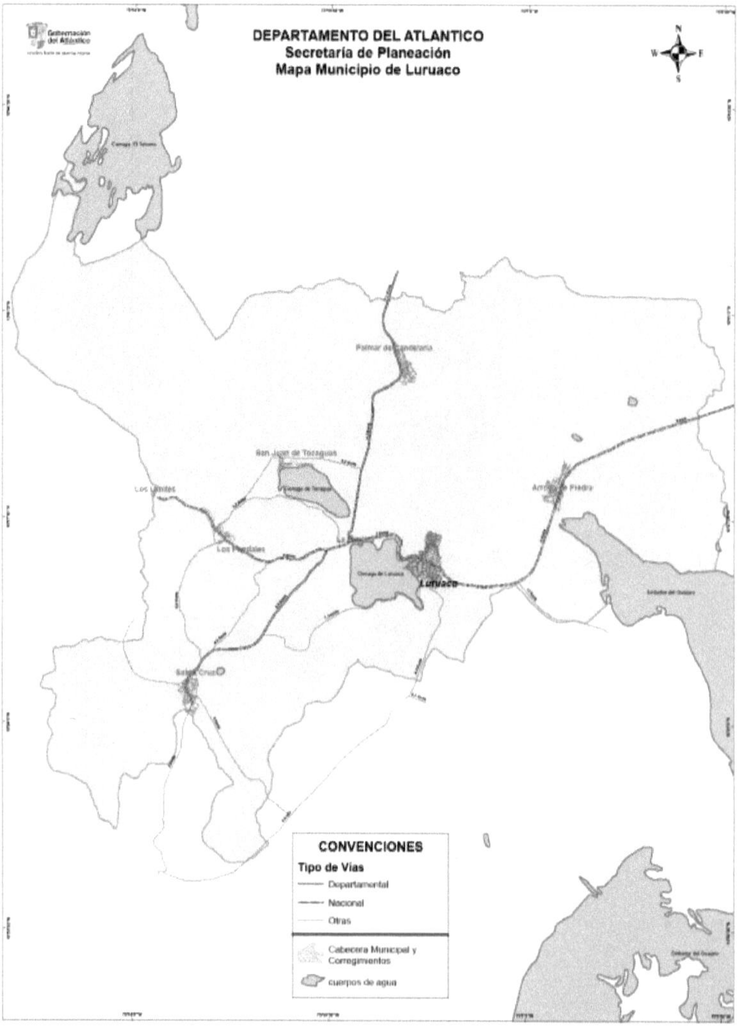

10.6.8 Mapa de Malambo

Mapa 14 Malambo

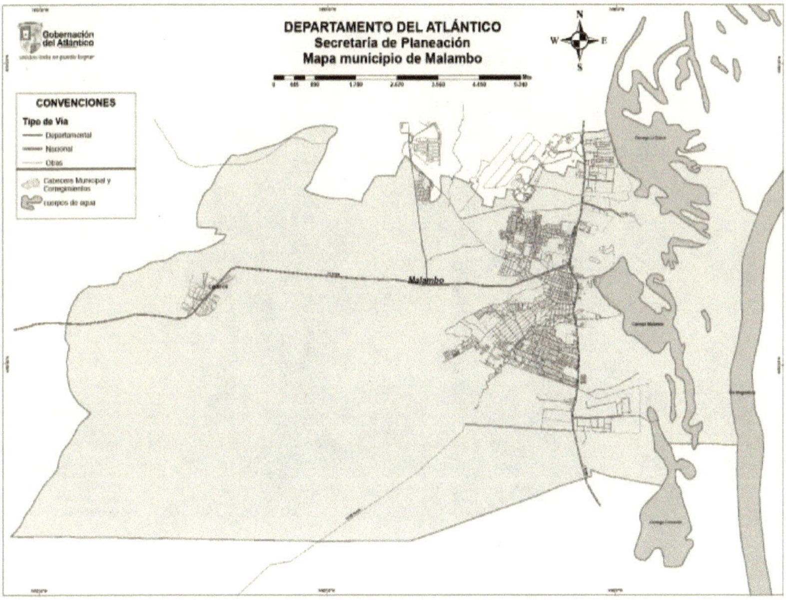

10.6.9 Mapa de Manatí

Mapa 15 Manatí

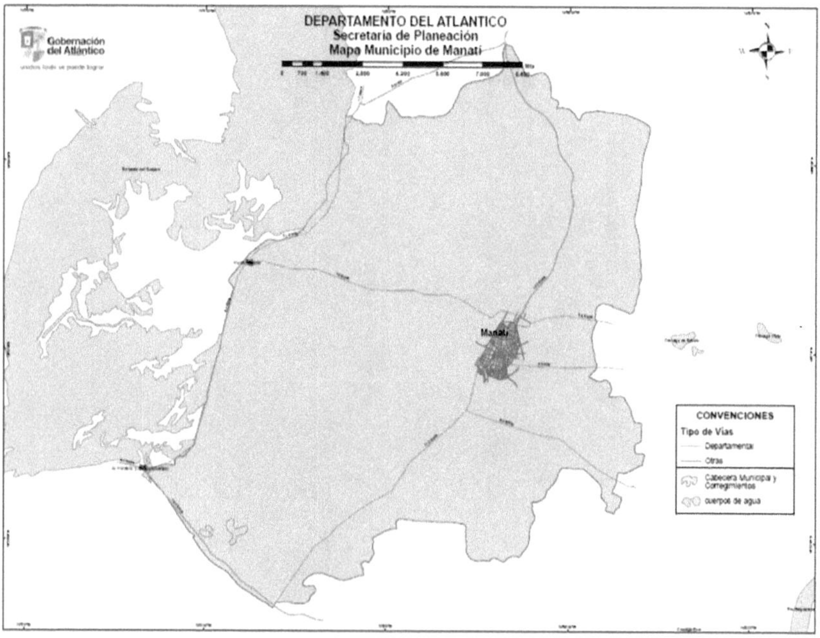

10.6.10 Mapa de Palmar de Varela

Mapa 16 Palmar de Varela

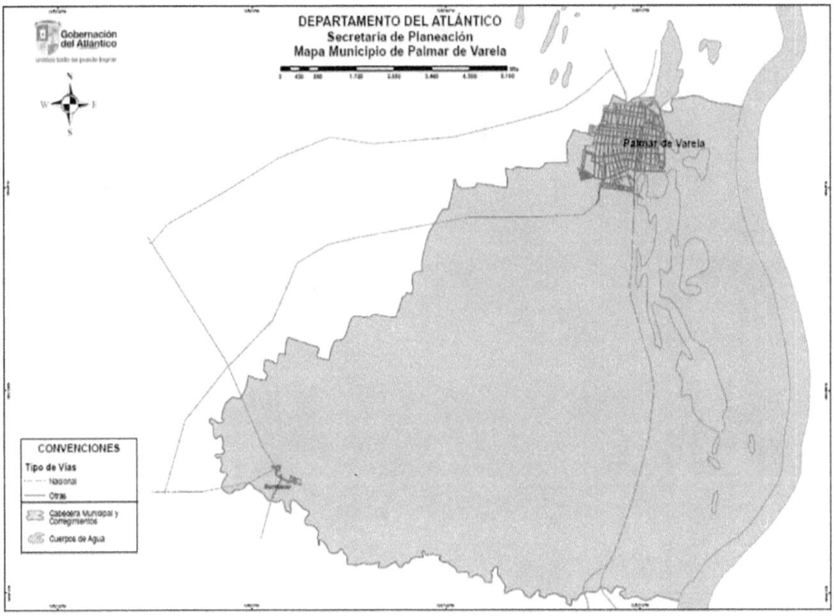

10.6.11 Mapa de Piojó

Mapa 17 Piojó

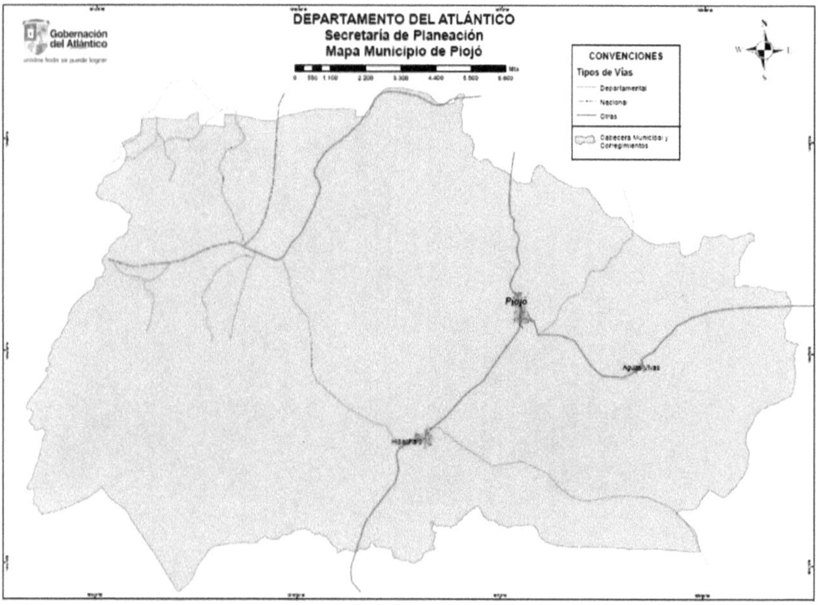

10.6.12 Mapa de Polonuevo

Mapa 18 Polonuevo

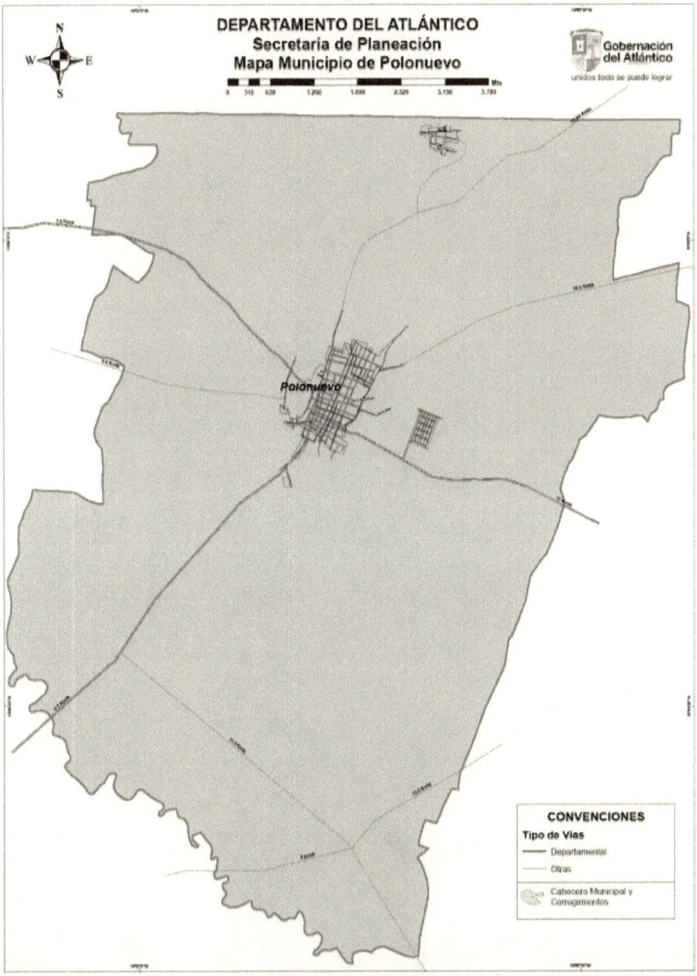

10.6.13 Mapa de Ponedera

Mapa 19 Mapa de Ponedera

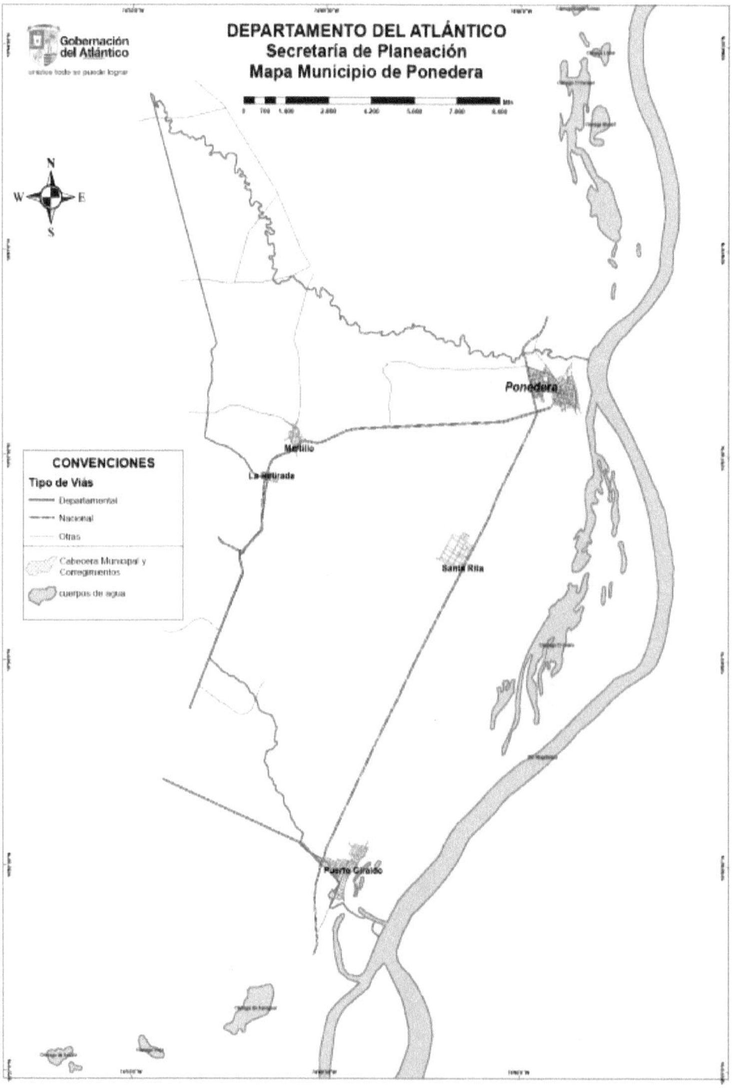

10.6.14 Mapa de Puerto Colombia

Mapa 20 Puerto Colombia

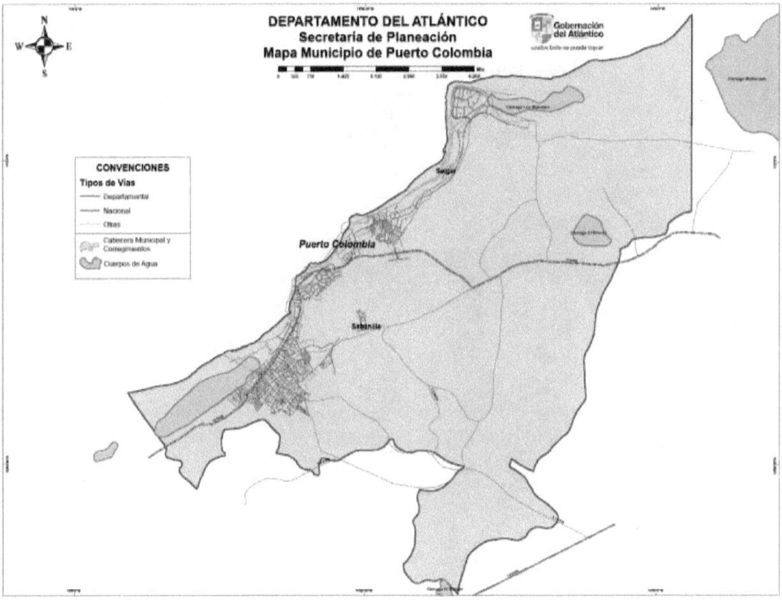

10.6.15 Mapa de Repelón

Mapa 21 Repelón

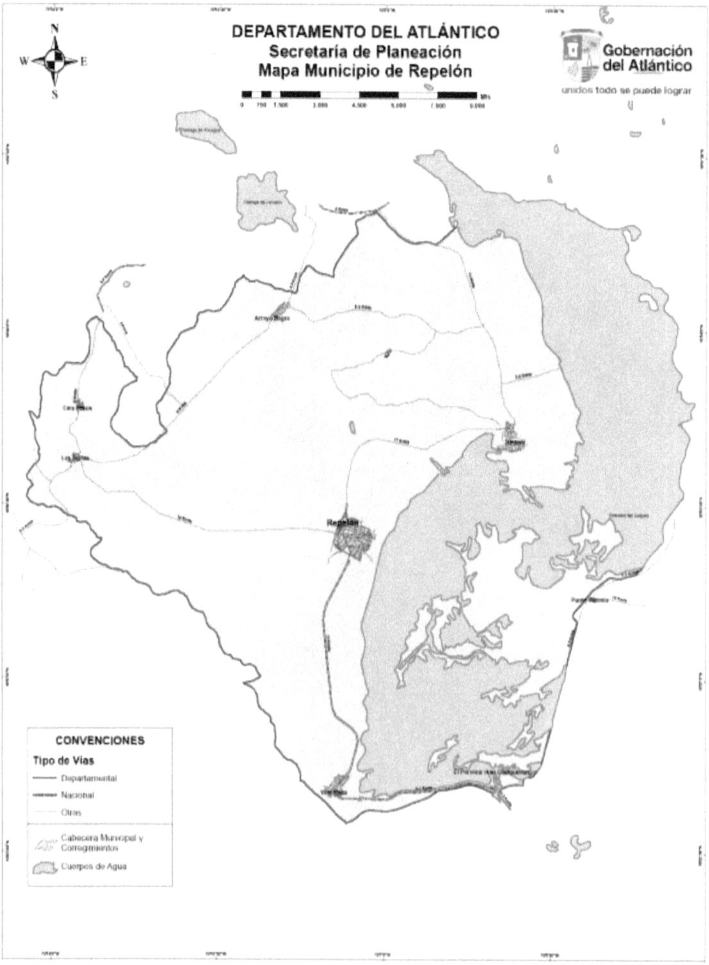

10.6.16 Mapa de Sabanalarga

Mapa 22 Sabanalarga

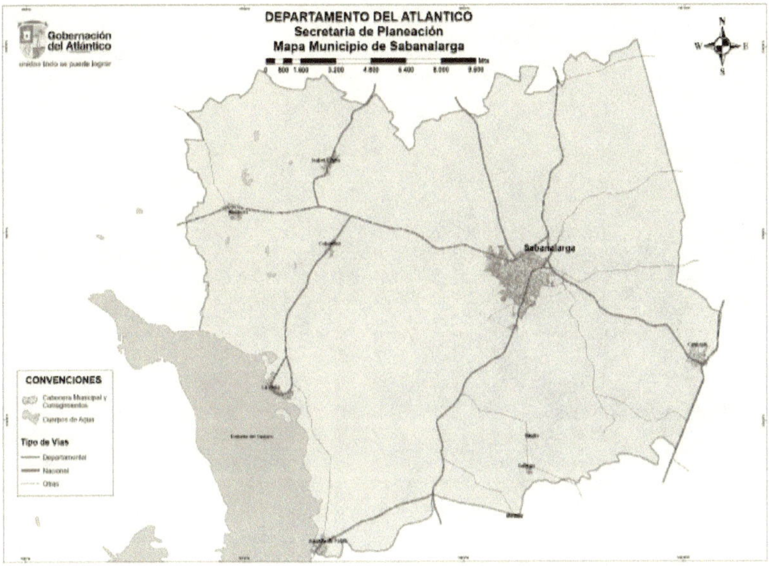

10.6.17 Mapa de Santa Lucía

Mapa 23 Santa Lucía

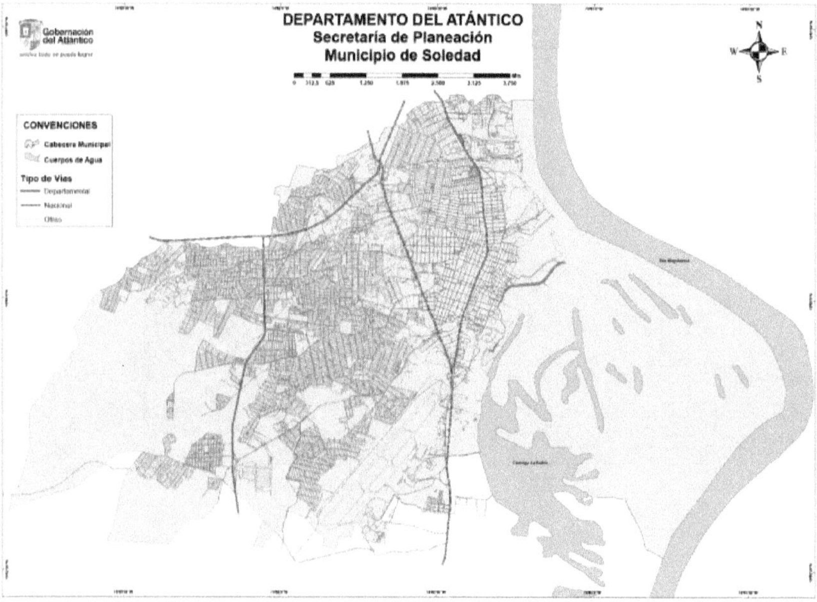

10.6.18 Mapa de Santo Tomás

Mapa 24 Santo Tomás

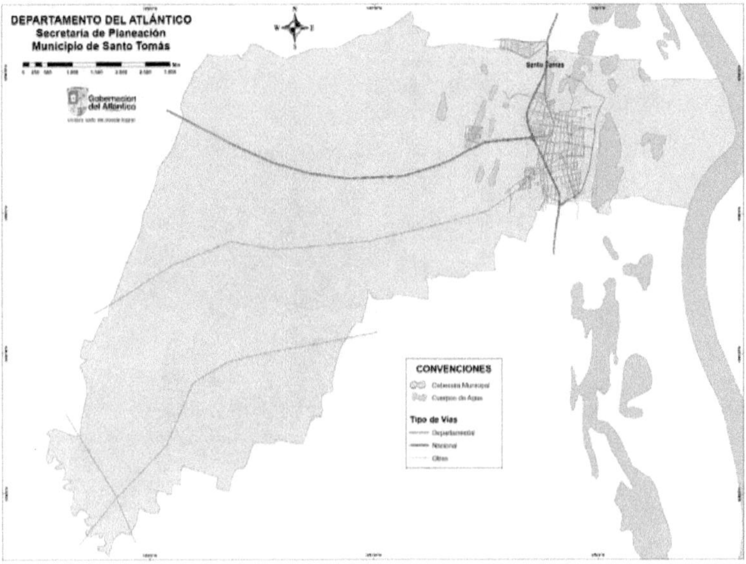

10.6.19 Mapa de Sabanagrande

Mapa 25 Sabanagrande

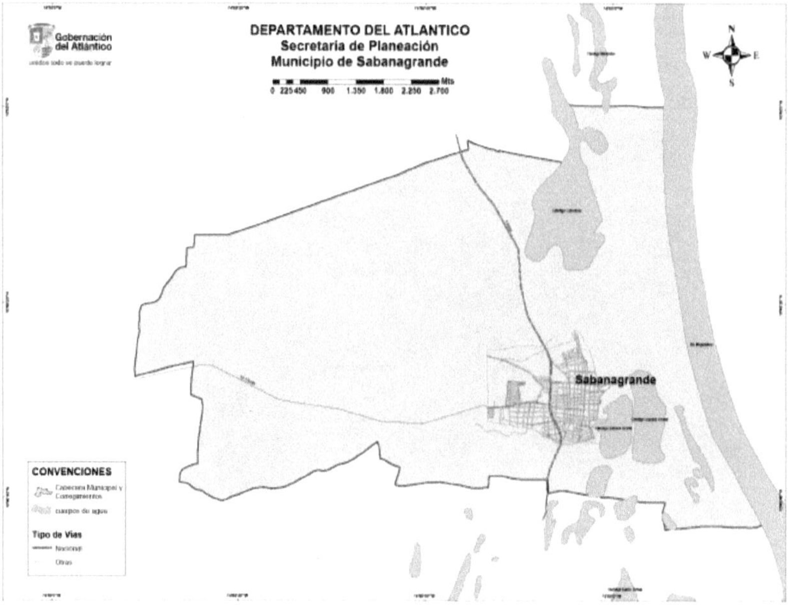

10.6.20 Mapa de Soledad

Mapa 26 Soledad

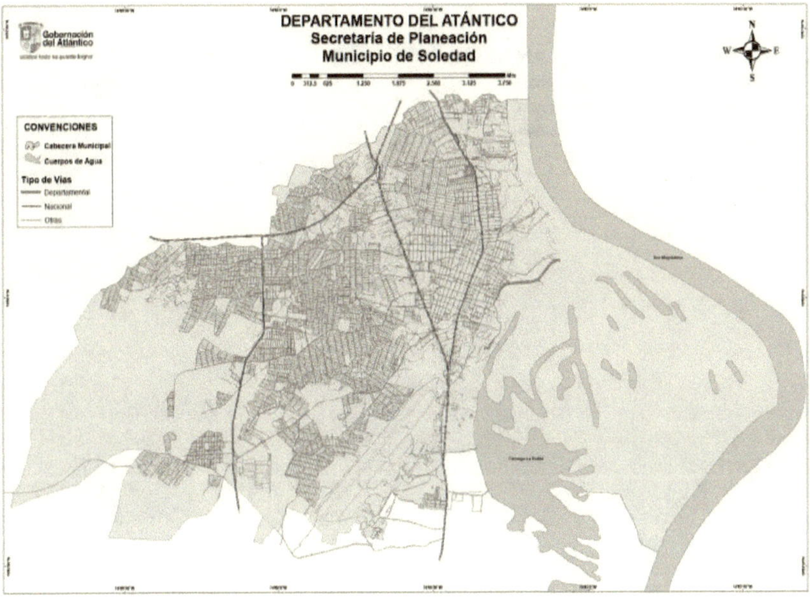

10.6.21 Mapa de Suan

Mapa 27 Suan

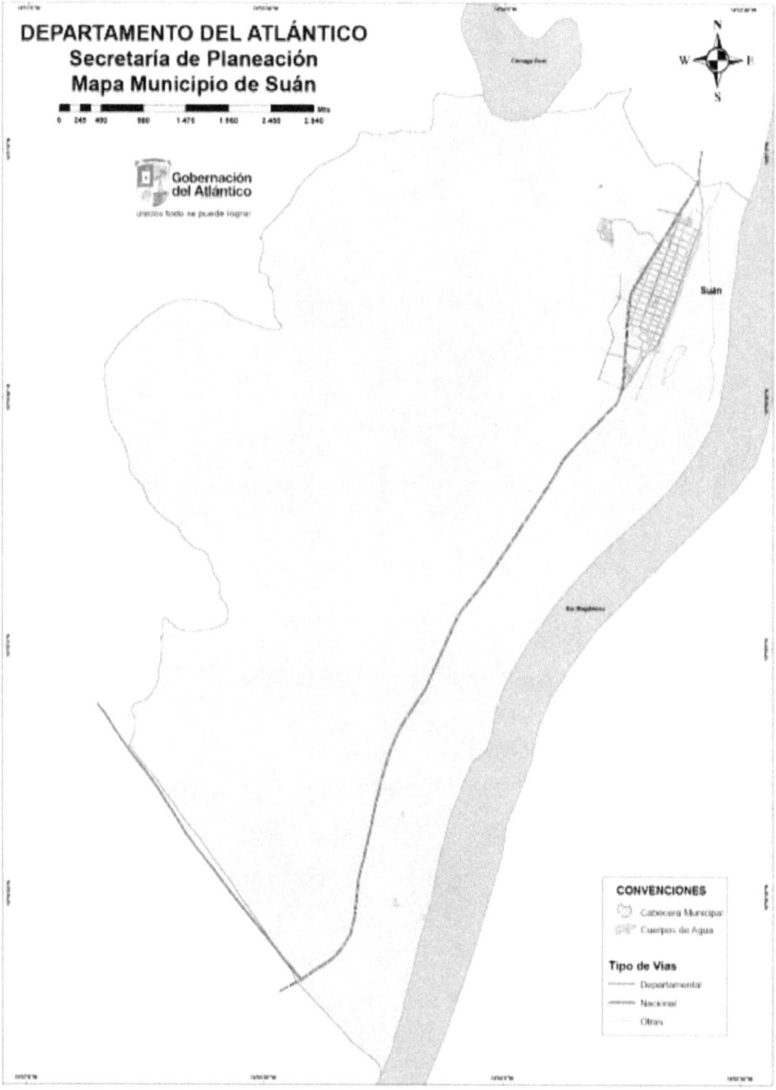

10.6.22 Mapa de Tubará

Mapa 28 Tubará

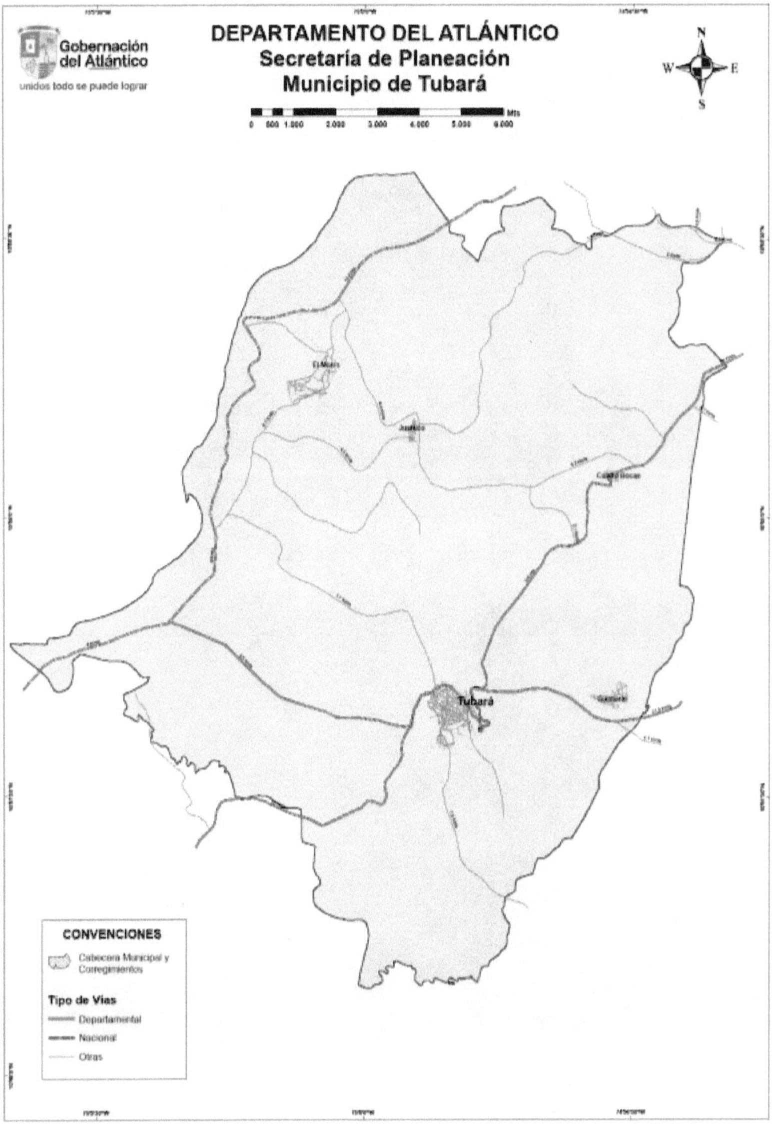

10.6.23 Mapa de Usiacurí

Mapa 29 Usiacurí

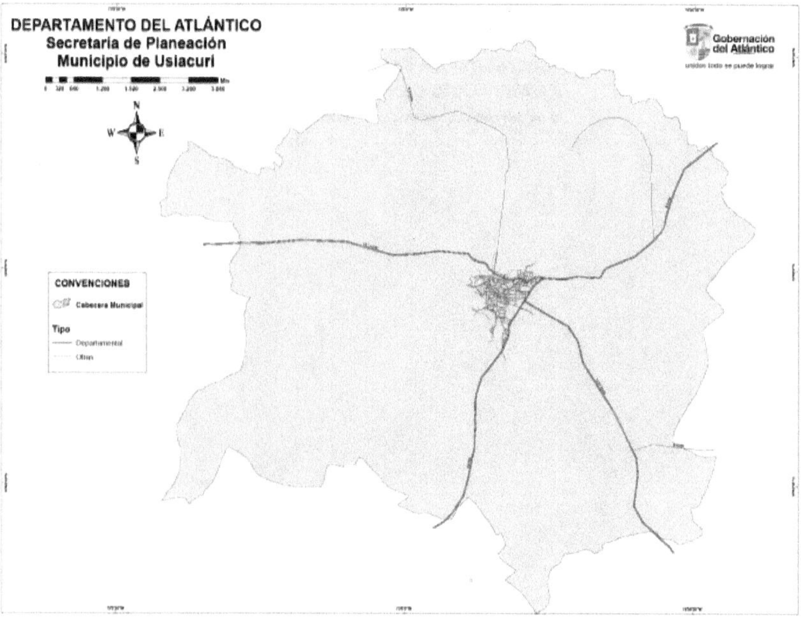

10.7 MORBILIDAD 2012 SISPRO

Tabla 106 Primeras 10 causas de enfermar por consulta externa (año 2012) Baranoa

No.	Causa (lista CIE-X, categoría de tres dígitos) Baranoa	Total	% Participación
1	C21 - FACTORES QUE INFLUYEN EN EL ESTADO DE SALUD Y CONTACTO CON LOS SERVICIOS DE SALUD	2.152	16,5%
2	C11 - ENFERMEDADES DEL SISTEMA DIGESTIVO	1.745	13,4%
3	C18 - SÍNTOMAS, SIGNOS Y HALLAZGOS ANORMALES CLÍNICOS Y DE LABORATORIO, NO CLASIFICADOS EN OTRA PARTE	1.355	10,4%
4	C14 - ENFERMEDADES DEL SISTEMA GENITOURINARIO	1.165	9,0%
5	C09 - ENFERMEDADES DEL SISTEMA CIRCULATORIO	1.148	8,8%
6	C13 - ENFERMEDADES DEL SISTEMA OSTEO-MUSCULAR Y DEL TEJIDO CONJUNTIVO	1.026	7,9%
7	C10 - ENFERMEDADES DEL SISTEMA RESPIRATORIO	1.011	7,8%
8	C01 - CIERTAS ENFERMEDADES INFECCIOSAS Y PARASITARIAS	688	5,3%
9	C04 - ENFERMEDADES ENDOCRINAS, NUTRICIONALES Y METABÓLICAS	611	4,7%
10	C12 - ENFERMEDADES DE LA PIEL Y DEL TEJIDO SUBCUTÁNEO	468	3,6%
RESTO DE CAUSAS		1.636	12,6%
TOTAL		13.005	100,0%

Tabla 107 Primeras 10 causas de enfermar por consulta externa (año 2012) Candelaria

No.	Causa (lista CIE-X, categoría de tres dígitos) Candelaria	Total	% Participación
1	C21 - FACTORES QUE INFLUYEN EN EL ESTADO DE SALUD Y CONTACTO CON LOS SERVICIOS DE SALUD	591	30,5%
2	C18 - SÍNTOMAS, SIGNOS Y HALLAZGOS ANORMALES CLÍNICOS Y DE LABORATORIO, NO CLASIFICADOS EN OTRA PARTE	266	13,7%
3	C14 - ENFERMEDADES DEL SISTEMA GENITOURINARIO	194	10,0%
4	C09 - ENFERMEDADES DEL SISTEMA CIRCULATORIO	161	8,3%
5	C13 - ENFERMEDADES DEL SISTEMA OSTEO-MUSCULAR Y DEL TEJIDO CONJUNTIVO	119	6,1%
6	C01 - CIERTAS ENFERMEDADES INFECCIOSAS Y PARASITARIAS	106	5,5%
7	C11 - ENFERMEDADES DEL SISTEMA DIGESTIVO	102	5,3%
8	C10 - ENFERMEDADES DEL SISTEMA RESPIRATORIO	94	4,9%
9	C07 - ENFERMEDADES DEL OJO Y SUS ANEXOS	69	3,6%
10	C06 - ENFERMEDADES DEL SISTEMA NERVIOSO	55	2,8%
RESTO DE CAUSAS		178	9,2%
TOTAL		1.935	100,0%

Tabla 108 Primeras 10 causas de enfermar por consulta externa (año 2012) Juan de Acosta

No.	Causa (lista CIE-X, categoría de tres dígitos) Juan de Acosta	Total	% Participación
1	C21 - FACTORES QUE INFLUYEN EN EL ESTADO DE SALUD Y CONTACTO CON LOS SERVICIOS DE SALUD	641	22,1%
2	C18 - SÍNTOMAS, SIGNOS Y HALLAZGOS ANORMALES CLÍNICOS Y DE LABORATORIO, NO CLASIFICADOS EN OTRA PARTE	334	11,5%
3	C14 - ENFERMEDADES DEL SISTEMA GENITOURINARIO	295	10,2%
4	C10 - ENFERMEDADES DEL SISTEMA RESPIRATORIO	271	9,4%
5	C11 - ENFERMEDADES DEL SISTEMA DIGESTIVO	259	8,9%
6	C13 - ENFERMEDADES DEL SISTEMA OSTEO-MUSCULAR Y DEL TEJIDO CONJUNTIVO	253	8,7%
7	C01 - CIERTAS ENFERMEDADES INFECCIOSAS Y PARASITARIAS	156	5,4%
8	C09 - ENFERMEDADES DEL SISTEMA CIRCULATORIO	134	4,6%
9	C12 - ENFERMEDADES DE LA PIEL Y DEL TEJIDO SUBCUTÁNEO	109	3,8%
10	C04 - ENFERMEDADES ENDOCRINAS, NUTRICIONALES Y METABÓLICAS	86	3,0%
RESTO DE CAUSAS	OTRAS CAUSAS	359	12,4%
TOTAL		2.897	100,0%

Tabla 109 Primeras 10 causas de enfermar por consulta externa (año 2012) Malambo

No.	Causa (lista CIE-X, categoría de tres dígitos) Malambo	Total	% Participación
1	C21 - FACTORES QUE INFLUYEN EN EL ESTADO DE SALUD Y CONTACTO CON LOS	4.431	15,8%

	SERVICIOS DE SALUD		
2	C18 - SÍNTOMAS, SIGNOS Y HALLAZGOS ANORMALES CLÍNICOS Y DE LABORATORIO, NO CLASIFICADOS EN OTRA PARTE	3.292	11,7%
3	C11 - ENFERMEDADES DEL SISTEMA DIGESTIVO	2.805	10,0%
4	C14 - ENFERMEDADES DEL SISTEMA GENITOURINARIO	2.551	9,1%
5	C10 - ENFERMEDADES DEL SISTEMA RESPIRATORIO	2.500	8,9%
6	C13 - ENFERMEDADES DEL SISTEMA OSTEO-MUSCULAR Y DEL TEJIDO CONJUNTIVO	2.333	8,3%
7	C09 - ENFERMEDADES DEL SISTEMA CIRCULATORIO	2.287	8,2%
8	C01 - CIERTAS ENFERMEDADES INFECCIOSAS Y PARASITARIAS	1.732	6,2%
9	C04 - ENFERMEDADES ENDOCRINAS, NUTRICIONALES Y METABÓLICAS	1.305	4,7%
10	C12 - ENFERMEDADES DE LA PIEL Y DEL TEJIDO SUBCUTÁNEO	1.105	3,9%
RESTO DE CAUSAS	OTRAS CAUSAS	3.697	13,2%
TOTAL		**28.038**	**100,0%**

Tabla 110 Primeras 10 causas de enfermar por consulta externa (año 2012) Palmar de Varela

No.	Causa (lista CIE-X, categoría de tres dígitos) Palmar de Varela	Total	% Participación
1	C21 - FACTORES QUE INFLUYEN EN EL ESTADO DE SALUD Y CONTACTO CON LOS SERVICIOS DE SALUD	579	13,1%
2	C18 - SÍNTOMAS, SIGNOS Y HALLAZGOS ANORMALES CLÍNICOS Y DE LABORATORIO, NO CLASIFICADOS EN OTRA PARTE	547	12,4%
3	C11 - ENFERMEDADES DEL SISTEMA DIGESTIVO	496	11,2%
4	C09 - ENFERMEDADES DEL SISTEMA CIRCULATORIO	495	11,2%
5	C14 - ENFERMEDADES DEL SISTEMA GENITOURINARIO	442	10,0%
6	C10 - ENFERMEDADES DEL SISTEMA RESPIRATORIO	375	8,5%
7	C13 - ENFERMEDADES DEL SISTEMA OSTEO-MUSCULAR Y DEL TEJIDO CONJUNTIVO	355	8,0%
8	C01 - CIERTAS ENFERMEDADES INFECCIOSAS Y PARASITARIAS	212	4,8%
9	C04 - ENFERMEDADES ENDOCRINAS, NUTRICIONALES Y METABÓLICAS	204	4,6%
10	C12 - ENFERMEDADES DE LA PIEL Y DEL TEJIDO SUBCUTÁNEO	143	3,2%
	OTRAS CAUSAS	580	13,1%
TOTAL		**4.428**	**100,0%**

Tabla 111 Primeras 10 causas de enfermar por consulta externa (año 2012) Polonuevo

No.	Causa (lista CIE-X, categoría de tres dígitos) Polonuevo	Total	% Participación
1	C21 - FACTORES QUE INFLUYEN EN EL ESTADO DE SALUD Y CONTACTO CON LOS SERVICIOS DE SALUD	711	24,2%
2	C18 - SÍNTOMAS, SIGNOS Y HALLAZGOS ANORMALES CLÍNICOS Y DE LABORATORIO, NO CLASIFICADOS EN OTRA PARTE	345	11,7%
3	C14 - ENFERMEDADES DEL SISTEMA GENITOURINARIO	262	8,9%
4	C13 - ENFERMEDADES DEL SISTEMA OSTEO-MUSCULAR Y DEL TEJIDO CONJUNTIVO	227	7,7%
5	C10 - ENFERMEDADES DEL SISTEMA RESPIRATORIO	218	7,4%
6	C11 - ENFERMEDADES DEL SISTEMA DIGESTIVO	204	6,9%
7	C09 - ENFERMEDADES DEL SISTEMA CIRCULATORIO	173	5,9%
8	C01 - CIERTAS ENFERMEDADES INFECCIOSAS Y PARASITARIAS	161	5,5%
9	C19 - TRAUMATISMOS, ENVENENAMIENTOS Y ALGUNAS OTRAS CONSECUENCIAS DE CAUSA EXTERNAS	120	4,1%
10	C04 - ENFERMEDADES ENDOCRINAS, NUTRICIONALES Y METABÓLICAS	104	3,5%
RESTO DE CAUSAS	OTRAS CAUSAS	414	14,1%
TOTAL		**2.939**	**100,0%**

Tabla 112 Primeras 10 causas de enfermar por consulta externa (año 2012) Puerto Colombia

No.	Causa (lista CIE-X, categoría de tres dígitos) Puerto colombia	Total	% Participación
1	C21 - FACTORES QUE INFLUYEN EN EL ESTADO DE SALUD Y CONTACTO CON LOS SERVICIOS DE SALUD	837	14,7%
2	C18 - SÍNTOMAS, SIGNOS Y HALLAZGOS ANORMALES CLÍNICOS Y DE LABORATORIO, NO CLASIFICADOS EN OTRA PARTE	686	12,1%
3	C11 - ENFERMEDADES DEL SISTEMA DIGESTIVO	594	10,5%
4	C09 - ENFERMEDADES DEL SISTEMA CIRCULATORIO	544	9,6%
5	C14 - ENFERMEDADES DEL SISTEMA GENITOURINARIO	489	8,6%
6	C13 - ENFERMEDADES DEL SISTEMA OSTEO-MUSCULAR Y DEL TEJIDO CONJUNTIVO	471	8,3%
7	C10 - ENFERMEDADES DEL SISTEMA RESPIRATORIO	467	8,2%
8	C01 - CIERTAS ENFERMEDADES INFECCIOSAS Y PARASITARIAS	258	4,5%
9	C04 - ENFERMEDADES ENDOCRINAS, NUTRICIONALES Y METABÓLICAS	242	4,3%
10	C12 - ENFERMEDADES DE LA PIEL Y DEL TEJIDO SUBCUTÁNEO	232	4,1%
RESTO DE CAUSAS		860	15,1%
TOTAL		5.680	100,0%

Tabla 113 Primeras 10 causas de enfermar por consulta externa (año 2012) Sabanagrande

No.	Causa (lista CIE-X, categoría de tres dígitos) Sabanagrande	Total	% Participación
1	C21 - FACTORES QUE INFLUYEN EN EL ESTADO DE SALUD Y CONTACTO CON LOS SERVICIOS DE SALUD	2.031	31,8%
2	C18 - SÍNTOMAS, SIGNOS Y HALLAZGOS ANORMALES CLÍNICOS Y DE LABORATORIO, NO CLASIFICADOS EN OTRA PARTE	782	12,2%
3	C11 - ENFERMEDADES DEL SISTEMA DIGESTIVO	449	7,0%
4	C13 - ENFERMEDADES DEL SISTEMA OSTEO-MUSCULAR Y DEL TEJIDO CONJUNTIVO	438	6,9%
5	C09 - ENFERMEDADES DEL SISTEMA CIRCULATORIO	421	6,6%
6	C10 - ENFERMEDADES DEL SISTEMA RESPIRATORIO	392	6,1%
7	C14 - ENFERMEDADES DEL SISTEMA GENITOURINARIO	381	6,0%
8	C04 - ENFERMEDADES ENDOCRINAS, NUTRICIONALES Y METABÓLICAS	244	3,8%
9	C01 - CIERTAS ENFERMEDADES INFECCIOSAS Y PARASITARIAS	211	3,3%
10	C19 - TRAUMATISMOS, ENVENENAMIENTOS Y ALGUNAS OTRAS CONSECUENCIAS DE CAUSA EXTERNAS	198	3,1%
RESTO DE CAUSAS		839	13,1%
TOTAL		6.386	100,0%

Tabla 114 Primeras 10 causas de enfermar por consulta externa (año 2012) Santa Lucía

No.	Causa (lista CIE-X, categoría de tres dígitos) Santa Lucia	Total	% Participación
1	C21 - FACTORES QUE INFLUYEN EN EL ESTADO DE SALUD Y CONTACTO CON LOS SERVICIOS DE SALUD	87	18,8%
2	C09 - ENFERMEDADES DEL SISTEMA CIRCULATORIO	69	14,9%
3	C18 - SÍNTOMAS, SIGNOS Y HALLAZGOS ANORMALES CLÍNICOS Y DE LABORATORIO, NO CLASIFICADOS EN OTRA PARTE	67	14,5%
4	C10 - ENFERMEDADES DEL SISTEMA RESPIRATORIO	38	8,2%
5	C14 - ENFERMEDADES DEL SISTEMA GENITOURINARIO	37	8,0%
6	C11 - ENFERMEDADES DEL SISTEMA DIGESTIVO	30	6,5%
7	C13 - ENFERMEDADES DEL SISTEMA OSTEO-MUSCULAR Y DEL TEJIDO CONJUNTIVO	30	6,5%
8	C04 - ENFERMEDADES ENDOCRINAS, NUTRICIONALES Y METABÓLICAS	16	3,5%
9	C19 - TRAUMATISMOS, ENVENENAMIENTOS Y ALGUNAS OTRAS CONSECUENCIAS DE CAUSA EXTERNAS	16	3,5%
10	C07 - ENFERMEDADES DEL OJO Y SUS ANEXOS	15	3,2%
RESTO DE CAUSAS		57	12,3%
TOTAL		462	100,0%

Tabla 115 Primeras 10 causas de enfermar por consulta externa (año 2012)

No.	Causa (lista CIE-X, categoría de tres dígitos) Soledad	Total	% Participación
1	C21 - FACTORES QUE INFLUYEN EN EL ESTADO DE SALUD Y CONTACTO CON LOS SERVICIOS DE SALUD	34.455	15,1%
2	C11 - ENFERMEDADES DEL SISTEMA DIGESTIVO	23.501	10,3%
3	C18 - SÍNTOMAS, SIGNOS Y HALLAZGOS ANORMALES CLÍNICOS Y DE LABORATORIO, NO CLASIFICADOS EN OTRA PARTE	23.429	10,3%
4	C14 - ENFERMEDADES DEL SISTEMA GENITOURINARIO	20.625	9,1%
5	C10 - ENFERMEDADES DEL SISTEMA RESPIRATORIO	19.667	8,6%
6	C13 - ENFERMEDADES DEL SISTEMA OSTEO-MUSCULAR Y DEL TEJIDO CONJUNTIVO	19.581	8,6%
7	C09 - ENFERMEDADES DEL SISTEMA CIRCULATORIO	15.984	7,0%
8	C01 - CIERTAS ENFERMEDADES INFECCIOSAS Y PARASITARIAS	14.495	6,4%
9	C04 - ENFERMEDADES ENDOCRINAS, NUTRICIONALES Y METABÓLICAS	10.982	4,8%
10	C12 - ENFERMEDADES DE LA PIEL Y DEL TEJIDO SUBCUTÁNEO	9.539	4,2%
RESTO DE CAUSAS		35.599	15,6%
TOTAL		**227.857**	**100,0%**

Tabla 116 Primeras 10 causas de enfermar por consulta externa (año 2012) Tubará

No.	Causa (lista CIE-X, categoría de tres dígitos) TUBARÁ	Total	% Participación
1	C21 - FACTORES QUE INFLUYEN EN EL ESTADO DE SALUD Y CONTACTO CON LOS SERVICIOS DE SALUD	382	18,1%
2	C09 - ENFERMEDADES DEL SISTEMA CIRCULATORIO	235	11,2%
3	C18 - SÍNTOMAS, SIGNOS Y HALLAZGOS ANORMALES CLÍNICOS Y DE LABORATORIO, NO CLASIFICADOS EN OTRA PARTE	213	10,1%
4	C14 - ENFERMEDADES DEL SISTEMA GENITOURINARIO	211	10,0%
5	C11 - ENFERMEDADES DEL SISTEMA DIGESTIVO	171	8,1%
6	C13 - ENFERMEDADES DEL SISTEMA OSTEO-MUSCULAR Y DEL TEJIDO CONJUNTIVO	170	8,1%
7	C10 - ENFERMEDADES DEL SISTEMA RESPIRATORIO	160	7,6%
8	C01 - CIERTAS ENFERMEDADES INFECCIOSAS Y PARASITARIAS	117	5,6%
9	C04 - ENFERMEDADES ENDOCRINAS, NUTRICIONALES Y METABÓLICAS	107	5,1%
10	C12 - ENFERMEDADES DE LA PIEL Y DEL TEJIDO SUBCUTÁNEO	72	3,4%
RESTO DE CAUSAS		267	12,7%
TOTAL		**2.105**	**100,0%**

Tabla 117 Primeras 10 causas de enfermar por consulta externa (año 2012) Campo de la Cruz

No.	Causa (lista CIE-X, categoría de tres dígitos) Campo de la Cruz	Total	% Participación
1	C21 - FACTORES QUE INFLUYEN EN EL ESTADO DE SALUD Y CONTACTO CON LOS SERVICIOS DE SALUD	351	13,9%
2	C09 - ENFERMEDADES DEL SISTEMA CIRCULATORIO	308	12,2%
3	C14 - ENFERMEDADES DEL SISTEMA GENITOURINARIO	300	11,9%
4	C10 - ENFERMEDADES DEL SISTEMA RESPIRATORIO	289	11,5%
5	C18 - SÍNTOMAS, SIGNOS Y HALLAZGOS ANORMALES CLÍNICOS Y DE LABORATORIO, NO CLASIFICADOS EN OTRA PARTE	243	9,6%
6	C13 - ENFERMEDADES DEL SISTEMA OSTEO-MUSCULAR Y DEL TEJIDO CONJUNTIVO	211	8,4%
7	C01 - CIERTAS ENFERMEDADES INFECCIOSAS Y PARASITARIAS	180	7,1%
8	C11 - ENFERMEDADES DEL SISTEMA DIGESTIVO	135	5,4%
9	C04 - ENFERMEDADES ENDOCRINAS, NUTRICIONALES Y METABÓLICAS	113	4,5%
10	C07 - ENFERMEDADES DEL OJO Y SUS ANEXOS	78	3,1%
	OTRAS CAUSAS	312	12,4%
TOTAL		**2.520**	**100,0%**

Tabla 118 Primeras 10 causas de enfermar por consulta externa (año 2012) Galapa

No.	Causa (lista CIE-X, categoría de tres dígitos) Galapa	Total	% Participación
1	C21 - FACTORES QUE INFLUYEN EN EL ESTADO DE SALUD Y CONTACTO CON LOS SERVICIOS DE SALUD	2.140	26,9%
2	C18 - SÍNTOMAS, SIGNOS Y HALLAZGOS ANORMALES CLÍNICOS Y DE LABORATORIO, NO CLASIFICADOS EN OTRA PARTE	879	11,1%
3	C11 - ENFERMEDADES DEL SISTEMA DIGESTIVO	822	10,3%
4	C09 - ENFERMEDADES DEL SISTEMA CIRCULATORIO	758	9,5%
5	C13 - ENFERMEDADES DEL SISTEMA OSTEO-MUSCULAR Y DEL TEJIDO CONJUNTIVO	546	6,9%
6	C14 - ENFERMEDADES DEL SISTEMA GENITOURINARIO	493	6,2%
7	C10 - ENFERMEDADES DEL SISTEMA RESPIRATORIO	419	5,3%
8	C01 - CIERTAS ENFERMEDADES INFECCIOSAS Y PARASITARIAS	279	3,5%
9	C19 - TRAUMATISMOS, ENVENENAMIENTOS Y ALGUNAS OTRAS CONSECUENCIAS DE CAUSA EXTERNAS	268	3,4%
10	C04 - ENFERMEDADES ENDOCRINAS, NUTRICIONALES Y METABÓLICAS	251	3,2%
	OTRAS CAUSAS	1.093	13,8%
TOTAL		7.948	100,0%

Tabla 119 Primeras 10 causas de enfermar por consulta externa (año 2012) Luruaco

No.	Causa (lista CIE-X, categoría de tres dígitos) Luruaco	Total	% Participación
1	C21 - FACTORES QUE INFLUYEN EN EL ESTADO DE SALUD Y CONTACTO CON LOS SERVICIOS DE SALUD	535	16,6%
2	C18 - SÍNTOMAS, SIGNOS Y HALLAZGOS ANORMALES CLÍNICOS Y DE LABORATORIO, NO CLASIFICADOS EN OTRA PARTE	492	15,2%
3	C10 - ENFERMEDADES DEL SISTEMA RESPIRATORIO	405	12,5%
4	C14 - ENFERMEDADES DEL SISTEMA GENITOURINARIO	333	10,3%
5	C11 - ENFERMEDADES DEL SISTEMA DIGESTIVO	299	9,3%
6	C13 - ENFERMEDADES DEL SISTEMA OSTEO-MUSCULAR Y DEL TEJIDO CONJUNTIVO	281	8,7%
7	C09 - ENFERMEDADES DEL SISTEMA CIRCULATORIO	217	6,7%
8	C01 - CIERTAS ENFERMEDADES INFECCIOSAS Y PARASITARIAS	122	3,8%
9	C19 - TRAUMATISMOS, ENVENENAMIENTOS Y ALGUNAS OTRAS CONSECUENCIAS DE CAUSA EXTERNAS	109	3,4%
10	C07 - ENFERMEDADES DEL OJO Y SUS ANEXOS	90	2,8%
	OTRAS CAUSAS	345	10,7%
TOTAL		3.228	100,0%

Tabla 120 Primeras 10 causas de enfermar por consulta externa (año 2012) Manatí

No.	Causa (lista CIE-X, categoría de tres dígitos) MANATÍ	Total	% Participación
1	C10 - ENFERMEDADES DEL SISTEMA RESPIRATORIO	174	18,5%
2	C14 - ENFERMEDADES DEL SISTEMA GENITOURINARIO	123	13,1%
3	C18 - SÍNTOMAS, SIGNOS Y HALLAZGOS ANORMALES CLÍNICOS Y DE LABORATORIO, NO CLASIFICADOS EN OTRA PARTE	93	9,9%
4	C21 - FACTORES QUE INFLUYEN EN EL ESTADO DE SALUD Y CONTACTO CON LOS SERVICIOS DE SALUD	87	9,2%
5	C13 - ENFERMEDADES DEL SISTEMA OSTEO-MUSCULAR Y DEL TEJIDO CONJUNTIVO	84	8,9%
6	C11 - ENFERMEDADES DEL SISTEMA DIGESTIVO	83	8,8%
7	C09 - ENFERMEDADES DEL SISTEMA CIRCULATORIO	76	8,1%
8	C01 - CIERTAS ENFERMEDADES INFECCIOSAS Y PARASITARIAS	54	5,7%
9	C04 - ENFERMEDADES ENDOCRINAS, NUTRICIONALES Y METABÓLICAS	31	3,3%
10	C07 - ENFERMEDADES DEL OJO Y SUS ANEXOS	26	2,8%
	OTRAS CAUSAS	110	11,7%
TOTAL		941	100,0%

Tabla 121 Primeras 10 causas de enfermar por consulta externa (año 2012) Piojó

No.	Causa (lista CIE-X, categoría de tres dígitos) Piojo	Total	% Participación
1	C18 - SÍNTOMAS, SIGNOS Y HALLAZGOS ANORMALES CLÍNICOS Y DE LABORATORIO, NO CLASIFICADOS EN OTRA PARTE	33	16,1%
2	C14 - ENFERMEDADES DEL SISTEMA GENITOURINARIO	30	14,6%
3	C09 - ENFERMEDADES DEL SISTEMA CIRCULATORIO	28	13,7%
4	C13 - ENFERMEDADES DEL SISTEMA OSTEO-MUSCULAR Y DEL TEJIDO CONJUNTIVO	22	10,7%
5	C11 - ENFERMEDADES DEL SISTEMA DIGESTIVO	18	8,8%
6	C21 - FACTORES QUE INFLUYEN EN EL ESTADO DE SALUD Y CONTACTO CON LOS SERVICIOS DE SALUD	14	6,8%
7	C10 - ENFERMEDADES DEL SISTEMA RESPIRATORIO	12	5,9%
8	C04 - ENFERMEDADES ENDOCRINAS, NUTRICIONALES Y METABÓLICAS	9	4,4%
9	C01 - CIERTAS ENFERMEDADES INFECCIOSAS Y PARASITARIAS	7	3,4%
10	C07 - ENFERMEDADES DEL OJO Y SUS ANEXOS	7	3,4%
	OTRAS CAUSAS	25	12,2%
TOTAL		205	100,0%

Tabla 122 Primeras 10 causas de enfermar por consulta externa (año 2012) Ponedera

No.	Causa (lista CIE-X, categoría de tres dígitos) Ponedera	Total	% Participación
1	C21 - FACTORES QUE INFLUYEN EN EL ESTADO DE SALUD Y CONTACTO CON LOS SERVICIOS DE SALUD	98	16,3%
2	C18 - SÍNTOMAS, SIGNOS Y HALLAZGOS ANORMALES CLÍNICOS Y DE LABORATORIO, NO CLASIFICADOS EN OTRA PARTE	83	13,8%
3	C14 - ENFERMEDADES DEL SISTEMA GENITOURINARIO	59	9,8%
4	C11 - ENFERMEDADES DEL SISTEMA DIGESTIVO	49	8,2%
5	C13 - ENFERMEDADES DEL SISTEMA OSTEO-MUSCULAR Y DEL TEJIDO CONJUNTIVO	48	8,0%
6	C10 - ENFERMEDADES DEL SISTEMA RESPIRATORIO	45	7,5%
7	C09 - ENFERMEDADES DEL SISTEMA CIRCULATORIO	44	7,3%
8	C04 - ENFERMEDADES ENDOCRINAS, NUTRICIONALES Y METABÓLICAS	34	5,7%
9	C01 - CIERTAS ENFERMEDADES INFECCIOSAS Y PARASITARIAS	26	4,3%
10	C07 - ENFERMEDADES DEL OJO Y SUS ANEXOS	26	4,3%
	OTRAS CAUSAS	88	14,7%
TOTAL		600	100,0%

Tabla 123 Primeras 10 causas de enfermar por consulta externa (año 2012) Repelón

No.	Causa (lista CIE-X, categoría de tres dígitos) Repelón	Total	% Participación
1	C21 - FACTORES QUE INFLUYEN EN EL ESTADO DE SALUD Y CONTACTO CON LOS SERVICIOS DE SALUD	1.327	18,6%
2	C10 - ENFERMEDADES DEL SISTEMA RESPIRATORIO	858	12,1%
3	C11 - ENFERMEDADES DEL SISTEMA DIGESTIVO	843	11,8%
4	C18 - SÍNTOMAS, SIGNOS Y HALLAZGOS ANORMALES CLÍNICOS Y DE LABORATORIO, NO CLASIFICADOS EN OTRA PARTE	815	11,5%
5	C13 - ENFERMEDADES DEL SISTEMA OSTEO-MUSCULAR Y DEL TEJIDO CONJUNTIVO	683	9,6%
6	C14 - ENFERMEDADES DEL SISTEMA GENITOURINARIO	652	9,2%
7	C09 - ENFERMEDADES DEL SISTEMA CIRCULATORIO	487	6,8%
8	C01 - CIERTAS ENFERMEDADES INFECCIOSAS Y PARASITARIAS	313	4,4%
9	C04 - ENFERMEDADES ENDOCRINAS, NUTRICIONALES Y METABÓLICAS	234	3,3%
10	C12 - ENFERMEDADES DE LA PIEL Y DEL TEJIDO SUBCUTÁNEO	190	2,7%
	OTRAS CAUSAS	715	10,0%
TOTAL		7.117	100,0%

Tabla 124 Primeras 10 causas de enfermar por consulta externa (año 2012) Sabanalarga

No.	Causa (lista CIE-X, categoría de tres dígitos) Sabanalarga	Total	% Participación
1	C21 - FACTORES QUE INFLUYEN EN EL ESTADO DE SALUD Y CONTACTO CON LOS SERVICIOS DE SALUD	4.524	16,8%
2	C10 - ENFERMEDADES DEL SISTEMA RESPIRATORIO	2.942	10,9%
3	C11 - ENFERMEDADES DEL SISTEMA DIGESTIVO	2.687	10,0%
4	C14 - ENFERMEDADES DEL SISTEMA GENITOURINARIO	2.651	9,8%
5	C18 - SÍNTOMAS, SIGNOS Y HALLAZGOS ANORMALES CLÍNICOS Y DE LABORATORIO, NO CLASIFICADOS EN OTRA PARTE	2.466	9,2%
6	C13 - ENFERMEDADES DEL SISTEMA OSTEO-MUSCULAR Y DEL TEJIDO CONJUNTIVO	2.165	8,0%
7	C09 - ENFERMEDADES DEL SISTEMA CIRCULATORIO	2.021	7,5%
8	C01 - CIERTAS ENFERMEDADES INFECCIOSAS Y PARASITARIAS	1.520	5,6%
9	C04 - ENFERMEDADES ENDOCRINAS, NUTRICIONALES Y METABÓLICAS	1.116	4,1%
10	C12 - ENFERMEDADES DE LA PIEL Y DEL TEJIDO SUBCUTÁNEO	1.116	4,1%
	OTRAS CAUSAS	3.720	13,8%
TOTAL		26.928	100,0%

Tabla 125 Primeras 10 causas de enfermar por consulta externa (año 2012) Santo Tomás

No.	Causa (lista CIE-X, categoría de tres dígitos) Santo tomas	Total	% Participación
1	C21 - FACTORES QUE INFLUYEN EN EL ESTADO DE SALUD Y CONTACTO CON LOS SERVICIOS DE SALUD	822	14,6%
2	C18 - SÍNTOMAS, SIGNOS Y HALLAZGOS ANORMALES CLÍNICOS Y DE LABORATORIO, NO CLASIFICADOS EN OTRA PARTE	784	14,0%
3	C09 - ENFERMEDADES DEL SISTEMA CIRCULATORIO	540	9,6%
4	C14 - ENFERMEDADES DEL SISTEMA GENITOURINARIO	512	9,1%
5	C13 - ENFERMEDADES DEL SISTEMA OSTEO-MUSCULAR Y DEL TEJIDO CONJUNTIVO	442	7,9%
6	C10 - ENFERMEDADES DEL SISTEMA RESPIRATORIO	439	7,8%
7	C11 - ENFERMEDADES DEL SISTEMA DIGESTIVO	436	7,8%
8	C04 - ENFERMEDADES ENDOCRINAS, NUTRICIONALES Y METABÓLICAS	321	5,7%
9	C01 - CIERTAS ENFERMEDADES INFECCIOSAS Y PARASITARIAS	320	5,7%
10	C12 - ENFERMEDADES DE LA PIEL Y DEL TEJIDO SUBCUTÁNEO	194	3,5%
	OTRAS CAUSAS	804	14,3%
TOTAL		5.614	100,0%

Tabla 126 Primeras 10 causas de enfermar por consulta externa (año 2012) Suan

No.	Causa (lista CIE-X, categoría de tres dígitos) Suan	Total	% Participación
1	C21 - FACTORES QUE INFLUYEN EN EL ESTADO DE SALUD Y CONTACTO CON LOS SERVICIOS DE SALUD	512	28,3%
2	C09 - ENFERMEDADES DEL SISTEMA CIRCULATORIO	210	11,6%
3	C14 - ENFERMEDADES DEL SISTEMA GENITOURINARIO	161	8,9%
4	C18 - SÍNTOMAS, SIGNOS Y HALLAZGOS ANORMALES CLÍNICOS Y DE LABORATORIO, NO CLASIFICADOS EN OTRA PARTE	148	8,2%
5	C13 - ENFERMEDADES DEL SISTEMA OSTEO-MUSCULAR Y DEL TEJIDO CONJUNTIVO	139	7,7%
6	C11 - ENFERMEDADES DEL SISTEMA DIGESTIVO	128	7,1%
7	C10 - ENFERMEDADES DEL SISTEMA RESPIRATORIO	121	6,7%
8	C01 - CIERTAS ENFERMEDADES INFECCIOSAS Y PARASITARIAS	88	4,9%
9	C04 - ENFERMEDADES ENDOCRINAS, NUTRICIONALES Y METABÓLICAS	66	3,6%
10	C19 - TRAUMATISMOS, ENVENENAMIENTOS Y ALGUNAS OTRAS CONSECUENCIAS DE CAUSA EXTERNAS	52	2,9%
	OTRAS CAUSAS	187	10,3%
TOTAL		1.812	100,0%

Tabla 127 Primeras 10 causas de enfermar por consulta externa (año 2012) Usiacurí

No.	Causa (lista CIE-X, categoría de tres dígitos) Usiacurí	Total	% Participación
1	C21 - FACTORES QUE INFLUYEN EN EL ESTADO DE SALUD Y CONTACTO CON LOS SERVICIOS DE SALUD	64	13,4%
2	C09 - ENFERMEDADES DEL SISTEMA CIRCULATORIO	63	13,2%
3	C11 - ENFERMEDADES DEL SISTEMA DIGESTIVO	63	13,2%
4	C14 - ENFERMEDADES DEL SISTEMA GENITOURINARIO	53	11,1%
5	C13 - ENFERMEDADES DEL SISTEMA OSTEO-MUSCULAR Y DEL TEJIDO CONJUNTIVO	45	9,5%
6	C18 - SÍNTOMAS, SIGNOS Y HALLAZGOS ANORMALES CLÍNICOS Y DE LABORATORIO, NO CLASIFICADOS EN OTRA PARTE	44	9,2%
7	C04 - ENFERMEDADES ENDOCRINAS, NUTRICIONALES Y METABÓLICAS	31	6,5%
8	C01 - CIERTAS ENFERMEDADES INFECCIOSAS Y PARASITARIAS	19	4,0%
9	C07 - ENFERMEDADES DEL OJO Y SUS ANEXOS	19	4,0%
10	C10 - ENFERMEDADES DEL SISTEMA RESPIRATORIO	17	3,6%
	OTRAS CAUSAS	58	12,2%
TOTAL		476	100,0%

10.8 MORTALIDAD DANE 2012 POR MUNICIPIO

Tabla 128. Primeras causas de defunción 2012 Baranoa

No.	Causa (lista CIE-X, categoría de tres dígitos)	Total	% Participación
1	ENFERMEDADES ISQUEMICAS DEL CORAZON	20	13,51
2	ENFERMEDADES CEREBROVASCULARES	14	9,46
3	INFECCIONES RESPIRATORIAS AGUDAS	10	6,76
4	DIABETES MELLITUS	8	5,41
5	AGRESIONES (HOMICIDIOS), INCLUSIVE SECUELAS	7	4,73
6	ENF. CRONICAS VIAS REPIRATORIAS INFERIORES	7	4,73
7	RESIDUO	7	4,73
8	ENFERMEDADES HIPERTENSIVAS	6	4,05
9	OTRAS ENFERMEDADES RESPIRATORIAS	6	4,05
10	TUMOR M. ORG.DIGESTIVOS Y PERITONEO, EXCL.ESTOM.Y COLON	5	3,38
Resto de causas		58	39,19
Total		148	100,00

Tabla 129. Primeras causas de defunción 2012 Campo de la Cruz

No.	Causa (lista CIE-X, categoría de tres dígitos)	Total	% Participación
1	OTRAS AFECC. ORIGINADAS EN PERIODO PERINATAL	3	10,34
2	INFECCIONES RESPIRATORIAS AGUDAS	2	6,90
3	ENFERMEDADES ISQUEMICAS DEL CORAZON	2	6,90
4	TRAST. RESPIRATORIOS ESPECIFICOS DEL PERIODO PERINATAL	2	6,90
5	DIABETES MELLITUS	2	6,90
6	OTRAS ENF. SISTEMA DISGESTIVO	2	6,90
7	OTRASENF. INFECCIOSAS Y PARASITARIAS	1	3,45
8	TUMOR MALIGNO DEL PANCREAS	1	3,45
9	TUMOR MALIGNO DE LA MAMA	1	3,45
10	T. MALIGNO TEJIDO LINFATICO, ORG. HEMATOPOY. Y TEJIDOS AFINES	1	3,45
Resto de causas		12	41,38
Total		29	100,00

Tabla 130. Primeras causas de defunción 2012 Candelaria

No.	Causa (lista CIE-X, categoría de tres dígitos)	Total	% Participación
1	ENFERMEDADES ISQUEMICAS DEL CORAZON	8	20,00
2	ENF. CARDIOPULMONAR, DE LA CIRC. PULM. Y OTRAS ENF. CORAZON	4	10,00
3	SINTOMAS, SIGNOS Y AFECCIONES MAL DEFINIDAS	4	10,00
4	T. M. DE TRAQUEA, BRONQUIOS Y PULMON	3	7,50
5	ENF. CRONICAS VIAS REPIRATORIAS INFERIORES	3	7,50
6	INFECCIONES RESPIRATORIAS AGUDAS	2	5,00
7	ENFERMEDADES HIPERTENSIVAS	2	5,00
8	INSUFICIENCIA CARDIACA	2	5,00
9	OTROS ACCIDENTES, INCLUSIVE SECUELAS	2	5,00
10	MALFORMACIONES CONGEN., DEFORMID.Y ANOMALIAS CROMOSOMICAS	2	5,00
Resto de causas		8	20,00
Total		**40**	**100,00**

Tabla 131. Primeras causas de defunción 2012 Galapa

No.	Causa (lista CIE-X, categoría de tres dígitos)	Total	% Participación
1	ENFERMEDADES ISQUEMICAS DEL CORAZON	7	10,00
2	ENFERMEDADES HIPERTENSIVAS	5	7,14
3	ENFERMEDADES CEREBROVASCULARES	5	7,14
4	AGRESIONES (HOMICIDIOS), INCLUSIVE SECUELAS	5	7,14
5	DIABETES MELLITUS	4	5,71
6	RESIDUO	4	5,71
7	TRAST. RESPIRATORIOS ESPECIFICOS DEL PERIODO PERINATAL	3	4,29
8	SEPSIS BACTERIANA DEL RECIEN NACIDO	3	4,29
9	DEFICIENCIAS NUTRICIONALES Y ANEMIAS NUTRICIONALES	3	4,29
10	MALFORMACIONES CONGEN., DEFORMID.Y ANOMALIAS CROMOSOMICAS	3	4,29
Resto de causas		28	40,00
Total		**70**	**100,00**

Tabla 132. Primeras causas de defunción 2012 Juan de Acosta

No.	Causa (lista CIE-X, categoría de tres dígitos)	Total	% Participación
1	ENFERMEDADES ISQUEMICAS DEL CORAZON	13	37,14
2	T. MALIGNO TEJIDO LINFATICO, ORG. HEMATOPOY. Y TEJIDOS AFINES	3	8,57
3	ENFERMEDADES CEREBROVASCULARES	2	5,71
4	DIABETES MELLITUS	2	5,71
5	SEPTICEMIA	1	2,86
6	TUMOR MALIGNO DEL ESTOMAGO	1	2,86
7	TUMOR MALIGNO DEL PANCREAS	1	2,86
8	T. MALIGNO OTROS ORGANOS GENITOURINARIOS	1	2,86
9	RESIDUO DE TUMORES MALIGNOS	1	2,86
10	INSUFICIENCIA CARDIACA	1	2,86
Resto de causas		9	25,71
Total		**35**	**100,00**

Tabla 133. Primeras causas de defunción 2012 Luruaco

No.	Causa (lista CIE-X, categoría de tres dígitos)	Total	% Participación
1	ACC. TRANSPORTE TERRESTRE, INCLUSIVE SECUELAS	6	12,24
2	ENFERMEDADES ISQUEMICAS DEL CORAZON	5	10,20
3	ENFERMEDADES HIPERTENSIVAS	4	8,16
4	ENF. CRONICAS VIAS REPIRATORIAS INFERIORES	4	8,16
5	OTRAS ENFERMEDADES RESPIRATORIAS	3	6,12

6	T. M. DE TRAQUEA, BRONQUIOS Y PULMON	2	4,08
7	TRAST. RESPIRATORIOS ESPECIFICOS DEL PERIODO PERINATAL	2	4,08
8	AGRESIONES (HOMICIDIOS), INCLUSIVE SECUELAS	2	4,08
9	DIABETES MELLITUS	2	4,08
10	OTRAS ENF. SISTEMA DISGESTIVO	2	4,08
Resto de causas		17	34,69
Total		**49**	**100,00**

Tabla 134. Primeras causas de defunción 2012 Malambo

No.	Causa (lista CIE-X, categoría de tres dígitos)	Total	% Participación
1	ENFERMEDADES CEREBROVASCULARES	20	10,81
2	ENFERMEDADES ISQUEMICAS DEL CORAZON	18	9,73
3	AGRESIONES (HOMICIDIOS), INCLUSIVE SECUELAS	12	6,49
4	ENFERMEDADES SISTEMA URINARIO	9	4,86
5	ENF. CRONICAS VIAS REPIRATORIAS INFERIORES	8	4,32
6	INFECCIONES RESPIRATORIAS AGUDAS	7	3,78
7	T. M. DE TRAQUEA, BRONQUIOS Y PULMON	7	3,78
8	T. MALIGNO TEJIDO LINFATICO, ORG. HEMATOPOY. Y TEJIDOS AFINES	6	3,24
9	ENFERMEDADES HIPERTENSIVAS	6	3,24
10	ACC. TRANSPORTE TERRESTRE, INCLUSIVE SECUELAS	6	3,24
Resto de causas		86	46,49
Total		**185**	**100,00**

Tabla 135. Primeras causas de defunción 2012 Manatí

No.	Causa (lista CIE-X, categoría de tres dígitos)	Total	% Participación
1	ENFERMEDADES ISQUEMICAS DEL CORAZON	15	31,91
2	ENFERMEDADES CEREBROVASCULARES	6	12,77
3	INFECCIONES RESPIRATORIAS AGUDAS	4	8,51
4	SEPTICEMIA	3	6,38
5	ENFERMEDADES HIPERTENSIVAS	2	4,26
6	DIABETES MELLITUS	2	4,26
7	ENF. CRONICAS VIAS REPIRATORIAS INFERIORES	2	4,26
8	ENFERMEDADES SISTEMA URINARIO	2	4,26
9	OTRASENF. INFECCIOSAS Y PARASITARIAS	1	2,13
10	TUMOR MALIGNO DEL ESTOMAGO	1	2,13
Resto de causas		9	19,15
Total		**47**	**100,00**

Tabla 136. Primeras causas de defunción 2012 Palmar de Varela

No.	Causa (lista CIE-X, categoría de tres dígitos)	Total	% Participación
1	ENFERMEDADES ISQUEMICAS DEL CORAZON	11	18,97
2	RESIDUO DE TUMORES MALIGNOS	4	6,90
3	ENFERMEDADES CEREBROVASCULARES	4	6,90
4	ENFERMEDADES HIPERTENSIVAS	3	5,17
5	INSUFICIENCIA CARDIACA	3	5,17
6	TRAST. RESPIRATORIOS ESPECIFICOS DEL PERIODO PERINATAL	3	5,17
7	ENFERMEDAD POR EL VIH/SIDA	2	3,45
8	INFECCIONES RESPIRATORIAS AGUDAS	2	3,45
9	TUMOR MALIGNO DEL COLON	2	3,45
10	T. M. DE TRAQUEA, BRONQUIOS Y PULMON	2	3,45
Resto de causas		22	37,93
Total		**58**	**100,00**

Tabla 137. Primeras causas de defunción 2012 Piojó

No.	Causa (lista CIE-X, categoría de tres dígitos)	Total	% Participación
1	ENFERMEDADES ISQUEMICAS DEL CORAZON	4	57,14
2	ENF. SISTEMA NERVIOSO, EXCEPTO MENINGITIS	1	14,29
3	ENFERMEDADES SISTEMA URINARIO	1	14,29
4	RESIDUO	1	14,29
Resto de causas		0	0,00
Total		7	100,00

Tabla 138. Primeras causas de defunción 2012 Polonuevo

No.	Causa (lista CIE-X, categoría de tres dígitos)	Total	% Participación
1	SINTOMAS, SIGNOS Y AFECCIONES MAL DEFINIDAS	10	20,83
2	ENFERMEDADES ISQUEMICAS DEL CORAZON	4	8,33
3	TUMOR M. ORG.DIGESTIVOS Y PERITONEO, EXCL.ESTOM.Y COLON	3	6,25
4	ENFERMEDADES HIPERTENSIVAS	3	6,25
5	MALFORMACIONES CONGEN., DEFORMID.Y ANOMALIAS CROMOSOMICAS	3	6,25
6	INFECCIONES RESPIRATORIAS AGUDAS	2	4,17
7	TUMOR MALIGNO DEL ESTOMAGO	2	4,17
8	T. M. DE TRAQUEA, BRONQUIOS Y PULMON	2	4,17
9	ENFERMEDADES SISTEMA URINARIO	2	4,17
10	RESIDUO	2	4,17
Resto de causas		15	31,25
Total		48	100,00

Tabla 139. Primeras causas de defunción 2012 Ponedera

No.	Causa (lista CIE-X, categoría de tres dígitos)	Total	% Participación
1	SINTOMAS, SIGNOS Y AFECCIONES MAL DEFINIDAS	7	18,42
2	ENFERMEDADES ISQUEMICAS DEL CORAZON	4	10,53
3	ENF. CARDIOPULMONAR, DE LA CIRC. PULM. Y OTRAS ENF. CORAZON	2	5,26
4	ENFERMEDADES CEREBROVASCULARES	2	5,26
5	ENF. SISTEMA NERVIOSO, EXCEPTO MENINGITIS	2	5,26
6	ENF. CRONICAS VIAS REPIRATORIAS INFERIORES	2	5,26
7	ENFERMEDADES SISTEMA URINARIO	2	5,26
8	INFECCIONES RESPIRATORIAS AGUDAS	1	2,63
9	OTRASENF. INFECCIOSAS Y PARASITARIAS	1	2,63
10	TUMOR MALIGNO HIGADO Y VIAS BILIARES	1	2,63
Resto de causas		14	36,84
Total		38	100,00

Tabla 140. Primeras causas de defunción 2012 Puerto Colombia

No.	Causa (lista CIE-X, categoría de tres dígitos)	Total	% Participación
1	ENFERMEDADES CEREBROVASCULARES	9	10,23
2	ENFERMEDADES ISQUEMICAS DEL CORAZON	8	9,09
3	INFECCIONES RESPIRATORIAS AGUDAS	5	5,68
4	DIABETES MELLITUS	5	5,68
5	ENF. CRONICAS VIAS REPIRATORIAS INFERIORES	5	5,68
6	RESIDUO	5	5,68

7	CARCINOMA IN-SITU, T. BENIGNOS Y DE COMPORTAM.INCIERTO O DESCON.	4	4,55
8	T. MALIGNO DE LA PROSTATA	3	3,41
9	ENFERMEDADES HIPERTENSIVAS	3	3,41
10	EVENTOS DE INTENCION NO DETERMINADA, INCL. SECUELAS	3	3,41
Resto de causas		38	43,18
Total		**88**	**100,00**

Tabla 141. Primeras causas de defunción 2012 Repelón

No.	Causa (lista CIE-X, categoría de tres dígitos)	Total	% Participación
1	ENFERMEDADES ISQUEMICAS DEL CORAZON	6	18,75
2	ENFERMEDADES CEREBROVASCULARES	3	9,38
3	ENF. CRONICAS VIAS REPIRATORIAS INFERIORES	3	9,38
4	OTRAS ENF. SISTEMA DISGESTIVO	3	9,38
5	INFECCIONES RESPIRATORIAS AGUDAS	2	6,25
6	RESIDUO DE TUMORES MALIGNOS	2	6,25
7	OTRAS ENFERMEDADES RESPIRATORIAS	2	6,25
8	RESIDUO	2	6,25
9	SINTOMAS, SIGNOS Y AFECCIONES MAL DEFINIDAS	2	6,25
10	SEPTICEMIA	1	3,13
Resto de causas		6	18,75
Total		**32**	**100,00**

Tabla 142. Primeras causas de defunción 2012 Sabanagrande

No.	Causa (lista CIE-X, categoría de tres dígitos)	Total	% Participación
1	ENFERMEDADES ISQUEMICAS DEL CORAZON	13	22,81
2	ENFERMEDADES CEREBROVASCULARES	5	8,77
3	OTRAS ENF. SISTEMA DISGESTIVO	4	7,02
4	ACC. TRANSPORTE TERRESTRE, INCLUSIVE SECUELAS	3	5,26
5	AGRESIONES (HOMICIDIOS), INCLUSIVE SECUELAS	3	5,26
6	T. MALIGNO DE LA PROSTATA	2	3,51
7	ENF. CARDIOPULMONAR, DE LA CIRC. PULM. Y OTRAS ENF. CORAZON	2	3,51
8	INSUFICIENCIA CARDIACA	2	3,51
9	SEPSIS BACTERIANA DEL RECIEN NACIDO	2	3,51
10	DIABETES MELLITUS	2	3,51
Resto de causas		19	33,33
Total		**57**	**100,00**

Tabla 143. Primeras causas de defunción 2012 Sabanalarga

No.	Causa (lista CIE-X, categoría de tres dígitos)	Total	% Participación
1	ENFERMEDADES ISQUEMICAS DEL CORAZON	44	16,86
2	ENFERMEDADES CEREBROVASCULARES	28	10,73
3	INFECCIONES RESPIRATORIAS AGUDAS	15	5,75
4	ENFERMEDADES HIPERTENSIVAS	15	5,75
5	AGRESIONES (HOMICIDIOS), INCLUSIVE SECUELAS	13	4,98
6	TRAST. RESPIRATORIOS ESPECIFICOS DEL PERIODO PERINATAL	9	3,45
7	ENF. CARDIOPULMONAR, DE LA CIRC. PULM. Y OTRAS ENF. CORAZON	8	3,07
8	DIABETES MELLITUS	8	3,07
9	ENFERMEDAD POR EL VIH/SIDA	7	2,68
10	T. M. DE TRAQUEA, BRONQUIOS Y PULMON	7	2,68
Resto de causas		107	41,00
Total		**261**	**100,00**

Tabla 144. Primeras causas de defunción 2012 Santa Lucía

No.	Causa (lista CIE-X, categoría de tres dígitos)	Total	% Participación
1	ENFERMEDADES ISQUEMICAS DEL CORAZON	5	25,00
2	ENFERMEDADES CEREBROVASCULARES	3	15,00
3	DIABETES MELLITUS	3	15,00
4	T. MALIGNO DE LA PROSTATA	1	5,00
5	T. MALIGNO TEJIDO LINFATICO, ORG. HEMATOPOY. Y TEJIDOS AFINES	1	5,00
6	RESIDUO DE TUMORES MALIGNOS	1	5,00
7	CARCINOMA IN-SITU, T. BENIGNOS Y DE COMPORTAM.INCIERTO O DESCON.	1	5,00
8	RETARDO CRECIM.FETAL, DESNUTR. FETAL., BAJO P./ NACER, GEST.CORTA	1	5,00
9	ENF. SISTEMA NERVIOSO, EXCEPTO MENINGITIS	1	5,00
10	ENF. CRONICAS VIAS REPIRATORIAS INFERIORES	1	5,00
Resto de causas		2	10,00
Total		20	100,00

Tabla 145. Primeras causas de defunción 2012 Santo Tomás

No.	Causa (lista CIE-X, categoría de tres dígitos)	Total	% Participación
1	ENFERMEDADES ISQUEMICAS DEL CORAZON	27	32,93
2	ENFERMEDADES CEREBROVASCULARES	5	6,10
3	ENF. SISTEMA NERVIOSO, EXCEPTO MENINGITIS	5	6,10
4	DIABETES MELLITUS	4	4,88
5	T. MALIGNO DEL UTERO	3	3,66
6	ENFERMEDADES HIPERTENSIVAS	3	3,66
7	DEFICIENCIAS NUTRICIONALES Y ANEMIAS NUTRICIONALES	3	3,66
8	ENF. CRONICAS VIAS REPIRATORIAS INFERIORES	3	3,66
9	ENFERMEDADES SISTEMA URINARIO	3	3,66
10	TUMOR MALIGNO DE LA MAMA	2	2,44
Resto de causas		24	29,27
Total		82	100,00

Tabla 146. Primeras causas de defunción 2012 Soledad

No.	Causa (lista CIE-X, categoría de tres dígitos)	Total	% Participación
1	ENFERMEDADES ISQUEMICAS DEL CORAZON	142	14,76
2	AGRESIONES (HOMICIDIOS), INCLUSIVE SECUELAS	83	8,63
3	ENFERMEDADES CEREBROVASCULARES	76	7,90
4	ENF. CRONICAS VIAS REPIRATORIAS INFERIORES	36	3,74
5	INFECCIONES RESPIRATORIAS AGUDAS	33	3,43
6	RESIDUO	33	3,43
7	ENFERMEDADES HIPERTENSIVAS	31	3,22
8	ENFERMEDADES SISTEMA URINARIO	31	3,22
9	OTRAS ENFERMEDADES RESPIRATORIAS	28	2,91
10	OTRAS ENF. SISTEMA DISGESTIVO	26	2,70
Resto de causas		443	46,05
Total		962	100,00

Tabla 147. Primeras causas de defunción 2012 Suan

No.	Causa (lista CIE-X, categoría de tres dígitos)	Total	% Participación

1	INFECCIONES RESPIRATORIAS AGUDAS	2	11,11
2	OTRAS ENFERMEDADES RESPIRATORIAS	2	11,11
3	ENFERMEDAD POR EL VIH/SIDA	1	5,56
4	T. M. DE TRAQUEA, BRONQUIOS Y PULMON	1	5,56
5	T. MALIGNO TEJIDO LINFATICO, ORG. HEMATOPOY. Y TEJIDOS AFINES	1	5,56
6	RESIDUO DE TUMORES MALIGNOS	1	5,56
7	ENFERMEDADES HIPERTENSIVAS	1	5,56
8	ENFERMEDADES ISQUEMICAS DEL CORAZON	1	5,56
9	ENF. CARDIOPULMONAR, DE LA CIRC. PULM. Y OTRAS ENF. CORAZON	1	5,56
10	ACC. TRANSPORTE TERRESTRE, INCLUSIVE SECUELAS	1	5,56
Resto de causas		6	33,33
Total		**18**	**100,00**

Tabla 148. Primeras causas de defunción 2012 Tubará

No.	Causa (lista CIE-X, categoría de tres dígitos)	Total	% Participación
1	ENFERMEDADES ISQUEMICAS DEL CORAZON	8	19,51
2	ENFERMEDADES CEREBROVASCULARES	6	14,63
3	DEFICIENCIAS NUTRICIONALES Y ANEMIAS NUTRICIONALES	4	9,76
4	RESIDUO DE TUMORES MALIGNOS	2	4,88
5	ENFERMEDADES HIPERTENSIVAS	2	4,88
6	TRAST. RESPIRATORIOS ESPECIFICOS DEL PERIODO PERINATAL	2	4,88
7	INFECCIONES RESPIRATORIAS AGUDAS	1	2,44
8	TUMOR MALIGNO DEL ESTOMAGO	1	2,44
9	T. MALIGNO DEL UTERO	1	2,44
10	T. MALIGNO OTROS ORGANOS GENITOURINARIOS	1	2,44
Resto de causas		13	31,71
Total		**41**	**100,00**

Tabla 149. Primeras causas de defunción 2012 Usiacurí

No.	Causa (lista CIE-X, categoría de tres dígitos)	Total	% Participación
1	ENFERMEDADES ISQUEMICAS DEL CORAZON	9	33,33
2	ENFERMEDADES CEREBROVASCULARES	3	11,11
3	INFECCIONES RESPIRATORIAS AGUDAS	2	7,41
4	ACC. TRANSPORTE TERRESTRE, INCLUSIVE SECUELAS	2	7,41
5	DEFICIENCIAS NUTRICIONALES Y ANEMIAS NUTRICIONALES	2	7,41
6	INFECC. CON MODO DE TRANSM. PREDOM./. SEXUAL	1	3,70
7	OTRASENF. INFECCIOSAS Y PARASITARIAS	1	3,70
8	TUMOR MALIGNO DEL ESTOMAGO	1	3,70
9	TUMOR MALIGNO DEL PANCREAS	1	3,70
10	AGRESIONES (HOMICIDIOS), INCLUSIVE SECUELAS	1	3,70
Resto de causas		4	14,81
Total		**27**	**100,00**

www.ingramcontent.com/pod-product-compliance
Lightning Source LLC
Chambersburg PA
CBHW021422170526
45164CB00001B/56
* 9 7 8 1 5 1 7 1 9 7 1 8 6 *